华中科技大学研究生教材建设立项项目

妇产科高级护理实践临床案例精选

FUCHANKE GAOJI HULI SHIJIAN LINCHUANG ANLI JINGXUAN

主　编　刘　莉

副主编　杨凌艳　张　宏

编　者（以姓氏笔画为序）

丰小庆　王　颖　王冰花　卢　吉　代安妮

邢　翠　刘　双　刘　莉　杨　柳　杨凌艳

吴　芬　闵　敏　张　宏　张红玲　范　莹

居红英　赵　丽　赵红艳　胡　微　高　杰

章　凡　熊　芝

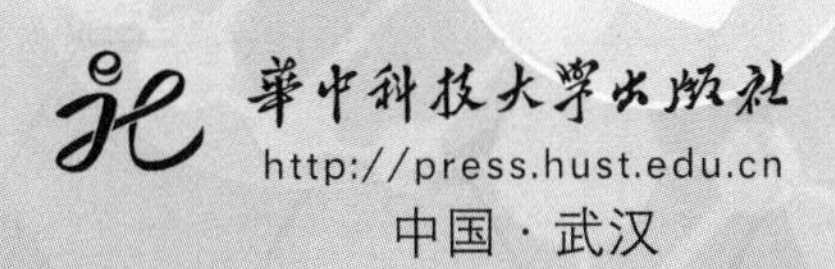

华中科技大学出版社

http://press.hust.edu.cn

中国·武汉

内 容 简 介

本书分为产科和妇科两篇，选取了21个有代表性的专科常见病例。每个案例采用情境模拟的教学策略或以病史汇报为线索，以问题为导向，从思维启示、问题解析等环节逐步进行分解与讨论，将妇产科护理学、基础护理学以及临床实践要点结合在一起，培养学生树立“以健康为中心”的理念，提高学生独立判断、解决临床实际问题的专业素质。

本书内容丰富，资料翔实，重点突出，具有较强的指导性和实用性，既可作为高等院校护理专业的教学参考教材，也可作为临床各级护士的继续教育学习用书。

图书在版编目(CIP)数据

妇产科高级护理实践临床案例精选/刘莉主编. —武汉：华中科技大学出版社，2022.12
ISBN 978-7-5680-8945-6

Ⅰ. ①妇… Ⅱ. ①刘… Ⅲ. ①妇产科病-护理-病案-研究生-教材 Ⅳ. ①R473.71

中国版本图书馆CIP数据核字(2022)第234145号

妇产科高级护理实践临床案例精选 刘 莉 主编
Fuchanke Gaoji Huli Shijian Linchuang Anli Jingxuan

策划编辑：汪飒婷
责任编辑：孙基寿
封面设计：原色设计
责任校对：曾 婷
责任监印：周治超
出版发行：华中科技大学出版社(中国·武汉) 电话：(027)81321913
武汉市东湖新技术开发区华工科技园 邮编：430223
录 排：华中科技大学惠友文印中心
印 刷：武汉开心印印刷有限公司
开 本：889mm×1194mm 1/16
印 张：13.25
字 数：420千字
版 次：2022年12月第1版第1次印刷
定 价：59.80元

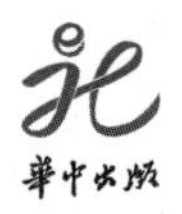

前言

QIANYAN

促进和发展妇产事业是卫生健康事业的重要内容。我国在《"健康中国 2030"规划纲要》《"十四五"优质高效医疗卫生服务体系建设实施方案》等多个重要文件中均强调了保障妇女健康和计划生育服务的重要性。近年来，妇产科护理学取得了飞速发展。妇产科高级护理临床实践逐渐向专科化方向发展，定位更加清晰，内容更加丰富，体系更加成熟。

在此背景下，为加强妇产科护理学核心理论知识与专业实践能力的融合，提高学生的思维评判能力、合作及沟通能力，华中科技大学同济医学院附属同济医院妇产科作为国家临床重点学科和国家妇产疾病临床医学研究中心，积极组织护理专家团队，基于妇产科各临床亚专科的临床案例，编写了本书。

本书分为产科、妇科两篇，共 21 个案例。依托产科、妇科、计划生育等亚专科案例，全面呈现了妇产科护理的要点。本书以问题为导向，从思维启示、问题解析等环节逐步进行分解与讨论，引导学生思考，锻炼其临床分析能力。

本书由具有丰富妇产科临床工作经验的护理专家编写，编者本着"以健康为中心"的指导思想，在循证医学的指导下，总结既往临床护理经验，参阅大量相关书籍文献，坚持以实用为导向，以提升护理研究生及临床护理人员综合护理实践能力为目标，兼顾妇产科发展需求，经过多次讨论、反复推敲、仔细修改，终于付梓。本书编写内容充分考虑了不同层次读者的需要，具有较强的指导性和实用性。本书适用于护理本科生、研究生及临床护士。

本书编者在编撰过程中投入了极大的热情与精力，几易其稿。由于编者能力、精力有限，疏漏和不足之处在所难免，敬请各位读者和同仁提出宝贵意见和建议，以便进一步修订完善。

编　者

目录

MULU

第一篇　产科高级护理实践临床案例 / 1

案例 1　异位妊娠的护理实践 / 1

案例 2　妊娠合并糖尿病的护理实践 / 9

案例 3　妊娠期高血压疾病的护理实践 / 22

案例 4　妊娠合并心脏病的护理实践 / 30

案例 5　凶险性前置胎盘的护理实践 / 40

案例 6　正常分娩的护理实践 / 50

案例 7　产后出血的护理实践 / 64

案例 8　产褥期护理实践 / 72

案例 9　新生儿复苏的护理实践 / 83

案例 10　新生儿常见问题的护理实践 / 92

案例 11　母乳喂养的护理实践 / 101

第二篇　妇科高级护理实践临床案例 / 111

案例 12　排卵障碍性异常子宫出血女性的护理实践 / 111

案例 13　围绝经期综合征女性的护理实践 / 122

案例 14　妊娠滋养细胞肿瘤病人化疗的护理实践 / 131

案例 15　子宫肌瘤病人的护理实践 / 142

案例 16　子宫颈恶性肿瘤病人的护理实践 / 152

案例 17　子宫内膜癌病人围手术期加速康复护理实践 / 159

案例 18　卵巢癌病人的护理实践 / 169

案例 19　MRKH 综合征病人的护理实践 / 176

案例 20　盆底功能障碍性疾病病人的护理实践 / 185

案例 21　不孕症合并染色体平衡易位病人的护理实践 / 195

第一篇　产科高级护理实践临床案例

案例1　异位妊娠的护理实践

一、案例简介

病人，女，18岁，高三学生，因“剧烈腹痛后晕倒”，母亲呼叫120将其送入急诊就诊。医生在详细询问病史、抽血化验、常规妇科检查、妇科彩超及后穹窿穿刺等专科检查后，诊断为“腹痛原因待查：右侧输卵管妊娠？”医生向病人家属交代病情并签署手术同意书后，紧急将其送入手术室。在全麻下行腹腔镜探查，右侧输卵管切除术。术后经过5天抗感染、止血、营养、对症支持治疗后遵医嘱出院。

二、案例说明书

【教学目标】

本案例展示了异位妊娠的常见症状、病史采集、诊断和护理等内容。通过本案例的学习，达成以下学习目标。

(1)掌握异位妊娠的定义和常见症状。

(2)熟悉异位妊娠的病因。

(3)熟悉异位妊娠病人病史的采集和健康评估。

(4)熟悉正常妊娠条件。

(5)熟悉异位妊娠的辅助检查与鉴别诊断。

(6)熟悉异位妊娠的治疗原则。

(7)掌握异位妊娠病人的护理要点。

(8)掌握异位妊娠病人的出院健康指导。

【教学思路】

本案例是一例典型的异位妊娠病人的就诊案例。教师分析病人就医经历及医患间情景式对话，可引发学生思考妇科病史采集的特殊性和重要性；教师分析病人的临床症状及辅助检查，可引出异位妊娠与以腹痛、出血为临床表现的疾病的鉴别诊断；教师分析异位妊娠的病因，可引发学生对女性正常妊娠相关知识的回顾和学习；教师分析病人的诊疗经过，引导学生对异位妊娠治疗原则、护理措施及出院健康指导进行讨论。

【关键要点】

异位妊娠是妇科常见急腹症之一，发病率为2%～3%。输卵管妊娠占异位妊娠的95%左右，其中壶腹部妊娠最多见，约占78%，其次为峡部、伞部，间质部妊娠较少见。当病人发生输卵管妊娠流产或输卵管破裂时，可引起腹腔内严重出血，如不及时诊断、处理，可危及病人生命。

异位妊娠多与输卵管异常(炎症、扭曲等)导致受精卵运行障碍有关，临床表现以停经、阴道不规则出血及腹痛较为多见，但有时症状不典型，易造成误诊和漏诊，如发生休克，可致孕产妇死亡。治疗上分为药物治疗和手术治疗两种，应根据症状、血 hCG(人绒毛膜促性腺激素)、异位妊娠肿块大小及生育史、病人意愿等综合判断后制订治疗方案，同时要注重病人的心理护理和疾病健康指导，提高病人的自我保健意识。

【建议学习资源】

［1］ 谢幸，孔北华，段涛．妇产科学[M]．9 版．北京：人民卫生出版社，2018．
［2］ 安力彬，陆虹．妇产科护理学[M]．7 版．北京：人民卫生出版社，2022．
［3］ 韩叶芬，单伟颖．妇产科护理学[M]．3 版．北京：人民卫生出版社，2021．

三、案例正文

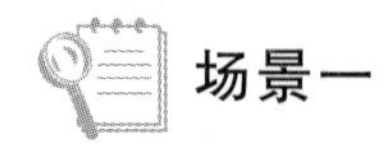

场景一

2019 年 12 月 24 日，雪夜

“医生！ 医生！”刚刚安静下来的急诊室门外传来焦急的叫喊。顺着声音的方向看去，120 急救员和一位中年女性推着平车过来，平车上躺着一个 20 岁左右的女孩，脸色有点苍白，一副痛苦的样子，手捂着肚子，额头上布满了细汗珠。

“你怎么了？ 肚子痛吗？”

“刚才在家睡觉的时候，感到肚子痛得像被撕开了一样，于是就醒了，想去卫生间解大便，结果就晕那里了。有两个小时了。”

“平时月经怎么样？ 最近什么时候来过？”

“平时很准，30 天来一次。这次量不是很多，持续 1 周了，哩哩啦啦的。”

“那就是说，你现在有出血，但量不多，是吧？ 那你上次月经什么时候来的？”

“好像推迟了 5 天。”

“结婚了吗？”

“我家丫头今年才上高三！”旁边的母亲很警觉地打断。

“有男朋友吗？”

女孩一愣，看了我一眼。

“我再重复一遍，我家丫头今年才上高三！ 马上要高考了！ 你这么问是什么意思？ 她学习都忙不过来，哪有时间交男朋友？”母亲很不耐烦地说道。

在问病史期间，护士测量了血压和心率：血压 90/54 mmHg；心率 110 次/分。

【思维启示】

很多疾病都有腹痛、阴道出血的症状，这时需要医生详细询问病史，结合病人具体情况，采取进一步的检查和处理。学生需思考以下问题。

(1)病人末次月经为哪天？ 引起阴道出血常见原因有哪些？

(2)女性腹痛的常见病因有哪些？

(3)还应补充哪些病史？(注意妇科病史采集的特殊性)

(4)接下来应该做哪些检查？

(5)该病人目前最主要的护理问题是什么？ 应如何护理？

【问题解析】

1. 病人末次月经为哪天？ 引起阴道出血常见原因有哪些？

由于病人本次阴道出血已经 1 周了，故出血第一天为 12 月 17 日，由于本次推迟了 5 天，月经周期为 30 天，所以，末次月经为 11 月 12 日。

引起阴道出血的原因可能有以下几点。

(1)卵巢内分泌功能失调：异常子宫出血、排卵期出血。

(2)与妊娠相关的子宫出血：流产、异位妊娠、妊娠滋养细胞疾病、产后胎盘部分残留、胎盘息肉及子宫复旧不全等。

(3)生殖器炎症:如外阴炎、阴道炎、宫颈炎、宫颈息肉及子宫内膜炎等。

(4)生殖器肿瘤:良性肿瘤,如子宫肌瘤、子宫腺肌瘤;具有分泌雌激素功能的卵巢肿瘤;恶性肿瘤,如外阴癌、阴道癌、宫颈癌、子宫内膜癌、子宫肉瘤、绒毛膜癌等。

(5)损伤、异物及外源性激素。

(6)与全身疾病相关的阴道出血:如血小板减少性紫癜、再生障碍性贫血、白血病。肝功能损害等。

正常月经

月经是指伴随卵巢周期性变化而出现的子宫内膜周期性脱落及出血。规律月经的出现是生殖功能成熟的重要标志。月经初潮年龄多为13～15岁,但可能早在11～12岁,迟至15～16岁。16岁以后月经尚未来潮应查明原因。月经初潮年龄与营养、遗传、体质状况等因素有关。近年来,月经初潮年龄有提前趋势。

1. 月经血的特征　月经血呈暗红色,除血液外,还有子宫内膜碎片、炎性细胞、宫颈黏液及脱落的阴道上皮细胞。75%月经血来自动脉,25%来自静脉,由于纤维蛋白溶酶对纤维蛋白的溶解作用,导致月经血的高纤维活性,有利于月经血和纤维的液化和排出。通常月经血不凝固,如出血速度过快也可形成血块。

2. 正常月经的临床表现　正常月经具有周期性。出血第1天为月经周期的开始,两次月经第1天的间隔时间为一个月经周期。一般为21～35天,平均28天。每次月经的持续时间称经期,一般为2～8天,平均4～6天。经量为一次月经的总失血量,正常为20～60 mL,超过80 mL为经量过多。月经属于生理现象,经期一般无特殊症状,有些妇女可出现下腹及腰骶部不适,少数妇女可有头痛及轻度神经系统不稳定症状。

2. 女性腹痛的常见病因有哪些?

下腹痛为妇女常见的症状,多由妇科疾病所引起。应根据下腹痛的性质和特点考虑各种不同妇科情况。

(1)起病缓急:起病缓慢而逐渐加剧者,多由内生殖器炎症或恶性肿瘤所引起;急骤发病者应考虑卵巢囊肿蒂扭转或破裂,或子宫浆膜下肌瘤蒂扭转;反复隐痛后突然出现撕裂样剧痛应想到输卵管妊娠破裂或流产的可能。

(2)下腹痛部位:下腹正中出现疼痛多为子宫病变引起的疼痛,较少见;一侧下腹痛应考虑为该侧子宫附件病变,如卵巢囊肿蒂扭转、输卵管卵巢炎症,右侧下腹痛还应排除急性阑尾炎等。双侧下腹痛常见于子宫附件炎性病变;卵巢囊肿破裂、输卵管妊娠破裂或盆腔腹膜炎时可引起整个下腹痛甚至全腹疼痛。

(3)下腹痛性质:持续性钝痛多为炎症或腹腔内积液所致;顽固性疼痛难以忍受应考虑生殖器恶性肿瘤的可能;子宫或输卵管等空腔器官收缩表现为阵发性绞痛;输卵管妊娠或卵巢肿瘤破裂引起撕裂性锐痛;宫腔内有积血或积脓不能排出常导致下腹坠痛。

(4)下腹痛时间:在月经周期中出现一侧下腹隐痛,应考虑为排卵性疼痛;经期出现腹痛可能为原发性痛经,或有子宫内膜异位症的可能;周期性下腹痛但无月经来潮多为经血排出受阻所致,见于先天性生殖道畸形或术后宫腔、宫颈管粘连等。

(5)腹痛放射部位:放射至肩部应考虑为腹腔内出血;放射至腰骶部多为宫颈、子宫病变所致;放射至腹股沟及大腿内侧,一般由该侧子宫附件病变所引起。

(6)腹痛伴随症状:同时有停经史,多为妊娠合并症;伴恶心、呕吐考虑卵巢囊肿蒂扭转的可能;有畏寒、发热常为盆腔炎症;有休克症状应考虑腹腔内出血;出现肛门坠胀一般为直肠子宫陷凹有积液所致;伴有恶病质为生殖器恶性肿瘤晚期的表现,其下腹疼痛常伴有腰骶部疼痛。

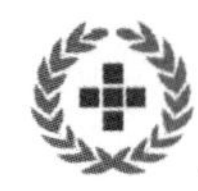

3. 还应补充哪些病史？(注意妇科病史采集的特殊性)

(1)腹痛的具体情况：起病缓急、部位、性质、持续时间、放射部位、伴随症状及休息后是否缓解等。

(2)阴道出血的具体情况：颜色、量、持续时间、与腹痛的关系等。

(3)一般情况：精神、饮食、睡眠、二便、体力、体重等。

(4)月经、性生活、孕产史(如条件允许单独询问病人)，既往史、个人史及家族史。

(5)社会心理状况：面对突如其来的变化，病人及家属常处于极度恐惧及忧伤之中，可表现出无助、自责、抑郁等行为。

4. 接下来应该做哪些检查？

(1)体格检查：腹部压痛、反跳痛、移动性浊音等。

(2)专科检查：妇科检查(未婚病人必须充分明确有性生活史且经同意方可行阴道检查)。

(3)检查与检验：妇科 B 超、尿 hCG、血 hCG、后穹窿穿刺、血常规、凝血常规、血生化、血型、输血全套。

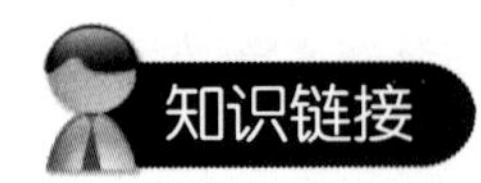

阴道后穹窿穿刺

阴道后穹窿穿刺是一种简单可靠的诊断方法，适用于疑有腹腔内出血的病人。后穹窿与子宫直肠陷凹紧密相邻，由于子宫直肠陷凹为盆腹腔最低部位，因此，腹腔内血液易积聚于此处。用长针头自阴道后穹窿刺入子宫直肠陷凹，抽出暗红色不凝血为阳性。不凝血的原因：异位妊娠流产或破裂，血液流入腹腔，刺激腹腔产生一种促使纤维蛋白溶解的激活因子，使血中的纤溶酶原转化为纤溶酶，使已经凝固的纤维蛋白重新裂解为流动的分解产物。此外，纤溶酶活性很大，同时能水解很多血浆蛋白和凝血因子，导致血液不再凝固。如抽出脓液或浆液性液体，则可排除输卵管妊娠；若未抽出血液，也不能完全否定腹腔内出血，有可能是血肿形成或粘连；如误穿入静脉中，则血液放置短期后会凝固。

5. 该病人目前最主要的护理问题是什么？应如何护理？

该病人目前最主要的护理问题是组织灌注不足(潜在并发症)。护理措施有四点。

潜在并发症：组织灌注不足，与腹腔内出血有关。

护理措施：

(1)立即建立两条静脉通道，遵医嘱补充血容量。

(2)立即进行心电监护，给予吸氧、休克卧位、保暖。

(3)遵医嘱急查血常规、凝血功能、血型，进行交叉配血，做好术前准备。

(4)心理护理，消除病人紧张情绪。

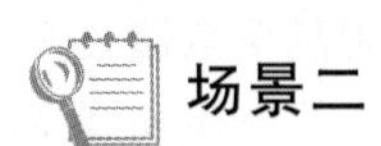

医护人员将她推进检查室，开通 2 条静脉通路，并且抽血及备血。同时将家属请出诊室。

“医生，你刚才问我有没有男朋友，和现在的病有关系吗?”在检查室女孩很害怕地问。

“当然有关系。是不是刚才妈妈在旁边不敢说?”

“有，前段时间我们在一起了，但是后来我吃了毓婷。医生，我不会是又怀孕了吧?”

“又？傻孩子!”

“一年前我做了一次人流。别告诉我妈妈!”

护士撩起她的衣服，看到她的肚子微微鼓起来，按起来很痛，手松开时也很痛，左边特别明显。给她测了尿妊娠试验阳性，并紧急联系妇科 B 超。

向病人母亲交代了病情后，母亲呆坐在那里。再次向母亲交代病情，母亲表示理解，征得女孩和母亲的同意后，行妇科检查。

外阴：少量暗红色血液。

阴道:通畅。

宫颈:光滑,摇举痛阳性。

子宫:略增大,质略软,活动可,无压痛。

附件:右侧可及直径约 4 cm 的包块,质软,边界不清,压痛明显,左侧未及异常。

部分辅助检查结果如下。

尿 hCG(+)。

B 超:子宫 7.0 cm×5.6 cm×4.2 cm,内膜厚约 0.74 cm,肌层回声尚匀,右附件区可见一 4.2 cm×5.5 cm 的杂乱混合回声,周边可见血流信号显示。子宫后方可见前后径 3.4 cm 的液性暗区。提示:右附件区混合回声包块,宫外孕可能;盆腔积液。

后穹窿穿刺:抽出 2 mL 不凝血。

【思维启示】

根据病人的病史及检查结果,作出本病的诊断及鉴别诊断。学生需思考以下问题。

(1)什么是妊娠?正常受孕的条件是什么?

(2)病人可能患了什么病?诊断依据是什么?

(3)什么是异位妊娠?异位妊娠有哪些种类,最常见的是哪种类型?

(4)异位妊娠应与哪些妇科疾病相鉴别?

【问题解析】

1. 什么是妊娠?正常受孕的条件是什么?

妊娠是胚胎和胎儿在母体内发育成长的过程,成熟卵子受精是妊娠的开始,胎儿及其附属物从母体排出是妊娠的终止。正常妊娠时,受精卵在子宫腔内着床。妊娠期从末次月经第一日算起,约 280 天(40 周),是一个非常复杂而又极其协调的生理过程。

正常受孕的条件:卵巢排出正常的卵子;精液正常并含有正常的精子;卵子和精子能够在输卵管内相遇结合成为受精卵,并能顺利地被输送入子宫腔;子宫内膜适合受精卵着床。

2. 病人可能患了什么病?临床表现是什么?辅助检查有哪些?

病人可能是输卵管妊娠。临床表现包括以下症状和体征。

1)症状

(1)停经:病人大多有 6~8 周停经史,但有部分病人将不规则阴道流血误认为是月经而主诉无停经史。

(2)腹痛:输卵管妊娠病人就诊的最主要症状,约占 95%。

(3)阴道出血:常表现为短暂停经后不规则阴道流血,量少,呈点滴状,色暗红或深褐色。部分病人阴道流血量较多,似月经量,约 5%表现为大量阴道出血。流血时可伴有蜕膜管型或脱膜碎片排出,为剥离的子宫蜕膜。在病灶去除后,阴道流血才逐渐停止。

(4)下腹包块:在输卵管妊娠流产或破裂所形成的血肿时间过久,血液凝固与周围组织器官发生粘连后可形成包块。

(5)晕厥与休克:部分病人由于腹腔内急性出血及剧烈腹痛,病人面色苍白、四肢厥冷、脉搏快而细弱、血压下降。休克程度与腹腔内出血的量和速度成正比。

2)体征

一般情况:贫血貌。

腹部体征:下腹压痛、反跳痛、腹肌紧张,以患侧为重;移动性浊音阳性,有时可触及下腹部包块。

3)妇科检查　阴道后穹窿饱满、触痛;宫颈举痛;子宫稍大,稍软,漂浮感;盆腔包块,边界不清、触痛明显。

辅助检查包括如下几种。

(1)妊娠试验:尿妊娠试验,血 β-hCG。

(2)超声检查:附件区包块、内出血。

(3)后穹隆穿刺:暗红色不凝血。

(4)腹腔镜检查:这是诊断异位妊娠的金标准。

(5)子宫内膜病检:仅见蜕膜未见绒毛。

3. 什么是异位妊娠?异位妊娠的有哪些种类,最常见的是哪种类型?

受精卵在子宫腔以外着床发育,称为异位妊娠,习称宫外孕。异位妊娠与宫外孕在含义上稍有区别:宫外孕是指子宫以外的妊娠,宫颈妊娠不属于宫外孕的范畴。

异位妊娠包括输卵管妊娠、宫颈妊娠、卵巢妊娠、腹腔妊娠、阔韧带妊娠、剖宫产瘢痕妊娠、子宫残角妊娠等,以输卵管妊娠最为常见,占95%。其中,输卵管壶腹部妊娠最多,约占78%,其次为峡部、伞部,间质部妊娠较少见。

4. 异位妊娠应与哪些急腹症相鉴别?

异位妊娠与其他急腹症的鉴别见表1-1。

表1-1 异位妊娠与其他急腹症的鉴别

	输卵管妊娠	流产	急性输卵管炎	急性阑尾炎	黄体破裂	卵巢囊肿蒂扭转
停经	多有	有	无	无	多无	无
腹痛	撕裂样下腹剧痛,自一侧向全腹扩散	下腹中央阵发性坠痛	两下腹持续性疼痛	转移性右下腹痛	下腹一侧突发疼痛	下腹一侧突发疼痛
阴道流血	量少,色暗,可有蜕膜	由少到多,鲜红色,有小血块或绒毛排出	无	无	无或如月经量	无
休克	程度与外出血不成比例	程度与外出血成比例	无	无	无或较轻	无
体温	正常或稍高	正常	高	高	正常	稍高
盆腔检查	宫颈摇举痛,宫旁扪及包块	宫口稍开,子宫增大	举宫颈时两下腹痛	直肠指诊右侧高位压痛	一侧附件压痛,无包块	宫颈举痛,触及肿块
白细胞计数	—/↑	—	↑	↑	—/↑	—/↑
血红蛋白	下降	正常	正常	正常	下降	正常
后穹隆穿刺	不凝血	—	渗出液或脓液	—	不凝血	—
β-hCG检测	+	+	—	—	—	—

场景三

病人诊断为"腹痛原因待查:右侧输卵管妊娠?"向病人及家属交代病情,并签署手术同意书后,送入手术室。此时部分化验结果已出。

血常规:WBC 9.0×10^9/L,N 67%,Hb 100 g/L,HCT 29%,PLT 190×10^9/L。

凝血常规:正常。

血β-hCG:2300 mIU/L。

在全麻下行腹腔镜探查术。腹腔见血性积液约700 mL,吸净后见右输卵管壶腹部膨大,直径约2 cm,

旁可见凝血块约 4 cm×4 cm，右侧输卵管表面有一长约 1 cm 的破口，有活动性出血。行右侧输卵管切除术。

术后 5 天出院。出院前了解到病人从小父母离异，母亲一个人将孩子带大，平时只注意孩子的学习，对其他方面很少过问。随后护士向病人及家属详细讲解出院后的注意事项，何时复查、如何避免意外怀孕等问题。

【思维启示】

围绕病人的确诊及治疗经过，思考本病发生的原因，治疗方案及护理要点。学生需思考以下问题。

(1)输卵管妊娠的病因有哪些?

(2)异位妊娠的治疗有哪些?

(3)手术后的观察要点有哪些?

(4)如何对病人做出院健康指导?

【问题解析】

1. 输卵管妊娠的病因有哪些?

(1)输卵管炎症:这是输卵管妊娠的主要原因，可分为输卵管黏膜炎和输卵管周围炎。输卵管黏膜炎可使黏膜皱褶粘连，管腔变窄，或使纤毛功能受损，从而导致受精卵在输卵管内运行受阻而于该处着床，淋菌及沙眼衣原体所致的输卵管炎常累及黏膜。输卵管周围炎病变主要在输卵管浆膜层或浆肌层，常造成输卵管周围粘连，输卵管扭曲，管腔变窄，管壁肌蠕动减弱，而影响受精卵的运行，流产或分娩后感染往往引起输卵管周围炎。其中，结核性输卵管峡部炎是一种特殊类型的输卵管炎，病变的输卵管黏膜上皮呈憩室样向肌壁内伸展，肌壁发生结节性增生，使输卵管近端肌层肥厚，影响其蠕动功能，导致受精卵运行受阻，发生输卵管妊娠。

(2)输卵管手术史:输卵管绝育史及手术史者，输卵管妊娠的发生率为 10%～20%。尤其是腹腔镜下电凝输卵管及硅胶环套术绝育，可因输卵管瘘或再通而导致输卵管妊娠。曾因不孕接受输卵管粘连分离术、输卵管成形术(输卵管吻合术或输卵管造口术)者，再妊娠时输卵管妊娠的可能性亦增加。输卵管妊娠史者，经过保守治疗后自然吸收和输卵管保守性手术后，再次发生异位妊娠的概率均会增加。

(3)输卵管发育不良或功能异常:输卵管过长、肌层发育差、黏膜纤毛缺乏、双输卵管、憩室或有副伞等，均可造成输卵管妊娠。输卵管功能(包括蠕动、纤毛活动以及上皮细胞的分泌)受雌、孕激素调节。若调节失败，可影响受精卵的正常运行。此外，精神因素可引起输卵管痉挛和蠕动异常，干扰受精卵运送。

(4)辅助生殖技术:近年来随着辅助生育技术的应用，输卵管妊娠的发生率增加，既往少见的异位妊娠，如卵巢妊娠、宫颈妊娠、腹腔妊娠的发生率增加。

(5)避孕失败:宫内节育器(intrauterine device，IUD)避孕失败，发生异位妊娠的风险较大。

其他如盆腔良性肿瘤压迫输卵管影响其通畅，盆腔子宫内膜异位症等。

2. 异位妊娠的治疗有哪些?

(1)药物治疗:主要用于病情稳定的输卵管妊娠病人、保守性手术后发生持续性异位妊娠者。常用甲氨蝶呤(MTX)，该药既可以抑制滋养细胞增生、破坏绒毛，还可以使胚胎组织坏死、脱落和吸收。

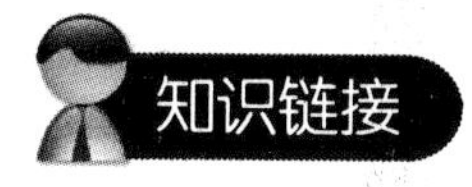

甲氨蝶呤对异位妊娠的保守治疗方案

用药方案:①单次给药:剂量为 50 mg/m^2，单次肌内注射，可不加四氢叶酸，成功率达 87%以上。②分次给药:甲氨蝶呤 0.4 mg/kg 肌内注射，每日 1 次，共 5 次，一般总量为 100 mg。给药期间应测定血 β-hCG 及超声，严密监护。

用药后随访:①单次或分次用药后 2 周内，宜每隔 3 天复查血 β-hCG 及超声;②血 β-hCG 呈下降趋势并 3 次阴性，症状缓解或消失，肿块缩小为有效;③若用药后第 7 天血 β-hCG 下降到原来的 15%～25%，超声检查无变化，可考虑再次用药（方案同前）；④血β-hCG下降到原来的15%以下，症状不缓解或症状加重，或有内出血，应考虑手术治疗；⑤用药后35天，血β-hCG也可为低值（15 mIU/mL以下），也有用药后109天血β-hCG才降至正常者，故用药2周后应每周复查血β-hCG，直至达正常范围。

局部用药可采用在超声引导下穿刺，将甲氨蝶呤直接注入输卵管妊娠囊内。也可以在腹腔镜直视下穿刺输卵管妊娠囊，吸出部分囊液后，将药液注入其中。此外，中医采用活血化瘀、消癥杀胚药物，有一定疗效。

甲氨蝶呤的副反应：严重副反应为骨髓抑制、肺纤维化、非特异性肺炎、肝硬化、肾功能衰竭、胃溃疡。最常见的副反应是胃肠胀气、肝酶短暂轻微升高、口腔炎。

(2)手术治疗：适用于生命体征不稳定或有腹腔内出血征象、诊断不明确、异位妊娠有进展、随诊不可靠等情况的病人。手术治疗包括保守手术（保留患侧输卵管）和根治性手术（切除患侧输卵管）。保守手术适用于有生育要求的年轻妇女，特别是对侧输卵管已切除或有明显病变者；根治手术适用于无生育要求的输卵管妊娠、内出血并发休克的急症病人。近年来腹腔镜手术是治疗异位妊娠的主要方法。

(3)期待疗法：适用于病情稳定、血清hCG<1500 U/L且呈下降趋势者。进行期待疗法必须向病人及家属说明病情并征得同意。

3. 手术后的观察要点有哪些？

(1)生命体征：密切观察和记录病人的生命体征，若有异常及时通知医生处理。若生命体征平稳，根据医嘱停用心电监测及氧气吸入。尽可能尽早减少仪器的留置，避免影响病人术后早期下床活动。

(2)术后恶心呕吐（PONV）的观察：术后恶心呕吐在妇科手术病人中较为常见，术后恶心的发生率为22%～80%，术后呕吐的发生率为12%～30%。减轻或控制术后恶心呕吐的发生，是促进病人尽早经口进食，补充营养及能量的重要途径。药物治疗：一线止吐剂包括5-羟色胺受体抑制剂（如昂丹司琼）、糖皮质激素等；二线止吐剂包括丁酰苯类药物、抗组胺类药物、抗胆碱能药物以及吩噻嗪类药物等。使用止吐剂后应观察效果，在使用抗组胺类或抗胆碱能药物后，还应关注用药不良反应，告知头晕跌倒的风险及预防方法。

(3)术后疼痛的观察：术后做好疼痛管理，是保证病人术后早期活动，降低术后并发症发生率，减轻胰岛素抵抗，缩短住院时间的关键环节。可以通过多模式镇痛，在减少阿片类药物用量的同时减轻疼痛，从而促进术后早期经口进食及离床活动。

(4)出血的观察：密切观察有无阴道出血及腹腔内出血相关体征，如腹腔引流液情况、阴道出血情况、腹痛加剧、肛门坠胀感等，发现出血时应及时通知医生，积极配合补液，纱布压迫止血、静脉止血药物滴注，必要时剖腹探查，结扎血管。

(5)观察肠道功能恢复情况：通过听诊器听诊评估肠鸣音恢复时间或询问病人肛门排气情况。腹胀时可指导病人下床活动、腹部按摩促进肠蠕动恢复。如持续腹痛、腹胀，排便排气停止并伴有呕吐，多考虑有肠梗阻。一旦发现病人出现肠梗阻症状，应禁食，结合实验室检查和腹部平片，及早使用促进胃肠蠕动的药物，必要时行肛管排气并进行胃肠减压，保持水电解质的酸碱平衡。

(6)观察排尿功能恢复情况：术后尿管一般留置24小时，要密切观察尿量、尿色，并准确记录。尿管留置期间，应保持引流通畅，避免尿管堵塞、扭曲或打折，使用温生理盐水对尿道口、会阴及尿管进行擦洗，2次/天。

4. 如何对病人做出院健康指导？

(1)注意休息，加强营养，增强机体抵抗力。

(2)注意外阴清洁，禁止性生活1个月。

(3)引导正确的性观念和生育观，指导病人科学避孕。

(4)如有盆腔炎要及时彻底治疗。

(5)下次妊娠要及时就医，及早排除异位妊娠。

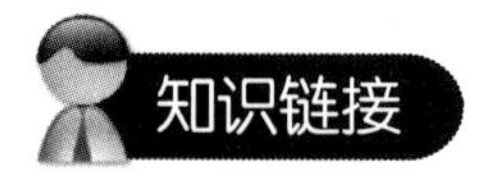

青少年可选择的避孕方法

（一）长效可逆避孕法

“全球共识声明”引用了国际上不同机构和专业学会对青少年使用长效可逆避孕法的积极倡导，明确为青少年提供长效可逆避孕法是安全的，并会使青少年从长效可逆避孕法的推广使用中受益。世界卫生组织（WHO）《避孕方法选用的医学标准》（第 5 版）对包括青少年在内的服务对象使用所有品种的宫内节育器和皮下埋植的避孕药物适用级别为 1 级（即在任何情况下使用的方法）或 2 级（即通常使用的方法）。

（二）短效避孕法

短效避孕法是指通过使用药物或者进行人为的控制能够在一定时间内（如本次月经周期）达到避孕效果的方法，如短效复方口服避孕药（COC）、复方避孕针（CIC）、阴道环和避孕贴剂，还包括易受孕期知晓法和哺乳闭经避孕法（LAM）。

（三）临时避孕法

只对 1 次性生活有避孕作用的避孕方法，或每次性生活都要使用的避孕方法称为临时避孕法，包括屏障避孕法、外用避孕药和体外排精等。

（四）紧急避孕法

紧急避孕法包括在未保护的性生活后 72 小时内口服左炔诺孕酮、米非司酮或 120 小时内口服醋酸乌利司他或放置宫内节育器。

四、主要参考文献

[1] 陆琦，王玉东. 2018 年美国妇产科医师学会《输卵管妊娠》指南解读[J]. 中国实用妇科与产科杂志，2018，34(3)：270-274.

[2] 王玉东，陆琦. 输卵管妊娠诊治的中国专家共识[J]. 中国实用妇科与产科杂志，2019，35(7)：780-787.

[3] 中华医学会计划生育学分会，国家卫生健康委科学技术研究所. 青少年避孕服务指南[J]. 中华妇产科杂志，2020，55(2)：83-90.

（刘 莉）

案例 2 妊娠合并糖尿病的护理实践

一、案例简介

孕妇卢小希（化名），35 岁，孕 25^{+1} 周，2021 年 12 月 13 日在某医院产科门诊行常规产前检查。检查结果：血压 115/72 mmHg，体重 65 kg，宫高 26 cm，腹围 98 cm，胎心音 140 次/分，口服葡萄糖耐量试验（OGTT）结果显示，空腹及服糖后 1 小时、2 小时的血糖浓度分别为 5.5 mmol/L、11.0 mmol/L、7.6 mmol/L。询问病史：G1P0，末次月经 2021 年 6 月 20 日，孕前身高 155 cm，体重 60 kg，孕期行颈项透明层检查（NT）、无创产前基因检测、胎儿三维超声检查，均未见异常。怀孕以来精神、睡眠、饮食尚可，体重生理性增加，体力未见明显改变，胎动可。否认高血压及糖尿病病史。诊断为孕 25^{+1} 周，妊娠期糖尿病。随后小希在产科门诊妊娠期糖尿病管理团队的指导下定期产检，完善孕期保健，落实饮食，运动等健康指导，孕期过程中严密监测体重、血糖及胎儿生长情况。2022 年 3 月 29 日，小希顺产分娩一活女婴，出生后

Apgar 1 分钟、5 分钟评分分别为 8 分和 9 分，体重 3100 g。2022 年 4 月 2 日，产妇及新生儿血糖正常，一般情况尚可，予以出院。

二、案例说明书

【教学目标】

本案例展示了妊娠合并糖尿病的类别、诊断标准，孕期、分娩期、产褥期不同时期的孕期保健要点及健康指导等内容。通过本案例的学习，学生应达到如下学习目标。

(1)掌握妊娠合并糖尿病的类别及诊断标准。

(2)掌握妊娠期糖尿病的高危因素。

(3)熟悉妊娠合并糖尿病对孕妇及胎儿的影响。

(4)掌握妊娠合并糖尿病的治疗要点。

(5)掌握妊娠合并糖尿病妇女孕期监测及教育指导要点。

(6)掌握妊娠合并糖尿病孕妇的分娩时机、分娩方式及分娩期护理要点。

(7)掌握妊娠期糖尿病妇女产后教育指导要点。

【教学思路】

本案例呈现了一例典型的妊娠期糖尿病妇女的孕期全程管理过程。教师分析孕妇的 OGTT 报告单可引导学生思考妊娠合并糖尿病的类别、定义及诊断标准。孕妇与个案管理师多次会面交流，呈现了孕期产检的经过。教师对孕妇不同孕周的孕期保健要点的指导，对妊娠合并糖尿病妇女孕期管理内容的梳理，可引导学生将所学知识灵活应用，从而对妊娠合并糖尿病妇女的孕期管理产生一个系统性认识。

【关键要点】

2021 年国际糖尿病联盟公布的地图数据显示，全球约有 16.7%的育龄期女性在妊娠期间出现不同程度的血糖升高，其中 80.3%由妊娠期糖尿病(gestational diabetes mellitus，GDM)导致。随着居民生活水平的提高及高龄产妇数量的增加，我国妊娠期糖尿病患病率高达 17.5%。妊娠期糖尿病已成为妊娠期常见的并发症之一。妊娠期糖尿病不仅导致不良妊娠结果，还会明显增加产妇及其子代罹患 2 型糖尿病的风险。对于患有妊娠合并糖尿病的孕妇，规范的孕期管理可以降低高血糖相关的母婴近期及远期并发症，改善母婴结局，减轻社会医疗资源负担。

【建议学习资源】

[1] 杨慧霞.妊娠合并糖尿病实用手册[M].2 版.北京：人民卫生出版社，2018.

[2] 谢幸，孔北华，段涛.妇产科学[M].9 版.北京：人民卫生出版社，2018.

三、案例正文

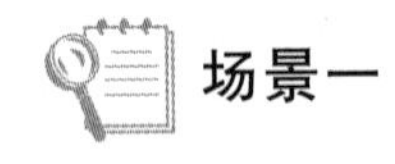

场景一

2021 年 12 月 13 日　8:00

孕妇卢小希(化名)，孕 25^{+1}周，今日在产科门诊行常规孕期检查。

产科医生："小希，你现在是孕 25^{+1}周，今天产检的内容除了测量身高、体重、宫高、腹围、胎心率外，还需要查血常规、尿常规和口服葡萄糖耐量试验(oral glucose tolerance test，OGTT)。该试验主要是用于妊娠期糖尿病的筛查。"

小希："好的。"

快中午了，卢小希拿着 OGTT 报告单找产科医生看结果，OGTT 结果显示：空腹血糖 5.5 mmol/L、服糖后 1 小时血糖 11.0 mmol/L、服糖后 2 小时血糖 7.6 mmol/L。

"医生！医生！我的 OGTT 结果出来了，报告上有上升的箭头，这是什么不正常呀？情况严重吗？"

"根据你OGTT的结果来看,你空腹血糖及服糖后1小时血糖均大于正常值,可以诊断为妊娠期糖尿病,这是妊娠合并糖尿病孕妇最常见的一种血糖异常疾病。"

"啊?那怎么办呀?我爸爸就有2型糖尿病,很多年来血糖一直较高,但我血糖一直都是正常的呀,为什么会突然得妊娠期糖尿病呢?这会不会影响宝宝的健康呀?"

【思维启示】

OGTT结果的异常和孕妇对妊娠期糖尿病知识的缺乏,使小希非常焦虑和担心,心中有很多疑问需要医护人员解答。

学生需明确以下问题,并能够对孕妇的疑问给予解答。

(1)什么是妊娠期糖尿病?其发生机制是什么?

(2)妊娠合并糖尿病的定义是什么?有哪些类型?

(3)妊娠合并糖尿病的诊断标准是什么?

(4)妊娠期糖尿病的高危因素有哪些?

(5)妊娠合并糖尿病的危害有哪些?

【问题解析】

1. 什么是妊娠期糖尿病?其发生机制是什么?

妊娠期糖尿病是指妇女在怀孕前未患糖尿病,在怀孕后才发现血糖过高的一种妊娠期特发的并发症。妊娠期糖尿病只有怀孕的妇女才会发生,是妊娠中晚期胎盘逐渐发育形成的。妊娠中晚期胎盘产生一些激素及细胞因子(肿瘤坏死因子、瘦素等),使胰岛素不能正常工作,从而使人体对胰岛素的需要量增加,当孕妇不能代偿性地增加胰岛素的分泌量时,就会发生妊娠期糖尿病。妊娠24周后这种"胰岛素抵抗"增强,血糖随之升高。因此,孕24周后需要进行妊娠期糖尿病的筛查诊断。

2. 妊娠合并糖尿病的定义是什么?有哪些类型?

妊娠合并糖尿病顾名思义就是怀孕与糖尿病同期共存,其包括两种情况:一种是已经确诊为糖尿病的妇女突然怀孕了或怀孕前糖耐量异常,怀孕后发展为糖尿病。另一种是怀孕前糖代谢正常,怀孕后才出现的糖代谢异常。前者称为孕前糖尿病(pregestational diabetes mellitus,PGDM),后者称为妊娠期糖尿病(GDM),后者占所有妊娠合并糖尿病病人的90%以上。

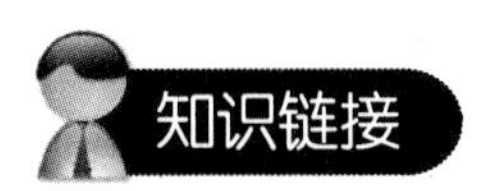

妊娠期高血糖

2022年中华医学会围产医学分会、中国妇幼保健协会妊娠合并糖尿病专业委员会共同发布的最新指南中,将妊娠合并糖尿病的概念更新为妊娠期高血糖,包括孕前糖尿病、糖尿病前期和妊娠期糖尿病。

(1)孕前糖尿病:根据怀孕前糖尿病类型分别诊断为1型糖尿病(type 1 diabetes mellitus,T1DM)合并妊娠或2型糖尿病(type 2 diabetes mellitus,T2DM)合并妊娠。

(2)糖尿病前期:包括空腹血糖受损(impaired fasting glucose,IFG)和糖耐量受损(impaired glucose tolerance,IGT)。

(3)妊娠期糖尿病:包括A1型和A2型,其中经过营养管理和运动指导可将血糖控制理想者定义为A1型妊娠期糖尿病;需要加用降糖药物才能将血糖控制理想者定义为A2型妊娠期糖尿病。

3. 妊娠合并糖尿病的诊断标准是什么?

孕妇在首次产前检查时应进行空腹血糖筛查以排除孕前糖尿病。孕前未确诊、孕期发现血糖升高达到以下任何一项标准即可诊断为孕前糖尿病:①空腹血糖≥7.0 mmol/L(空腹8小时以上但不适宜空腹过久);②伴有典型的高血糖或高血糖危象症状,同时任意血糖≥11.1 mmol/L;③糖化血红蛋白(HbA1c)≥6.5%(采用美国国家糖化血红蛋白标准化项目(NGSP)/糖尿病控制与并发症试验(DCCT)标化的方法）。如空腹血糖达到 5.6 mmol/L，但小于 7.0 mmol/L 可诊断为“妊娠合并空腹血糖受损”。早孕期空腹血糖为 5.1～5.6 mmol/L，不作为妊娠期糖尿病的诊断依据。

推荐孕妇在妊娠 24～28 周行 75 g 口服葡萄糖耐量试验（OGTT）作为妊娠期糖尿病的诊断方法：空腹、口服葡萄糖后 1 小时、2 小时血糖阈值分别是 5.1 mmol/L、10.0 mmol/L、8.5 mmol/L，如果三项结果中有任意一项大于或等于临界值，则诊断为妊娠期糖尿病。

口服葡萄糖耐量试验时需要注意的问题

（1）空腹血糖是指，除了水之外，至少 8 小时不吃任何东西的血糖浓度。

（2）口服葡萄糖的方法：75 g 纯葡萄糖溶于 300～400 mL 水中，5 分钟内喝完，从口服第一口葡萄糖溶液开始计时，分别于 1 小时、2 小时静脉抽血，检测血浆葡萄糖浓度。

（3）做该项试验时，孕妇检查期间要禁食、禁烟，静坐等候，避免过多活动造成结果误差。因为活动后血糖水平会下降，会影响检测结果的准确性。

4. 妊娠期糖尿病的高危因素有哪些？

妊娠期糖尿病的高危因素如下。

（1）年龄≥35 岁、怀孕前肥胖，尤其是重度肥胖（BMI≥30.0）。

（2）一级亲属有糖尿病史、冠心病史、高血压、高密度脂蛋白<1 mmol/L 和（或）三酰甘油>2.8 mmol/L。

（3）有巨大儿分娩史、多囊卵巢综合征史、早孕期空腹血糖反复阳性、妊娠期糖尿病史。

（4）本次妊娠发现胎儿大于孕周、羊水过多、反复外阴真菌感染者。

5. 妊娠合并糖尿病的危害？

（1）妊娠合并糖尿病对孕妇的影响　①妊娠期高血压，妊娠期糖尿病孕妇更容易患有妊娠期高血压，同时增加了血糖控制和血压控制的难度，必要时需住院治疗，以便随时监测孕妇及胎儿的情况。有些孕妇因为血压控制不好，还需要提前分娩，造成胎儿早产。②羊水过多，孕晚期羊水主要来源于胎儿尿液，如果孕妇血糖控制不理想，会导致胎儿尿量增多而发生羊水过多，从而影响孕妇的正常呼吸。同时，羊水过多可能会引起早产。③泌尿系统感染，血糖过高可能会导致无症状性菌尿。如果不能及时发现或及时治疗，感染会扩散到肾脏，最终导致母胎严重的不良后果。

（2）妊娠合并糖尿病对胎儿的影响　妊娠不同时期血糖升高对胎儿造成不同的影响，孕前糖尿病孕妇，体内高血糖未得到良好控制，将影响胚胎、胎儿的发育，使胎儿畸形及流产风险明显增加，如果将血糖控制在正常范围或接近正常范围，这种风险将明显降低。中晚孕期高血糖会引起胎儿巨大儿、胎儿高胰岛素血症、新生低血糖、新生儿呼吸窘迫综合征、新生儿低血钙低血镁、新生儿黄疸等。另外，孕期高血糖对后代还具有远期影响，出生时巨大儿的宝宝童年期和成年期肥胖和 2 型糖尿病的风险增加，而且发生糖尿病的年龄提前。

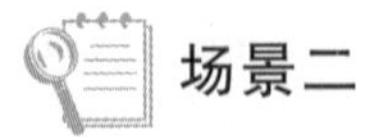

场景二

小希：“啊？医生，有这么多的危害，我越听越害怕了，那我该怎么办呀？”小希一脸的担忧，都快哭了。

医生：“你先别紧张，既然问题出现了，咱们就积极应对。妊娠期糖尿病对你和胎儿的影响主要取决于病情发展和血糖控制水平。如果血糖控制良好，对你和胎儿的影响不会太大的。”

小希：“那就太好了，那我该怎么做呢？”

医生：“你的血糖情况目前还没达到药物治疗的标准，但整个孕期需要你严格按照治疗方案进行治疗，并定期产检监测胎儿的生长情况。你可以去妊娠合并糖尿病咨询室找一下个案管理师李老师，她会详细地告诉你以后怎么做。”

【思维启示】

医生的话让小希充满了希望，心里迫切想知道自己如何做才能最大限度地保证肚子里的宝宝和自己的健康。学生需思考以下问题。

(1)妊娠合并糖尿病的治疗要点是什么？

(2)妊娠合并糖尿病孕妇妊娠期监测重点有哪些？

(3)孕期产检频次是多少？有哪些内容？

【问题解析】

1. 妊娠合并糖尿病的治疗要点是什么？

糖尿病治疗有五个环节，也就是人们常说的“糖尿病治疗五驾马车”，对于妊娠合并糖尿病来说同样适用。五个环节包括：①健康知识宣教，学习妊娠期糖尿病的相关知识，了解妊娠期糖尿病对母婴的影响，提高孕妇主观能动性，积极主动参与治疗活动；②个体化的医学营养治疗指导；③规律运动；④降糖药物治疗；⑤自我血糖监测。

2. 妊娠合并糖尿病孕妇妊娠期监测重点有哪些？

1)血糖监测

(1)血糖监测方法　①自我手指血糖监测，使用微量血糖仪监测血糖，方便易操作。②持续动态监测血糖，用于血糖控制不理想的孕前糖尿病或血糖明显异常而需要加用胰岛素的妊娠期糖尿病。③微创、无创、远程血糖监测技术也逐渐在临床完善并规范使用。

(2)血糖监测频率　①推荐新诊断的妊娠期糖尿病孕妇行自我血糖监测并记录空腹及餐后血糖，如血糖控制良好，可以适当调整监测频率。A1 型妊娠期糖尿病每周至少监测 1 天空腹血糖及三餐后血糖，A2 型妊娠期糖尿病每周至少监测 3 天三餐前后的血糖。②孕前糖尿病血糖控制不良者每天行自我血糖监测并记录三餐前后血糖，如血糖控制良好，可以适当调整监测频率。③推荐睡前胰岛素应用初期，夜间低血糖发作、增加睡前胰岛素剂量但空腹血糖仍控制不好的情况下加查夜间睡前血糖。

(3)血糖控制目标　妊娠期糖尿病孕妇或孕前糖尿病合并妊娠孕妇的妊娠期血糖控制目标为餐前及空腹血糖＜5.3 mmol/L，餐后 1 小时血糖＜7.8 mmol/或餐后 2 小时血糖＜6.7 mmol/L，夜间血糖≥3.3 mmol/L。孕前糖尿病合并妊娠孕妇早孕期血糖控制勿过于严格，以防低血糖的发生，血糖控制目标为餐前、夜间及空腹血糖 3.3～5.4 mmol/L，餐后峰值为 5.4～7.1 mmol/L。

2)糖化血红蛋白(HbAlc)水平监测　糖化血红蛋白水平反映了近 2～3 个月体内的平均血糖水平。孕前糖尿病合并妊娠孕妇在妊娠早中晚期至少监测 1 次糖化血红蛋白水平，多用于妊娠期糖尿病首次血糖水平评估，A2 型妊娠期糖尿病孕妇每2～3 个月监测 1 次。妊娠期控制目标为糖化血红蛋白在正常值的 6%以内为佳，对于有低血糖倾向者，糖化血红蛋白的控制目标可放宽至 7%以内。

3)尿酮体监测　能及时发现孕妇能量摄入不足。当孕妇出现恶心、呕吐、乏力等，或者血糖控制不好时，应及时监测尿酮体。

4)并发症监测

(1)妊娠期高血压疾病监测　每次妊娠期检查应监测孕妇血压及尿蛋白，一旦发现子痫前期征兆，按子痫前期处理。

(2)羊水过多及其并发症监测　妊娠晚期出现不明原因的羊水过多可能和妊娠期糖尿病有关。羊水过多会引起胎膜早破、胎盘早剥、早产、胎儿窘迫、产后出血等并发症。因此，妊娠期检查中应注意孕妇的宫高曲线及子宫张力，如宫高增长过快或子宫张力增大，应及时进行超声检查，了解羊水量。

(3)妊娠期酮症酸中毒监测　妊娠期糖尿病孕妇出现不明原因的恶心、呕吐、乏力、头痛甚至昏迷者，注意检查血糖和尿酮体水平，警惕酮症酸中毒的发生。随机血糖＞11.1 mmol/L 时，应及时监测尿酮体和血酮体，出现酮症时建议行血气分析以明确诊断。

(4)妊娠期糖尿病相关感染性疾病的监测　妊娠期定期检查尿常规,必要时查尿培养,常规筛查阴道分泌物,注意孕妇有无白带增多、外阴瘙痒、尿频、尿急、尿痛等表现。

(5)妊娠期低血糖监测　妊娠期要警惕低血糖的发生,低血糖常见于 T1DM 合并妊娠和 T2DM 合并妊娠妇女。监测孕妇随机血糖不得低于 3.3 mmol/L。

(6)其他并发症监测　糖尿病伴有微血管病变合并妊娠者应在妊娠早期、中期、晚期三个阶段分别进行肾功能、眼底检查和血脂检测。

5)妊娠期糖尿病胎儿生长发育监测　①妊娠前或妊娠早期血糖控制不佳的孕前糖尿病合并妊娠孕妇,在怀孕早期、中期应用超声检查对胎儿进行产前筛查,注意胎儿中枢神经系统和心脏的发育,有条件者推荐行胎儿超声心动图检查。②妊娠 20 周后通过动态监测评估胎儿生长状况;血糖控制不良和使用胰岛素治疗的孕妇孕晚期 2～4 周进行超声检查,以监测胎儿发育情况。③妊娠期糖尿病孕妇,胎心监护应从孕 36 周开始;A2 型妊娠期糖尿病或孕前糖尿病孕妇,胎儿监护应从孕 32 周开始,如合并其他高危因素,胎心监护孕周可提前。④监测胎儿肺成熟,妊娠期糖尿病孕妇有促进胎肺成熟指征时应给予地塞米松促胎肺成熟,不推荐常规进行有创的胎肺成熟度检测。

3. 孕期产检频次是多少？其内容有哪些？

见表 2-1 和表 2-2。

表 2-1　孕前和孕期保健指南(2018)速查表(一)

内容	孕前保健(孕前 3 个月)	第 1 次检查(孕 6～13^{+3}周)	第 2 次检查(孕 14～19^{+6}周)
常规保健	1. 评估高危因素 2. 全身体格检查 3. 血压、体重与体质指数 4. 妇科检查	1. 建立孕期保健手册 2. 确定孕周、推算预产期 3. 评估孕期高危因素 4. 血压、体重与体质指数 5. 妇科检查 6. 胎心率(孕 12 周左右)	1. 分析首次产前检查的结果 2. 血压、体重 3. 宫底高度 4. 胎心率
必查项目	1. 血常规 2. 尿常规 3. 血型(ABO 型和 Rh 型) 4. 空腹血糖水平 5. 肝功能 6. 肾功能 7. HBsAg 筛查 8. 梅毒血清抗体筛查 9. HIV 筛查 10. 地中海贫血筛查	1. 血常规 2. 尿常规 3. 血型(ABO 型和 Rh 型) 4. 空腹血糖水平 5. 肝功能 6. 肾功能 7. HBsAg 筛查 8. 梅毒血清抗体筛查 9. HIV 筛查 10. 地中海贫血筛查 11. 早孕期超声检查(确定宫内妊娠和孕周)	无

续表

内容	孕前保健(孕前 3 个月)	第 1 次检查(孕 6～13^{+3}周)	第 2 次检查(孕 14～19^{+6}周)
备查项目	1. 子宫颈细胞学检查 2. 先天性感染病原体(TORCH)筛查 3. 子宫颈分泌物检测淋球菌和沙眼衣原体 4. 甲状腺功能筛查 5. 75 g 口服葡萄糖耐量试验(OGTT)(高危妇女) 6. 血脂检查 7. 妇科超声检查 8. 心电图 9. 胸部 X 线	1. 丙型肝炎病毒(HCV)筛查 2. 抗 D 滴度(Rh 血型阴性者) 3. 75 g 口服葡萄糖耐量试验(OGTT)(高危妇女) 4. 甲状腺功能筛查 5. 血清铁蛋白(血红蛋白＜110 g/L 者) 6. 结核菌素(PPD)试验 7. 子宫颈细胞学检查(孕前 12 个月未检查者) 8. 子宫颈分泌物检测淋球菌和沙眼衣原体 9. 细菌性阴道病的检测 10. 孕早期胎儿染色体非整倍体母体血清学筛查(孕 10～13^{+6}周) 11. 孕 11～13^{+6}周超声检查(测量胎儿颈部透明层(NT)厚度) 12. 孕 10～13 周$^{+6}$绒毛穿刺取样术 13. 心电图	1. 无创产前基因检测(NIPT)(净 12～22^{+6}周) 2. 孕中期胎儿染色体整倍体母体血清学筛查(孕 15～20 周) 3. 羊膜腔穿刺术检查胎儿染色体(孕 16～22 周)
健康教育及指导	1. 合理营养,控制体重 2. 有遗传病、慢性疾病和传染病而准备妊娠的妇女,应予以评估并指导 3. 合理用药 4. 避免接触有毒有害物质和宠物 5. 改变不良生活方式;避免高强度的工作、高噪音环境和家庭暴力 6. 保持心理健康 7. 合理选择运动方式 8. 补充叶酸 0.4～0.8 mg/d,或经循证医学验证的含叶酸的复合维生素	1. 流产的认识和预防 2. 营养和生活方式的指导 3. 避免接触有毒有害物质和宠物 4. 慎用药物 5. 改变不良生活方式;避免高强度的工作、高噪音环境和家庭暴力 6. 保持心理健康 7. 继续补充叶酸 0.4～0.8 mg/d 至 3 个月,有条件者可继续服用含叶酸的复合维生素	1. 流产的认识和预防 2. 妊娠生理知识 3. 营养和生活方式的指导 4. 孕中期胎儿染色体非整倍体筛查的意义 5. 非贫血孕妇,如血清铁蛋白＜30 μg/L,应补充元素铁 60 mg/天;诊断明确的缺铁性贫血孕妇,应补充元素铁 100～200 mg/天 6. 开始常规补充钙剂 0.6～1.5 g/天

表 2-2 孕前和孕期保健指南(2018)的速查表(二)

内容	第 3 次检查(孕 20～24 周)	第 4 次检查(孕 25～28 周)	第 5 次检查(孕 29～32 周)	第 6 次检查(孕 33～36 周)	第 7～11 次检查(孕 37～41 周)
常规保健	1. 血压、体重 2. 宫底高度 3. 胎心率	1. 血压、体重 2. 宫底高度 3. 胎心率	1. 血压、体重 2. 宫底高度 3. 胎心率 4. 胎位	1. 血压、体重 2. 宫底高度 3. 胎心率 4. 胎位	1. 血压、体重 2. 宫底高度 3. 胎心率 4. 胎位

续表

内容	第3次检查（孕20～24周）	第4次检查（孕25～28周）	第5次检查（孕29～32周）	第6次检查（孕33～36周）	第7～11次检查（孕37～41周）
必查项目	1. 胎儿系统超声筛查（孕20～24周） 2. 血常规 3. 尿常规	1. 75 g口服葡萄耐量试验（OGTT） 2. 血常规 3. 尿常规	1. 产科超声检查 2. 血常规 3. 尿常规	尿常规	1. 产科超声检查 2. 无应激试验（NST）（每周1次）
备查项目	经阴道超声测量子宫颈长度（早产高危者）	1. 抗D滴度复查（Rh血型阴性者） 2. 子宫颈分泌物胎儿纤连蛋白（FN）检测（子宫颈长度为20～30 mm者）	无	1. B族链球菌（GBS）筛查（孕35～37周） 2. 肝功能、血清胆汁酸检测（孕32～34周，怀疑妊娠期肝内胆汁淤积症的（ICP）孕妇） 3. 无应激试验（NST）（孕32～34孕周以后） 4. 心电图复查（高危者）	子宫颈检查（Bishop评分）
健康教育及指导	1. 早产的认识和预防 2. 营养和生活方式的指导 3. 胎儿系统超声筛查的意义	1. 早产的认识和预防 2. 妊娠期糖尿病筛查的意义	1. 分娩方式指导 2. 开始注意胎动 3. 母乳喂养指导 4. 新生儿护理指导	1. 分娩前生活方式的指导 2. 分娩相关知识 3. 新生儿疾病筛查 4. 抑郁症的预防	1. 分娩相关知识 2. 新生儿免疫接种 3. 产褥期指导 4. 胎儿宫内情况的监护 5. 孕期达到41周，住院并引产

场景三

小希："李老师，您好！我刚刚被确诊为'妊娠期糖尿病'，产科医生让我找您，她说您会告诉我接下来怎么做？"

护士："是的，您好，我是妊娠合并糖尿病个案管理师。产科医生已经跟我说明了您的情况。根据您的血糖情况，您暂时不需要药物治疗，但需要接受我们团队医学营养治疗及运动指导。请问您愿意接受我们的指导吗？"

小希："愿意！"

护士："在这个管理过程中，我们需要您定期来院产检，并配合我们的随访资料收集，请问您愿意吗？"

小希："愿意！"

护士："那我们先登记您的个人信息，建立个人管理档案。接下来我需要您填写一下评估量表，让我了解您妊娠期糖尿病相关知识、态度及日常饮食习惯。"

小希："好的。"

护士："根据评估结果，您妊娠期糖尿病相关知识较缺乏，一些饮食习惯也需要改变。"

个案管理师根据评估结果与小希一起制订健康教育、孕期医学营养治疗及运动实施计划。并让小希加入个案管理微信群，在微信中督促指导小希完成治疗计划。

【思维启示】

小希为了宝宝的健康，迫切想了解自己如何去做才能控制孕期血糖。小希孕前身高 155 cm，体重 60 kg，体质指数(BMI)25，属于超重人群。孕期遵循合理膳食，使体重增长合理，对帮助控制血糖至关重要。学生需掌握以下内容，并学会应用所学知识为小希提供个体化的指导方案。

(1)妊娠期糖尿病的医学营养治疗。

(2)运动指导。

(3)降糖药物治疗。

(4)自我血糖监测方法。

【问题解析】

1. 妊娠期糖尿病的医学营养治疗

医学营养治疗是治疗妊娠期糖尿病最重要的方法，目的是使孕妇血糖控制在正常范围，并保证孕妇及胎儿合理营养摄入，减少母婴并发症的发生。

1)每日摄入总能量推荐　根据孕前体重和妊娠期体重增长速度而定，具体见表 2-3。妊娠早期不低于 1600 kcal/d(1 kcal＝4.184 kJ)，妊娠中晚期以 1800～2200 kcal/d 为宜。国际糖尿病联盟和美国内分泌协会等推荐，不建议孕前超重和肥胖的妊娠期糖尿病孕妇在整个妊娠期过度限制能量和控制体重，对于孕前肥胖的妇女，应减少 30%的热量摄入，且摄入量不应于超出 1600～1800 kcal/d 范围。

表 2-3　不同孕前体质指数(BMI)孕妇的推荐妊娠期增重目标

妊娠前体质指数分类/(kg/m²)	总增长范围/kg	妊娠早期增长/kg	妊娠中晚期周体重增长范围/kg
低体重(＜18.5)	11.0～16.0	≤2.0	0.46(0.37～0.56)
正常体重(18.5～＜24.0)	8.0～14.0	≤2.0	0.37(0.26～0.48)
超重(24.0～＜28.0)	7.0～11.0	≤2.0	0.30(0.22～0.37)
肥胖(≥28.0)	≤9.0	≤2.0	≤0.30

2)妊娠期糖尿病孕妇饮食推荐

没有一样食物能够满足人体所需的所有营养素，因此，中国居民膳食指南提倡平衡、多样化饮食。妊娠期糖尿病孕期饮食非常重要，在控制血糖的同时需满足母婴的营养需要。为摄取营养全面的平衡膳食，孕妇每天饮食中应包括如下几大类营养成分：糖类、蛋白质、脂肪、维生素及矿物质。

(1)糖类　主要来源于谷薯类及其产品、水果及蔬菜。每日摄入糖类不低于 175 g，占总能量的50%～60%为宜。糖类的摄入可保证胎儿大脑血糖供应。对于妊娠期糖尿病孕妇，等量糖类食物应优先选择血糖生成指数(glycemic index，GI)低的食物。血糖生成指数超过 70 的食物被认为是血糖生成指数高的食物，血糖生成指数低于 55 的食物被认为是血糖生成指数低的食物。可采用食品交换份法、经验估算法或糖类计算法来监测糖类的摄入量，而监测糖类摄入量是血糖控制达标的关键策略。

(2)蛋白质　富含优质蛋白质的食物有肉禽类、鱼虾、蛋类、奶类及豆类。每日蛋白质的摄入量应占总能量的 15%～20%为宜，每日摄入蛋白质不低于 70 g。蛋白质是维持子宫和胎盘正常发育的重要营养物质，对胎儿的发育也非常重要。

(3)脂肪　每日脂肪的摄入量以占总能量的 25%～30%为宜，但应适当限制饱和脂肪酸含量的食物，如动物油脂、红肉类、椰奶、全脂奶制品等，妊娠期糖尿病孕妇饱和脂肪酸摄入量不应超过摄入总能量的 7%，而不饱和脂肪酸应占脂肪摄入总量的 1/3 以上。减少反式脂肪酸摄入量可降低低密度脂蛋白胆固醇、增加高密度脂蛋白胆固醇水平。脂肪的种类及食物来源见表 2-4。

表 2-4 脂肪种类和食物来源

脂肪类型	主要来源
单不饱和脂肪酸	橄榄油、菜籽油、山茶油、花生油、杏仁、花生等坚果
多不饱和脂肪酸	玉米油、大豆油、葵花籽油、鱼油、鱼
饱和脂肪酸	全脂牛奶、动物性脂肪、巧克力、冰淇淋、椰奶、椰子油
反式脂肪酸	深锅炸土豆片、快餐炸物、烘烤食品

(4)膳食纤维 一种不产生能量的多糖，主要来源于燕麦片、荞麦面等粗杂粮，新鲜蔬菜、水果及藻类食物等。水果中的果胶、海带、紫菜中的藻胶，某些豆类中的胍胶和魔芋粉等可控制餐后血糖上升的程度，改善葡萄糖耐量和降低胆固醇的作用。推荐日摄入量为 25～30 g。

(5)维生素和矿物质 妊娠期铁、叶酸和维生素 D 需要量增加了 1 倍。有条件的孕妇可饮用加入维生素 D 的牛奶，简单的方法是每天在阳光下散步。建议素食者、深色皮肤或不爱晒太阳的孕妇妊娠期保证维生素 D 的摄入：每天 1000～2000 IU，其中补充量大于 400 IU/d。叶酸在胎儿生长发育过程中具有重要作用，孕妇低叶酸水平会导致神经管畸形和增加低出生体重儿的风险。因此，在早孕期需补充叶酸 0.4～0.8 mg/d，并推荐孕妇吃一些含叶酸较多而对血糖影响较小的食物：绿色蔬菜、豆类、动物肝脏、橙子和全麦面粉等。钙、磷、硫胺素、维生素 B_6 的需要量较非孕期增加了 33%～50%，锌、核黄素需要量增加了20%～25%，维生素 A、维生素 B_{12}、维生素 C、硒、钾、生物素、烟酸的每日需要量增加了 18%。绿色蔬菜、未经加工的全谷物饮食均富含 B 族维生素。铁元素缺乏可导致女性贫血继而增加胎儿在分娩过程中的死亡率，增加子代出生低体重、早产及远期生长迟缓的风险。孕期保健指南推荐孕中晚期始，非贫血孕妇，如血清铁蛋白<30 μg/L，应补充铁元素 60 mg/d；诊断明确的缺铁性贫血孕妇，应补充铁元素 100～200 mg/d，同时需比非妊娠期妇女多吃一些含铁丰富的食物，如动物肝脏。钙对胎儿骨骼发育非常重要。推荐孕中晚期开始常规补充钙剂 0.6～1.5 g/d，牛奶是钙的主要来源。

3)膳食计划

妊娠期糖尿病孕妇需根据妊娠前体质指数推荐孕妇每日能量摄入量，将总量控制在一定的范围内。并需将每天摄入的糖类均匀分配，有助于血糖控制在正常范围。建议孕妇在未感到饥饿的情况也要加餐，因为如果不进食加餐，会导致在正餐时摄入过多的食物，从而引起餐后血糖升高。各餐次提供的能量比例见表 2-5。

表 2-5 各餐次提供的能量比例

餐次	能量/(%)
早餐	10～15
上午加餐	5～10
午餐	20～30
下午加餐	5～10
晚餐	20～30
睡前加餐	5～10

4)妊娠期糖尿病孕妇食物选择技巧

食物交换份法是妊娠期糖尿病孕妇食物选择常见方法之一。孕妇熟练掌握后，各类食物可以在糖尿病治疗原则允许下，灵活选择及互换，可以增加糖尿病治疗饮食的多样性，提高治疗的依从性。1 个食物交换份是指能够提供 90 kcal 能量的各类食物重量。采用食物交换份进行膳食搭配，称为食物交换法。妊娠期糖尿病孕妇每日各类食物推荐摄入量见表 2-6。

表 2-6 妊娠期糖尿病孕妇每日各类食物推荐摄入量(份)

食物种类	推荐每日能量摄入量及食物交换份			
	1600 kcal	1800 kcal	2000 kcal	2200 kcal
谷薯类	800(9)	900(10)	920(10)	1000(11)
蔬菜类	90(1)	90(1)	140(1.5)	200(2)
水果类	90(1)	90(1)	90(1)	100(1)
奶制品	180(2)	270(3)	270(3)	270(3)
肉蛋豆类	270(3)	270(3)	360(4)	360(4)
油、坚果类	170(2)	180(2)	220(2.5)	270(3)
合计	1600(18)	1800(20)	2000(22)	2200(24)

2. 运动指导

妊娠期规律运动可明显降低正常体重孕妇尤其是超重和肥胖孕妇的妊娠期糖尿病的发生风险，规律运动可提高妊娠期糖尿病的血糖达标率，减少母婴不良结局。

(1)运动禁忌证 包括严重心脏或呼吸系统疾病、子宫颈机能不全、多胎妊娠(三胎及以上)、前置胎盘(妊娠 28 周后)、持续阴道流血、先兆早产、胎膜早破、妊娠期高血压疾病控制不理想(包括妊娠合并慢性高血压者血压水平控制不理想及重度子痫前期者病情控制不理想)、重度贫血、甲状腺疾病控制不理想、胎儿生长受限等。运动期间出现以下情况应立即停止运动：血糖＜3.3 mmol/L 或血糖＞13.9 mmol/L，阴道流血或流水、腹痛、呼吸困难、头痛头晕、胸痛、肌肉无力影响平衡等。

(2)运动的选择 孕妇可选择低至中等强度的有氧运动。步行、快走、慢跑、游泳、瑜伽等都属于有氧运动，其中步行是目前最常用且最能让孕妇接受的一种运动方式。妊娠期应避免对腹部有冲撞的运动，应避免引起静脉回流减少和低血压的体位。

(3)运动的时机及时间 孕妇三餐前先休息，监测胎动正常，餐后 30 分钟后可开始运动。每日运动 30～40 分钟，运动后休息 30 分钟。每周运动 150 分钟以上。

3. 降糖药物治疗

大多数妊娠期糖尿病孕妇通过医学营养治疗及运动干预即可使血糖达标，不能达标的妊娠期糖尿病孕妇首先推荐使用胰岛素控制血糖。此时应推荐孕妇就诊内分泌专科医生，在医生的指导下使用胰岛素。很重要的一点是，外源性胰岛素不能通过胎盘进入胎儿体内，所以大量的胰岛素不会伤害胎儿，可以放心使用胰岛素控制血糖。妊娠期使用二甲双胍的有效性和对母婴的近期安全性与胰岛素相似；若孕妇因主客观条件无法使用胰岛素(拒绝使用、无法安全使用或难以负担胰岛素的费用时)，可使用二甲双胍控制血糖。

4. 自我血糖监测方法

指导孕妇在家中使用微量血糖仪监测血糖。孕妇学会家中自行监测血糖对于控制血糖在正常水平非常重要。将血糖浓度测定值及进食的食物记录在糖尿病日记(表 2-7)中，是医生判断血糖控制情况及选择食物的依据。

表 2-7 糖尿病日记

姓名　　　　日期　　　　孕周　　　　体重(kg)

食物种类	早餐		加餐		午餐		加餐		晚餐		睡前		运动种类及时间
	种类/g	份	种类/g	份	种类/g	份	种类/g	份	种类/g	份	种类/g	份	
谷薯类													
蔬菜类													
水果类													
肉类													

续表

食物种类	早餐		加餐		午餐		加餐		晚餐		睡前		运动种类及时间
	种类/g	份	种类/g	份	种类/g	份	种类/g	份	种类/g	份	种类/g	份	
奶类													
豆类													
坚果类													
脂肪类													
血糖浓度测定值/(mmol/L)	早餐前		早餐后2小时		午餐前		午餐后		晚餐前		晚餐后2小时	夜间	随机血糖及时间
胰岛素(或降糖药)使用种类及时间													

微量血糖仪检测血糖的操作步骤

(1)清洗并擦干双手。

(2)搓热选好的手指,加速局部血液循环。

(3)75%乙醇棉签消毒预检测手指,手指向上直立待干。

(4)用小针头刺破手指末端的两侧。

(5)将血糖试纸吸附区与血液充分接触,等待结果。

(6)棉签按压穿刺点至无出血。

(7)等待片刻(依据血糖仪的不同,等待的时间不同),血糖仪会显示血糖浓度测定值。

(8)将血糖浓度测量结果记录在糖尿病日记中。

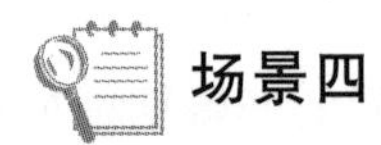

场景四

2022年3月1日　10:25

孕妇卢小希,孕36^{+2}周,无阴道流血流液,胎动尚可,自行监测血糖控制可。行常规产前检查。查体:体重69 kg,腹围92 cm,宫高32 cm,胎心监护结果正常。

小希来到妊娠合并糖尿病咨询室:"李老师,李老师,您看看我的糖尿病日记,包括产检记录。"

护士:"嗯,您做得非常棒!您的血糖都控制在正常范围。体重、宫高腹围也增长合适。接下来一定要继续保持呀。"

小希:"李老师,那我需要提前分娩吗?可以顺产吗?"

护士:"如果血糖一直控制理想,不需要提前分娩,也可以尝试顺产。"

【思维启示】

孕妇小希依从性较强,孕期在妊娠期糖尿病管理团队的帮助下,体重、血糖控制在正常范围,胎儿生长情况良好。随着孕周的增加,她越来越关心分娩的时机和方式。学生需思考以下问题,并给予小希正确的指导。

(1)妊娠合并糖尿病孕妇的分娩时机。

(2)妊娠合并糖尿病孕妇的分娩方式。

(3)分娩期的护理要点。

【问题解析】

1. 妊娠合并糖尿病孕妇的分娩时机

不需要胰岛素治疗的妊娠期糖尿病孕妇，无母婴并发症的情况下，推荐在妊娠40～41周终止妊娠。

孕前糖尿病及需胰岛素治疗的妊娠期糖尿病孕妇，如血糖控制良好，推荐在38～39周终止妊娠。

血糖控制不满意，有母婴并发症，伴血管病变、合并重度子痫前期、严重感染、胎儿生长受限、胎儿窘迫或既往有不良产史者，需严密监护，个体化选择终止妊娠时机。

2. 妊娠合并糖尿病孕妇的分娩方式

糖尿病本身不是剖宫产的指征，决定阴道试产者，产程中密切监测孕妇血糖、宫缩、胎心变化，避免产程过长。

剖宫产手术指征：糖尿病伴微血管病变及具有其他产科指征，如怀疑巨大胎儿、胎盘功能不良、胎位异常等。

3. 分娩期的护理要点

孕妇注意休息，镇静，临产后仍采用糖尿病饮食。严密观察血糖、尿糖及酮体变化，使用胰岛素治疗的孕妇及时调整胰岛素用量，加强胎儿监护。

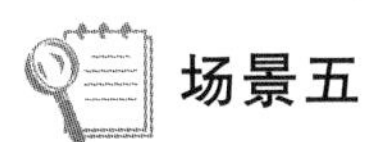

场景五

2022年3月29日　上午10:00

小希“孕40^{+2}周临产，规律宫缩3小时”入院。

在产科医护团队的照护下，小希于晚上8:00顺利阴道分娩一活女婴，体重3100 g，出生后Apgar 1分钟、5分钟评分分别为8分和9分。大家对这个结局都非常满意。

小希在初为人母的喜悦中又有一些疑虑。她再次找到个案管理师李老师咨询：“李老师，我是因为怀孕才导致血糖异常的，孕期血糖控制也挺好，现在孩子生出来了，那我还需要继续之前的治疗吗？”

【思维启示】

小希能够顺利阴道分娩，这均得益于合理的孕期膳食、有效的体重管理，良好的血糖控制。接下来分娩期处理、产后处理及随访同样重要。学生需思考掌握以下问题。

(1)妊娠期糖尿病孕妇产后的护理要点。

(2)妊娠期糖尿病孕妇产后的随访要点。

【问题解析】

1. 妊娠期糖尿病孕妇产后护理要点

(1)产妇处理　产褥期胎盘排出后，体内抗胰岛素物质迅速减少，大部分使用胰岛素治疗的妊娠期糖尿病孕妇在分娩后不再需要使用胰岛素，仅少数病人仍需要胰岛素治疗。妊娠期无需胰岛素治疗的妊娠期糖尿病孕妇，产后可恢复正常饮食，但应避免高糖高脂肪饮食。产后鼓励母乳喂养，母乳喂养有助于预防妊娠期糖尿病产妇未来发生2型糖尿病和子代发生糖尿病的风险。

(2)新生儿处理　糖尿病母亲的新生儿是发生低血糖的高危儿，分娩后应立即给予常规新生儿护理：评估其他危险因素，保暖，出生后30～60分钟初次喂养，2～3小时喂养1次。定期监测新生儿血糖，监测时间为初次喂养后(出生后1.5小时内)以及出生后24小时内每3～6小时检测1次喂养前血糖。新生儿血糖监测目标值为出生后4小时内血糖水平≥2.2 mmol/L，24小时内血糖水平≥2.6 mmol/L。如存在低血糖症状(震颤、面色苍白、呼吸困难、呼吸急促、窒息、惊厥、肌张力减小、异常哭闹、低体温、大汗、喂养困难等)同时血糖水平低于目标值，及时转诊新生儿科治疗。如无低血糖症状，血糖水平低于目标值，立即给予高浓度葡萄糖并喂食母乳或配方奶，30分钟后复查血糖。复测达到目标值，重复上一过程，30分钟复测血糖仍低于目标值，及时转诊新生儿科。

2. 妊娠期糖尿病孕妇产后随访要点

妊娠期糖尿病孕妇发生2型糖尿病及其子代发生糖尿病的风险增加。少数妊娠期糖尿病孕妇分娩后糖尿病未消失，因此应对所有妊娠期糖尿病产妇进行随访。初次随访于产后 6～12 周进行，行 75 g 口服葡萄糖耐量试验。结果正常者此后每 3 年复查一次口服葡萄糖耐量试验。

四、主要参考文献

［1］ 中华医学会妇产科学会产科学组，中华医学会围产医学分会妊娠合并糖尿病协作组. 妊娠期高血糖诊治指南(2022)(第一部分)[J]. 中华妇产科杂志，2022，57(1)：3-12.

［2］ 中华医学会妇产科学会产科学组，中华医学会围产医学分会妊娠合并糖尿病协作组. 妊娠期高血糖诊治指南(2022)(第二部分)[J]. 中华妇产科杂志，2022，57(2)：81-90.

［3］ 中华医学会妇产科学会产科学组. 孕前和孕期保健指南(2018)[J]. 中华妇产科杂志，2018，53(1)：7-13.

（邢　翠）

案例 3　妊娠期高血压疾病的护理实践

一、案例简介

李女士，35 岁，已婚，G1P0，孕 30^{+5} 周，于 2022 年 6 月 1 日因“妊娠期高血压疾病”收住院。病人孕期定期产检，未发现明显异常。近 1 个月产检血压临界值，偶感腹胀，无头晕眼花、心慌胸闷，无腹痛，无阴道出血或流水，孕晚期双下肢轻度水肿。入院后完善相关检查，遵医嘱行降压治疗，严密病情观察。住院期间，在药物控制下血压仍进行性升高，继而出现头痛、头晕、呕吐等症状，并出现蛋白尿、肝功能异常及胸水、腹水。考虑病人病情进展快，药物控制血压不理想，适时终止妊娠，于 2022 年 6 月 14 日急诊剖宫产术分娩一活女婴，转新生儿科治疗。2022 年 6 月 18 日，生命体征平稳，予以出院。

二、案例说明书

【教学目标】

本案例展示了妊娠期高血压疾病的分类、病理生理变化、常用药物的注意事项、不同时期的重点护理措施及健康指导等内容。通过本案例的学习，学生要达到如下学习目标。

(1)熟悉妊娠期高血压疾病的病理生理变化。

(2)熟悉妊娠期高血压疾病的诊断及鉴别诊断。

(3)掌握妊娠期高血压疾病的分类及不同分类的临床表现。

(4)重点掌握不同时期的护理问题及护理措施

(5)重点掌握降压、解痉、利尿药物的适应证以及使用注意事项和护理。

【教学思路】

本案例是一例典型的妊娠期高血压疾病。教师介绍该病例的主诉及临床表现，分析该病例的辅助检查，引出妊娠期高血压疾病与慢性肾炎的鉴别诊断及不同类别妊娠期高血压疾病的主要特征；教师呈现病情的进展及不同阶段的处理措施，引出妊娠期高血压疾病的处理原则；教师分析该病例的用药治疗及效果，引出降压、解痉、利尿药物的适应证及注意事项。希望通过该案例的综合学习，学生能够针对病人的不同表现及用药，制订相应的个性化护理措施。

【关键要点】

妊娠高血压疾病的发病率为 5%～12%，严重威胁母婴健康和安全，是产科常见的并发症，也是孕产妇死亡的重要原因之一。其中子痫前期、子痫是导致孕产妇及围生儿病死率升高的主要原因之一。目前，妊娠期高血压疾病存在的普遍临床问题是，因未能尽早识别，使其发现时已经成为重症，或孕妇已经有严重的靶器官并发症，需要转诊到三级医院，实施多学科联合救治。发生在各级医疗助产机构的妊娠期高血压疾病相关的孕产妇死亡约有一半是可避免的。如何早期排查和筛选风险因素，做好早期预防和预警、早诊断、早干预、早处理，是防治妊娠期高血压疾病的重要临床措施。

【建议学习资源】

［1］ 安力彬，陆虹．妇产科护理学［M］．7 版．北京：人民卫生出版社，2022.

［2］ 谢幸，孔北华，段涛．妇产科学［M］．9 版．北京：人民卫生出版社，2018.

三、案例正文

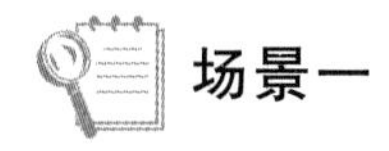

场景一

2022 年 6 月 1 日　16:00

一位孕妇持门诊入院证来病房办理入院，接诊护士协助病人办理入院手续后，与医生一同采集病人健康史及健康评估。

医生："你怀孕多少周啦？这次为什么住院呀？"

孕妇："我怀孕 30^{+5} 周，最近一个月血压在临界值，5 月 28 日胎儿 B 超显示胎儿脐动脉舒张期血流间断性缺失，门诊医生建议住院观察，我当时拒绝了。今天复查 B 超显示胎儿脐动脉 S/D 测定值高，间歇性舒张期血流信号缺失，这个星期血压比之前又高些，门诊医生说我是'妊娠期高血压疾病'，建议我住院治疗，我自己也比较担心。"

医生："怀孕前你血压高吗？"

孕妇："没有，测过多次，每次都是正常的。"

医生："那妊娠前 20 周的血压正常吗？"

孕妇："也是正常的。就上个月产检发现血压在临界值，医生没有特殊处理，让我注意休息和饮食，每天监测血压，然后这个星期测的血压又高了些。"

医生："发现血压异常后，有没有出现过头晕、上腹痛、视力模糊等现象？"

孕妇："没有。就是双腿有轻微水肿，这个星期比之前又稍微肿了一些。"

医生："那你小便正常吗？解完小便后有没有留意下是否有小泡沫？"

孕妇："小便还好，没发现有泡沫。"

医生："怀孕以前，有没有确诊什么慢性疾病？比如慢性肾炎、糖尿病之类的。"

医生："没有。"

医生又常规询问了病人的月经史、婚育史、家族史、手术史、过敏史等。护士完成了病人首次入院评估和各项护理风险评估。随后医护又对其进行了体格检查。

体温 36.9 ℃，脉搏 79 次/分，呼吸 20 次/分，血压 143/93 mmHg，神志清楚，体格检查未见异常，身高 155 cm，孕前体重 67 kg。腹隆，宫高 26 cm，腹围 103 cm，胎心音 155 次/分，未触及宫缩，未见阴道流血流液。予以尿常规检查、血液检查、肝肾功能测定、眼底检查及胎盘成熟度检查，遵医嘱监测血压、行电子胎儿监护。

【思维启示】

病人入院时血压 149/93 mmHg，无头晕眼花等不适，无其他自觉症状，双下肢轻度水肿，否认有高血压、慢性肾炎、糖尿病等慢性疾病史。针对该病人病情，遵医嘱严密监测血压，关注病人主诉，完善必要的检查，适时给予相应治疗方案，做好病人健康宣教很重要。学生需思考以下问题。

（1）何为妊娠期高血压疾病？如何分类？不同类别有何临床特征？重点应与哪种疾病进行鉴别？

（2）该类病人入院时，应如何做好护理评估？

（3）妊娠期高血压疾病对胎儿有哪些影响？

【问题解析】

1.何为妊娠期高血压疾病？如何分类？不同类别有何临床特征？重点应与哪种疾病进行鉴别？

妊娠期高血压疾病(hypertensive disorders of pregnancy)是妊娠期特有的疾病，包括妊娠期高血压、子痫前期、子痫、慢性高血压并发子痫前期以及妊娠合并慢性高血压。其中妊娠期高血压、子痫前期和子痫，过去统称为妊娠高血压综合征(表 3-1)。

表 3-1 妊娠期高血压疾病分类及临床表现

分类	临床表现
妊娠期高血压	妊娠 20 周后出现高血压，收缩压≥140 mmHg 和(或)舒张压≥90 mmHg，于产后 12 周内恢复正常；尿蛋白(－)；少数病人可伴有上腹部不适或血小板减少；产后方可确诊
子痫前期	妊娠 20 周后出现收缩压≥140 mmHg 和(或)舒张压≥90 mmHg，伴有蛋白尿；或新发高血压和显著终末器官功能障碍，伴或不伴蛋白尿。子痫前期也可能在产后发生
轻度	妊娠 20 周以后出现 BP≥140/90 mmHg；尿蛋白≥0.3 g/24 小时或随机尿蛋白(＋)；可伴有上腹部不适、头痛等症状
重度	BP≥160/110 mmHg；尿蛋白≥2.0 g/24 小时或随机尿蛋白≥(＋＋)；血清肌酐＞106 μmol/L，血小板＜100×10^9/L；血 LDH 升高；血清 ALT 或 AST 升高；持续性头痛或其他脑神经或视觉障碍；持续性上腹部不适
子痫	子痫前期基础上发生不能用其他原因解释的抽搐，或伴昏迷
慢性高血压并发子痫前期	慢性高血压孕妇妊娠前无尿蛋白，20 周后出现蛋白尿；或妊娠前有蛋白尿，妊娠后蛋白尿明显增加，或血压进一步升高，或出现血小板＜100×10^9/L，或出现其他肝肾功能损害、肺水肿、神经系统异常或视觉障碍等严重表现
妊娠合并慢性高血压	妊娠 20 周前 BP≥140/90 mmHg(排除滋养细胞疾病)，妊娠期无明显加重；或妊娠 20 周后首次诊断高血压并持续到产后 12 周后

因为妊娠期高血压疾病常伴有水肿、蛋白尿等临床特征，所以需要与慢性肾炎相鉴别，其差异见表 3-2。

表 3-2 妊娠期高血压疾病与慢性肾炎的鉴别

	妊娠期高血压	慢性肾炎
病理生理	全身小动脉痉挛	多种肾脏病理类型
病程	妊娠 20 周后首次出现	起病缓慢、隐匿
血压	妊娠期 20 周后首次出现高血压，收缩压≥140 mmHg 和(或)舒张压≥90 mmHg	正常或轻度升高
水肿	不同程度水肿	水肿可有可无，一般不严重
伴随症状	头痛、眼花、胸闷、恶心、呕吐、上腹部不适等	乏力、疲倦、腰部疼痛、食欲缺乏等
预后	产后 12 周内恢复	病情迁延、缓慢进展，最终发展为慢性肾衰竭

子痫的典型发作过程

子痫的典型发作过程：先表现为眼球固定，瞳孔散大，头扭向一侧，牙关紧闭，继而口角及面部肌肉颤动，数秒后全身及四肢肌肉强直（背侧强于腹侧），双手紧握，双臂伸直，发生强烈的抽动。抽搐时呼吸暂停，面色青紫。持续1分钟左右，抽搐强度减弱，全身肌肉松弛，随即深长吸气而恢复呼吸。抽搐期间病人神智丧失。病情转轻时，抽搐次数减少，抽搐后很快苏醒，但有时抽搐频繁且持续时间长，病人可陷入深昏迷状态。抽搐过程中易发生唇舌咬伤、摔伤甚至骨折等多种创伤，昏迷时呕吐可造成窒息或吸入性肺炎。

2. 该类病人入院时，应如何做好护理评估？

由场景介绍知晓此类病人入院后，需要详细收集病人的健康史、身体状况、心理社会状况，完善相关的辅助检查（图3-1）。

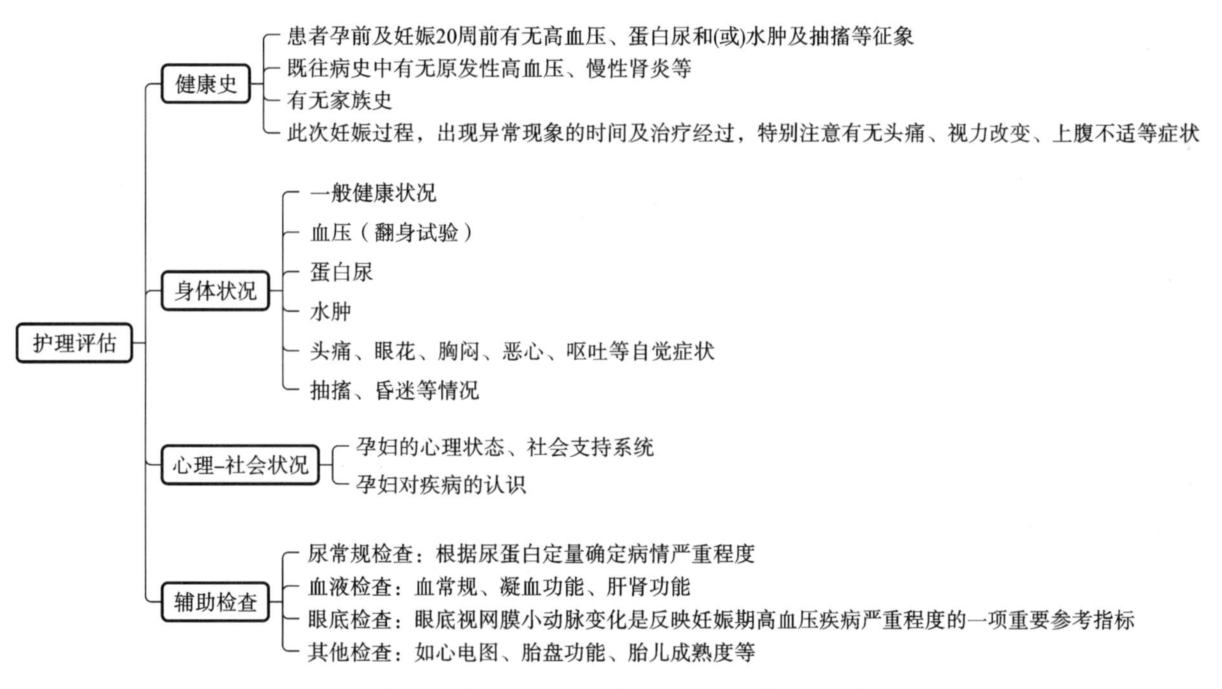

图3-1 妊娠合并高血压疾病孕妇入院护理评估要点思维导图

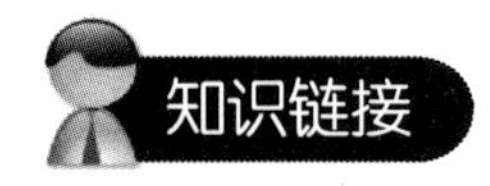

翻身试验

有妊娠期高血压疾病发生倾向的孕妇，血管紧张素Ⅱ的敏感性增加，仰卧时妊娠子宫压迫腹主动脉，血压升高。测定方法：孕妇左侧卧位时测血压直至血压稳定后，嘱其翻身仰卧位5分钟再测血压，若仰卧位舒张压比左侧卧位高出20 mmHg以上，提示有发生子痫前期的倾向，其阳性预测值为33%。

3. 妊娠期高血压疾病对胎儿有哪些影响？

妊娠期高血压疾病孕妇全身小动脉痉挛，导致子宫、胎盘血流量减少及胎盘受损，可引起羊水过少，胎儿营养不良，并发胎儿宫内生长受限，胎儿在宫腔内缺氧严重，可胎死宫内。另外，重度病人胎盘常有粥样硬化改变，螺旋动脉直径仅为正常的1/2，胎盘绒毛广泛梗死，影响胎儿对氧及营养物质的摄取，胎盘中的酶活性降低时，葡萄糖利用率降低，胎盘能量摄取功能减退，造成慢性葡萄糖供应不足，影响胎儿的生长发育,如发育迟缓;血压突然增高可引起宫腔压力的改变,如果血压得不到及时有效的控制,可导致胎盘早剥、胎死宫内、新生儿死亡等严重并发症(图 3-2)。

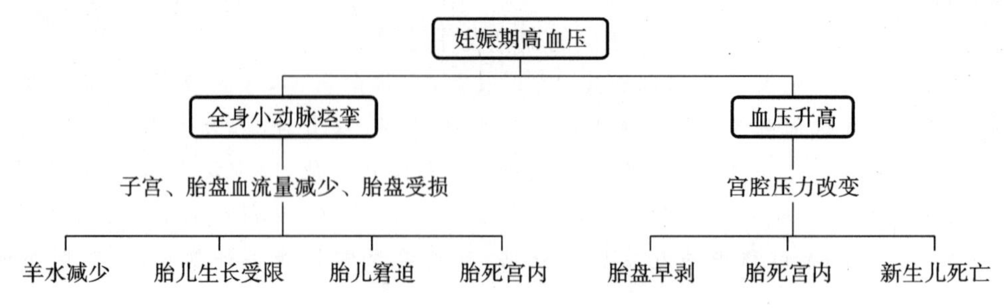

图 3-2 妊娠期高血压疾病对胎儿影响思维导图

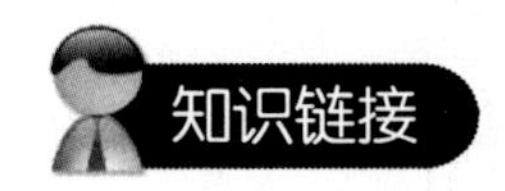

脐动脉 S/D

脐动脉 S/D 在胎儿窘迫诊断具有重要意义。脐动脉收缩期最高血流速度 S 与舒张末期速度 D,并用系统自带软件计算出 S/D。正常情况下,随着胎儿的不断发育,胎盘会逐渐增大,血管阻力则会逐渐减少。因此,所测定的脐血流 S/D 也逐渐减小。当发生胎儿宫内窘迫时,为保障胎儿中枢神经系统血流供应,其动脉血流会变大。因此,当胎儿宫内窘迫发生时,脐血流 S/D 升高,尤其是在舒张末期脐动脉无血流信号时,强烈提示胎儿情况危急。但脐血流 S/D 检测也同样有诸多影响因素,如孕妇体型肥胖、胎儿脐动脉位置以及脐动脉探测准确度等。图像不清晰、测量数据不准确可导致假阳性。

场景二

相关辅助检查显示,血常规、肝肾功能均正常,尿蛋白(—),心电图正常。入院后遵医嘱给予口服拉贝洛尔,每 8 小时一次,每次 100 mg。严密监测血压,血压控制尚可。

入院第 5 天,病人血压升高至 157/83 mmHg,病人无头晕眼花等不适,遵医嘱口服拉贝洛尔 150 mg 后血压未下降,遵医嘱加服硝苯地平片 10 mg,30 分钟后血压 165/77 mmHg,遵医嘱给予佩尔(盐酸尼卡地平注射液)静脉泵入,根据血压变化调节泵速。复查血常规示血红蛋白及血小板计数无异常,肾功能正常,肝功能正常,尿蛋白(—),双下肢轻度水肿。

入院 10 天,最高血压达 170/105 mmHg,病人诉头痛、头晕、呕吐 2 次,无视物模糊。遵医嘱给予甘露醇静滴,加大佩尔泵速,严密监测血压。复查血常规示血红蛋白及血小板无异常,肾功能无异常,谷草转氨酶、谷丙转氨酶略升高,尿蛋白(+),双下肢水肿较前明显。

入院第 14 天,经降压、抗凝等治疗血压控制不理想,且出现胸水、腹水,建议终止妊娠。于当日行剖宫产手术。术中诊断:重度子痫前期,帆状胎盘,胎儿脐血流异常,妊娠合并胸水、腹水。

【引出问题】

妊娠期高血压疾病的基本处理原则是镇静、解痉、降压、利尿,适时终止妊娠以达到预防子痫的发生,降低孕产妇及围生儿病率、病死率及严重后遗症的目的。学生需思考以下问题。

(1)该病人住院期间存在最主要的护理问题是什么?发生时应该如何处理?

(2)哪些孕妇是子痫前期的高危人群?本案例中孕妇存在哪些高风险点?

(3)妊娠期高血压疾病的常用药物有哪些?注意事项是什么?

(4)对于诊断明确的妊娠期高血压孕妇,分娩时护理要点有哪些?

【问题解析】

1. 该病人住院期间存在最主要的护理问题是什么?发生时应该如何处理?

该病人最主要的护理问题是与血压控制不理想有关的潜在并发症子痫。处理措施如下。

潜在并发症：子痫　与血压控制不理想有关。

若发生子痫应立即协助医生给予以下处理。

(1)协助医生控制抽搐　病人一旦发生抽搐，应尽快控制。硫酸镁为首选药物，必要时可加用镇静药物。

(2)专人护理，防止受伤　子痫发生后，首先应保持呼吸道通畅，并立即给氧，用开口器或在上、下磨牙间放置一缠好纱布的压舌板，用舌钳固定舌以防咬伤唇舌或舌后坠的发生。病人取头低侧卧位，以防黏液吸入呼吸道或舌头阻塞呼吸道，也可避免发生低血压综合征。必要时，用吸引器吸出喉部黏液或呕吐物，以免窒息。在病人昏迷或未完全清醒时，禁止给予饮食和口服药，以防误入呼吸道而致吸入性肺炎。

(3)减少刺激，以免诱发抽搐　病人应安置于单间暗室，保持绝对安静，以避免声、光刺激；一切治疗活动和护理操作尽量轻柔且相对集中，避免干扰病人。

(4)严密监护　密切注意血压、脉搏、呼吸、体温及尿量，记录液体出入量。及时进行必要的血、尿化验和特殊检查，及早发现脑出血、脑水肿、肾衰竭等并发症。

(5)为终止妊娠做好准备　子痫发作后多自然临产，应密切观察及时发现产兆，并做好母子抢救准备。如经治疗病情得以控制仍未临产者，应在孕妇清醒后24～48小时内引产，或子痫病人经药物控制后6～12小时，考虑终止妊娠。

2. 哪些孕妇是子痫前期的高危人群？本案例中孕妇存在哪些高风险点？

见表3-3。

表3-3　易发生子痫前期的孕妇特点

类别	风险因素
病史及家族遗传史	既往子痫前期史，子痫前期家族史(母亲或姐妹)，高血压遗传因素等
一般情况	年龄≥35岁，妊娠前BMI≥28 kg/m^2
有内科疾病史或隐匿存在(潜在)的基础病理因素或疾病	高血压、肾脏疾病、糖尿病或自身免疫性疾病，如系统性红斑狼疮、抗磷脂综合征等，存在高血压危险因素如阻塞性睡眠呼吸暂停
本次妊娠的情况	初次妊娠、妊娠间隔时间≥10年；收缩压≥130 mmHg或舒张压≥80 mmHg(首次产检时、妊娠早期或妊娠任何时期检查时)、妊娠早期尿蛋白定量≥0.3 g/24 h或持续存在随机尿蛋白≥(+)、多胎妊娠
本次妊娠的产前检查情况	不规律的产前检查或产前检查不适当(包括产前检查质量的问题)、饮食、环境等因素

该案例中孕妇是首次妊娠、高龄孕妇(年龄35岁)，同时属于矮胖体型(身高155 cm，孕前体重67 kg，BMI为27.89 kg/m^2)。

3. 妊娠期高血压疾病的常用药物及注意事项

(1)降压药物　不作为常规，仅用于血压过高，特别是舒张压≥110 mmHg或平均动脉压≥140 mmHg者，以及原发性高血压妊娠前已用降压药者。选用的药物以不影响心搏出量、肾血流量及子宫胎盘灌注量为宜。常用的口服降压药物有拉贝洛尔、硝苯地平或硝苯地平缓释片等。如口服药物血压控制不理想，可使用静脉用药(有条件者使用静脉泵入方法)(表3-4)。

表3-4　不同降压药物的用法

药物名称	类别	口服用法	静脉滴注用法	注意事项
拉贝洛尔	α、β肾上腺素受体阻滞剂	50～150 mg，3～4次/天	50～100 mg加入5%葡萄糖溶液250～500 mL	根据血压调整滴速
硝苯地平	二氢吡啶类钙离子通道阻滞剂	5～10 mg，3～4次/天；缓释片30 mg，1～2次/天	—	—

续表

药物名称	类别	口服用法	静脉滴注用法	注意事项
尼莫地平	二氢吡啶类钙离子通道阻滞剂	20～60 mg,2～3次/天	20～40 mg 加入 5%葡萄糖溶液 250 mL	每天总量不超过 360 mg
尼卡地平	二氢吡啶类钙离子通道阻滞剂	20 ～ 40 mg，3次/天	每小时 1 mg 为起始剂量	根据血压变化每 10 分钟调整 1 次用量
硝普钠	强效血管扩张剂	—	50 mg 加入 5%葡萄糖溶液 500 mL,按 0.5～0.8 μg/(kg·min)缓慢静脉滴注	妊娠期仅适用于其他降压药物无效的高血压危象孕妇。产前应用时间不宜超过 4 小时

(2)解痉药物　首选硫酸镁。硫酸镁有预防子痫和控制子痫发作的作用,适用于先兆子痫和子痫。硫酸镁可采用肌内注射和静脉用药。

肌内注射:25%硫酸镁溶液 20 mL(5 g),臀部深部肌内注射,每日 1～2 次。

静脉给药:25%硫酸镁溶液 20 mL+10%葡萄糖 20 mL,静脉注射,5～10 分钟内推注;或 25%硫酸镁 20 mL+5%葡萄糖 200 mL,静脉注射(1～2 g/h),4 次/天。

硫酸镁的治疗浓度和中毒浓度相近。因此,在进行硫酸镁治疗时应严密观察其毒性作用,并严格控制硫酸镁的加入量。通常主张硫酸镁的滴注速度以 1 g/h 为宜,不超过 2 g/h。每天用量 15～20 g。硫酸镁过量会使呼吸及心肌收缩功能受到抑制,甚至危及生命。中毒现象首先表现为膝反射减弱或消失,随着血镁浓度的增加可出现全身肌张力减退及呼吸抑制,严重者心跳可突然停止。

护士在用药前及用药过程中均应监测孕妇血压,同时还应监测以下指标:①膝腱反射必须存在;②呼吸不少于 16 次/分;③24 小时尿量不少于 600 mL,或 1 小时尿量不少于 25 mL。尿少提示排泄功能受抑制,镁离子易积蓄而发生中毒。由于钙离子可与镁离子争夺神经细胞上的同一受体,阻止镁离子的继续结合。因此,应随时备好 10%的葡萄糖酸钙注射液,以便出现毒性作用时及时予以解毒。10%的葡萄糖酸钙 10 mL 在静脉推注时宜在 3 分钟以上推完,必要时可每小时重复一次,直至呼吸、排泄和神经抑制恢复正常,但 24 小时不超过 8 次。

(3)镇静药物　镇静剂兼有镇静和抗惊厥作用,常用地西泮和冬眠合剂,可用于硫酸镁有禁忌或疗效不明显者,分娩期慎用,以免药物通过胎盘导致对胎儿的神经系统产生抑制作用。

(4)利尿药物　一般不主张应用,仅用于全身性水肿、急性心力衰竭、肺水肿、脑水肿或血容量过多且伴有潜在性脑水肿者。用药过程中应严密监测病人水电解质平衡情况以及药物的毒副作用。常用药物有呋塞米、甘露醇。

(5)扩容药物　一般不主张扩容治疗,仅用于低蛋白血症、贫血的病人。采用扩容治疗应严格掌握其适应证和禁忌证,并应严密观察病人的脉搏、呼吸、血压及尿量,防止肺水肿和心力衰竭的发生。常用的扩容药物有人血白蛋白、全血、平衡液和低分子右旋糖酐。

妊娠期高血压疾病降压治疗的新观点

中华医学会妇产科学分会更新发布《妊娠期高血压疾病诊治指南(2020)》。该指南提出降压治疗的目的是预防心脑血管意外和胎盘早剥等严重母婴并发症。收缩压≥160 mmHg 和(或)舒张压≥110 mmHg 的高血压孕妇应进行降压治疗;收缩压≥140 mmHg 和(或)舒张压≥90 mmHg 的高血压孕妇建议降压治疗。

目标血压:孕妇未并发器官功能损伤时,酌情将收缩压控制在 130～155 mmHg,舒张压控制在 80～

105 mmHg；孕妇并发器官功能损伤时，则收缩压应控制在 130～139 mmHg，舒张压应控制在 80～89 mmHg；血压不可低于 130/80 mmHg，以保证子宫胎盘血流灌注。

4. 对于诊断明确的妊娠期高血压孕妇，分娩时护理要点有哪些？

妊娠 28～34 周，如病情不稳定，经积极治疗病情仍加重，应终止妊娠。终止妊娠的方式应注意个体化。妊娠期高血压疾病孕妇，如无产科剖宫产术指征，原则上考虑阴道试产。对于已经存在严重并发症的孕妇，剖宫产术是迅速终止妊娠的手段。分娩时护理要点如下。

(1)密切观察病人自觉症状。

(2)监测血压并继续进行降压治疗，注意硫酸镁的启用和继续使用。

(3)监测胎心率的变化。

(4)积极预防产后出血。

(5)产时、产后不可使用任何麦角新碱类药物。

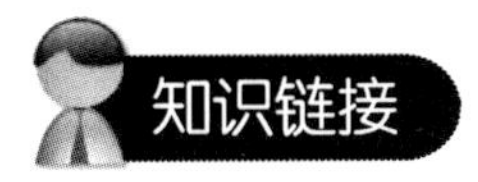

妊娠期高血压疾病终止妊娠的指征

(1)出现子痫前期的严重并发症：子痫前期严重并发症包括重度高血压不可控制、高血压脑病和脑血管意外、可逆性后部脑病综合征(posterior reversible encephalopathy syndrome，PRES)、子痫、心功能衰竭、肺水肿、完全性 HELLP 综合征和部分性 HELLP 综合征、弥散性血管内凝血(disseminated intravascular coagulation，DIC)、胎盘早剥和胎死宫内。应进行病情程度的分析和个体化的评估，既不错失终止妊娠时机又要争取促胎肺成熟的时间。孕妇因素和胎盘-胎儿因素的整体评估是终止妊娠的决定性因素，尤其需要个体化处置。

(2)重度子痫前期发生母婴严重并发症者，需在孕妇状况稳定后尽早终止妊娠，不考虑是否完成促胎肺成熟。

(3)当孕妇存在器官系统受累时，评定孕妇器官累及程度和发生严重并发症的紧迫性以及胎儿安危情况，综合考虑终止妊娠时机，如血小板计数 $<100\times10^9$/L、转氨酶水平轻度升高、肌酐水平轻度升高、羊水过少、脐血流反向或伴胎儿生长受限等，可在稳定病情和严密监护之下尽量争取给予促胎肺成熟后终止妊娠。

(4)对已经发生胎死宫内者，可在稳定病情后终止妊娠。

(5)蛋白尿及其程度虽不作为终止妊娠的单一指征，却是综合性评估的重要指标之一，需注意结合母婴整体状况的评估。如评估孕妇低蛋白血症、伴发腹水和(或)胸水的严重程度及心肺功能，评估孕妇的基础疾病(如系统性红斑狼疮等自身免疫性疾病、肾脏疾病等)情况，尤其是对于高血压伴蛋白尿的子痫前期，更要注意综合分析肾功能受损和其他器官受累情况，以确定终止妊娠的时机。

场景三

病人术后继续进行佩尔(尼卡地平注射液)静脉泵入治疗，根据血压逐渐减小泵速，术后 3 天血压控制尚可，停止佩尔静脉泵入。住院期间，病人病情得以控制，未出现子痫及并发症，分娩过程顺利，治疗过程中，未出现药物不良反应，术后 4 天病人出院，产后 42 天复查无异常，血压正常。

【引出问题】

病人顺利分娩，病情得以控制，未出现严重并发症，出院休养。对于该类病人产褥期仍需注意血压变化、做好产后随访及生活指导。

学生需思考以下问题。

(1)对于诊断明确的妊娠期高血压孕妇，产褥期护理要点有哪些？

(2)此类病人如何做好产后随访及生活健康指导？

【问题解析】

1. 对于诊断明确的妊娠期高血压孕妇，产褥期护理要点有哪些？

产后 24 小时至 5 天内仍有发生子痫的可能，故不可放松治疗及护理。

(1)在产褥期仍需继续监测血压，产后 48 小时内至少每 4 小时观察 1 次血压，重视病人主诉。

(2)胎儿娩出后立即使用缩宫素促进子宫收缩，禁用麦角新碱类药物。

(3)继续降压治疗，根据病人血压情况调节用药速度，血压稳定后改口服降压药。

(4)重症病人产后应继续硫酸镁治疗 1～2 天。使用大量硫酸镁的孕妇，产后易发生子宫收缩乏力，恶露较常人多，因此，应严密观察子宫恢复情况，严防产后出血。

2. 此类病人如何做好产后随访及生活健康指导？

(1)产后 6 周孕妇的血压仍未恢复正常时，应于产后 12 周再次复查血压，以排除慢性高血压，必要时建议内科就诊。

(2)妊娠期高血压疾病，特别是重度子痫前期孕妇远期罹患心脏病和高血压、肾脏疾病、血栓形成的风险增加，应充分告知孕妇上述风险，加强筛查与自我健康管理。

(3)鼓励健康的饮食和生活习惯。

(4)鼓励超重孕妇控制体重，以减少再次妊娠时的发病风险，并有益于长期健康。

四、主要参考文献

[1] 尤黎明，吴瑛. 内科护理学[M]. 6 版. 北京：人民卫生出版社，2019.

[2] 陈灏珠，钟南山，陆再英. 内科学[M]. 9 版. 北京：人民卫生出版社，2021.

[3] 中华医学会妇产科学分会妊娠期高血压疾病学组. 妊娠期高血压疾病诊治指南(2020)[J]. 中华妇产科杂志，2020，55(4)：227-238.

[4] 妊娠期高血压疾病血压管理专家共识(2019)[J]. 中华心血管病杂志，2020(3)：195-204.

[5] 中华医学会妇产科学分会妊娠期高血压疾病学组. 妊娠期血压管理中国专家共识(2021)[J]. 中华妇产科杂志，2021，56(11)：737-745.

(杨凌艳　胡　微)

案例 4　妊娠合并心脏病的护理实践

一、案例简介

病人张女士，28 岁，已婚，G2P0，孕 38^{+5} 周，因“心慌、胸闷、气短 1 天”急诊入院。

病人本次孕期不定期外院产检，孕 30 周查铁蛋白 3.7 μmol/L，口服铁剂至今。孕 31 周因“先兆早产”于省妇幼治疗，予以地塞米松、硫酸镁治疗。孕期无头晕、头痛、眼花等不适。1 天前，无明显诱因出现心慌、胸闷、气短不适，伴面部大汗，可平卧，无胸痛、头晕等不适，偶有下腹坠胀感，不伴腹痛、阴道流血流液，在外院就诊后为求进一步诊治，于 2021 年 9 月 20 日因“妊娠合并先天性心脏病”收入我院。入院后完善相关检查及检验，落实胎心胎动及宫缩情况的密切观察及健康指导。2021 年 9 月 23 日剖宫产分娩一活女婴，出生后 Apgar 1 分钟、5 分钟评分分别为 8 分和 9 分。2021 年 9 月 26 日，病人生命体征平稳，腹软，切口敷料干燥，阴道出血量少，无异味，病人未诉不适，新生儿情况尚可，予以出院。

二、案例说明书

【教学目标】

本案例展示了妊娠合并心脏病的健康评估、辅助检查、不同时期的重点护理措施及健康指导等内容。

通过本案例的学习，学生要达到如下学习目标。

(1)掌握心血管系统正常妊娠生理变化及妊娠合并心脏病的临床表现。

(2)掌握妊娠合并心脏病的评估要点及重点护理措施。

(3)掌握心功能分级的方法。

(4)掌握心力衰竭的识别及抢救处理。

(5)掌握妊娠合并心脏病病人正确的产前指导和围产期健康教育。

(6)熟悉高危妊娠的管理。

(7)根据病人病情，能正确提出护理诊断，给予全面的疾病护理措施。

【教学思路】

本案例是一例典型的妊娠合并心脏病，教师分析病人的临床表现引出正常妊娠生理及病理妊娠的鉴别要点。教师介绍住院期间的临床诊疗经过，引出妊娠合并心脏病病人的评估要点，以及妊娠期、分娩期和产褥期的护理要点。教师再现出院情景，考查学生能否将所学知识灵活运用，能否对病人进行正确指导。同时，引发学生对孕前及孕期保健、高危妊娠管理的重视，并对妊娠合并心脏病相关知识有一个系统性的认知。

【关键要点】

妊娠合并心脏病的发病率为0.5%～3.0%，是导致孕产妇死亡的三大死因之一。妊娠期和分娩期血流动力学的改变会增加心脏负担，贫血、低蛋白血症和感染等不良因素会进一步诱发病情，进而出现心力衰竭、恶性心律失常等危及母婴生命的严重并发症。影响病人不良转归的因素主要包括孕前评估不足、产前保健中未及时准确识别危险因素、产时高危病人管理水平存在差异，以及产褥期未能及时识别心血管症状等。

妊娠合并心脏病病人的母婴安全建立在完善的制度管理、全面的妊娠保健计划及充分的医患沟通基础上。必须始终强调母体安全比成功妊娠更重要。因此对于已明确诊断为先天性心脏病的妇女，孕前个体化风险评估至关重要。对于无症状瓣膜疾病孕妇应由心脏病专家定期监测，并在妊娠期进行额外的检查或随访。对于未诊断的先天性心脏病孕妇应准确区分妊娠期正常的心血管生理变化及一些提示心脏病的症状与体征，恰当地运用辅助检查明确诊断。重视病人产后长期随访和高危病人管理。

【建议学习资源】

[1] 严滨.妇产科急危重症[M].北京：中国协和医科大学出版社，2018.

[2] 薛晓红，顾蔚蓉.妇产科急症诊治及经典案例点评[M].北京：人民卫生出版社，2018.

[3] 王清图，修霞，戴淑玲，等.产内科疾病的诊断与治疗[M].2版.北京：人民卫生出版社，2013.

三、案例正文

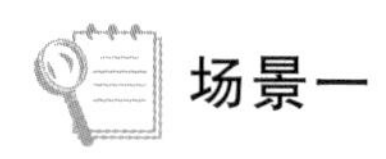

场景一

2021年9月20日 15:10

一位孕晚期的年轻女子在家属搀扶下来到妇产科急诊室。

值班医生问："您怀孕多少周了？这是第几胎？本次是因为什么原因来就诊的呀？"

孕妇答："我现在在孕38^{+5}周，不过上周胎儿B超显示宝宝偏小1周。这是第二胎，第一胎做了人流。今天上午我突然觉得心慌，胸闷，而且还出了一头汗，当时马上躺着休息了一会儿缓过来了。现在在下腹有点儿坠胀，但不痛，也没流血流液。在省妇幼做了好多检查，结果不是很好，就想来你们这综合性大医院住院。"

家属随即拿出一摞检查单。

值班医生接过来，一一查看，心电图提示：窦性心动过速，完全性左束支传导阻滞。心脏彩超提示：先天性心脏病，动脉导管未关闭(管型，左向右分流)，左心房增大，主动脉收缩期血流速度增快，心包少量积液。动态心电图提示:①窦性心律,窦房结内游走心律;②间歇性完全性左束支传导阻滞,偶发房早 3 个/全程,偶发室早 1 个/全程,可见部分导联 ST 段改变。值班医生遂以"妊娠合并先天性心脏病,孕 38^{+5} 周,G2P0,头位"收住院。

2021 年 9 月 20 日　15:35

孕妇及家属已在病房安顿下来,医生与护士一同采集病人健康史及健康评估。

问:"您多大年龄月经初潮?月经规律吗?月经周期多少天?经期持续几天?月经量怎么样?有痛经吗?末次月经是什么时间?"

答:"10 岁初潮,月经规律,月经周期 28～30 天,经期持续 7 天,月经量第 1 天较多,无痛经,末次月经 2020-12-23。"

问:"多大年龄结婚?生育了几个?"

答:"26 岁结婚,算这次怀孕 2 次,第一怀孕做了人流。"

问:"本次怀孕规律产检了没有?有异常吗?"

答:"在省妇幼不定期做过几次产检,孕 30 周时查铁蛋白偏低,医生让口服铁剂,现在还在服用。孕 31 周因'先兆早产'在省妇幼进行过地塞米松、硫酸镁保胎治疗。"

问:"本次怀孕期间有没有头晕、眼花、胸闷、水肿等情况?"

答:"之前都还好,无头晕眼花等不适,偶有心慌、胸闷、心悸,休息后可缓解。怀孕晚期出现过双下肢水肿,休息后也可缓解。"

问:"本次怀孕期间精神、饮食、睡眠、大小便等都正常吗?"

答:"都蛮正常的,就是体力稍微有些下降。"

问:"平时身体怎么样,有没有高血压、糖尿病、心脏病等慢性疾病?"

答:"没啥慢性病,就是今天心慌胸闷后检查发现有先天性心脏病。"

问:"以前除了人流做过其他手术没有?有没有什么食物、药物过敏等?"

答:"没有做过其他手术,也没有食物、药物过敏。"

随后医护又对其进行了体格检查。

体温 36.9 ℃,脉搏 112 次/分,呼吸 20 次/分,血压 125/82 mmHg,神志清楚,头颅五官未见畸形,颈软,浅表淋巴结未及明显肿大。双肺呼吸音清,未闻及干湿啰音。心率:112 次/分,律齐;各瓣膜区听诊未闻及明显异常。腹隆,宫高 28 cm,腹围 103 cm,胎心音 155 次/分,未触及宫缩,未见阴道流血流液。生理反射存在,病理反射未引出,双下肢无水肿。

诊断明确,为"妊娠合并先天性心脏病",予以心电监护,完善血常规、凝血功能、肝肾功能、脑钠肽、肌钙蛋白检查,行胎儿监护及胎儿超声检查。

【思维启示】

病人首次入院,需完成全面的首次入院评估,完善必要的检查,根据病情变化适时终止妊娠,同时病人及家属可能对疾病有不确定性和对胎儿安危充满恐惧及焦虑,倾听病人心声,缓解病人焦虑很重要。学生需思考以下问题。

(1)如何鉴别妊娠期正常的心血管系统生理变化和妊娠合并心脏病?

(2)该类病人入院时,应完善哪些护理评估?

(3)该病人目前心功能是几级?

(4)该病人目前存在的最主要护理问题是什么?应采取哪些护理措施?

【问题解析】

1. 如何鉴别妊娠期正常的心血管系统生理变化和妊娠合并心脏病?

妊娠本是一个特殊的生理时期,是一种自然的应激反应,在此过程中母体各系统会发生一系列适应性的解剖和生理变化以满足胎儿生长发育和分娩需要。其中,心血管系统血流动力学改变会使孕期和产后正常的症状及体征与心脏病的临床表现有所重叠,特别是心律不齐、心脏杂音、气短、下肢水肿等需正确区分是正常妊娠还是妊娠合并心脏病(表 4-1)。

表 4-1 正常妊娠生理性变化与异常心血管系统表现

	正常	异常
心率	妊娠晚期心率每分钟增加 10~15 次	心电图显示严重心律失常,如房扑、房颤、房室传导阻滞等
心脏杂音	心尖区及肺动脉区可闻及柔和的吹风样收缩期杂音	舒张期奔马律、粗糙的全收缩期 3 级以上杂音
呼吸困难	妊娠晚期活动后心悸、气短,休息即可缓解	经常性夜间端坐呼吸、静息性呼吸困难
水肿	多为久坐久站后下肢水肿,抬高下肢后水肿可消退	水肿不易恢复,且水肿多为全身性的,伴颈静脉怒张
心脏检查	妊娠晚期,心脏向左向上轻度扩大	心脏显著扩大,尤其是个别心腔扩大

其他妊娠期正常心血管系统变化:①妊娠晚期相较妊娠早期心脏容量增加约 10%。②妊娠晚期,由于外周血管扩张、血液稀释及胎盘形成的动静脉短路导致舒张压轻度下降,因而会出现脉压差略增大。③孕妇长时间仰卧会使下腔静脉受子宫长时间压迫,进而导致回心血量减少,心排血量降低而出现仰卧位低血压综合征。

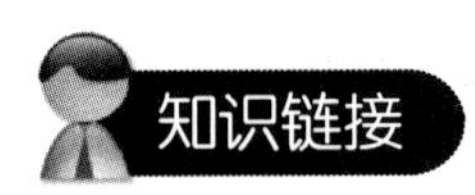

妊娠合并心脏病分类

妊娠合并心脏病可分为结构异常性心脏病、功能异常性心脏病以及妊娠期特有心脏病。

(1)结构异常性心脏病 包括先天性心脏病、瓣膜性心脏病及心肌病。先天性心脏病轻者无任何症状,重者主要表现为低氧或心功能下降。通常心电图结合超声心动图可诊断。瓣膜性心脏病中最常见的是风湿性心脏病,检查中会发现心音改变,结合超声心动图示瓣膜形态异常进行诊断。心肌病主要分为扩张型和肥厚型两种,常伴有心律失常的临床表现,可通过心肌酶、心电图和超声心动图进行综合诊断。

(2)功能异常性心脏病 包括各种无血管结构异常的心律失常。快速型心律失常是临床常见的心脏病。缓慢型以窦性心动过缓、房室传导阻滞等心率减慢为特征。主要依据临床表现、心电图或 24 小时动态心电图进行诊断。

(3)妊娠期特有心脏病 孕前无心脏病病史,怀孕后新发的心脏病,主要有妊娠期高血压性心脏病和围产期心肌病。前者为妊娠期高血压疾病发展至严重阶段的并发症。后者是妊娠晚期或产后 6 个月内首次发生的扩张型心肌病。

2. 该类病人入院时,应完善哪些护理评估?

由场景一的介绍可以发现该类病人入院后,需收集其详细的健康史、评估其身体状况及心理社会状况,并完善必要的辅助检查(图 4-1)。

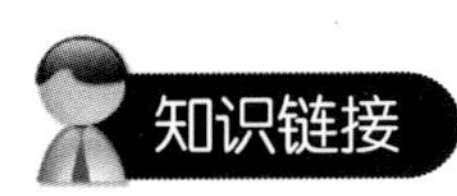

与心脏病密切相关的血生化检测

美国妇产科医师学会发布的《妊娠合并心脏病临床实践指南(2019 版)》中推荐,对于已知心脏病的孕妇,测定孕期基线脑钠肽(BNP)水平有一定意义。同时推荐所有具有胸痛症状的孕产妇都应监测心肌肌钙蛋白。

1. 脑钠肽 心力衰竭病人无论有无症状,血浆脑钠肽水平都会明显升高,并且随心力衰竭严重程度呈

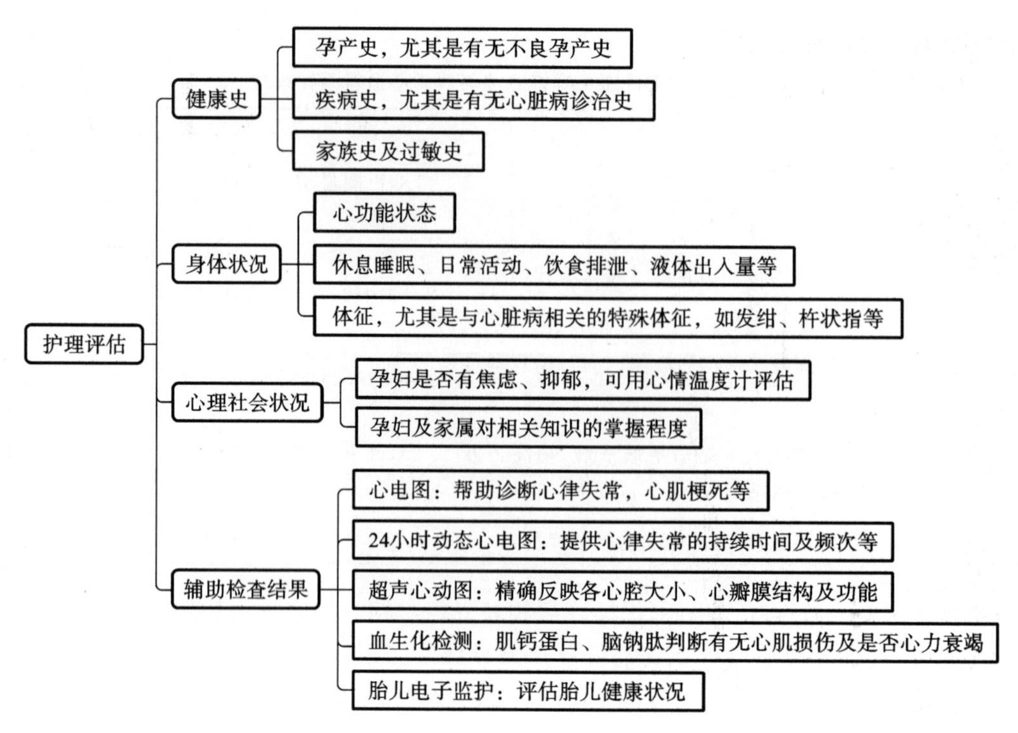

图 4-1　妊娠合并心脏病孕妇入院护理评估要点思维导图

一定比例增高。脑钠肽水平升高对预测衰竭的阴性预测值为 95%。明确心脏病孕妇基线脑钠肽水平，中孕期开始升高的脑钠肽水平对不良血管事件有预测作用。同时，临床上将治疗后脑钠肽水平较治疗前基线水平下降幅度达到 30%以上作为治疗有效的标准。

2. 心肌肌钙蛋白　心肌肌钙蛋白 I、心肌肌钙蛋白 T 存在于心肌细胞的胞质中，当心肌缺血损伤时可释放入血，是心肌损伤特异和敏感性的生物标记物。如果心肌肌钙蛋白水平升高，结合心电图结果可确诊为急性心肌梗死。此外，肌钙蛋白升高还可见于心肌炎、心脏功能不全者。

心情温度计

心情温度计又称为简式健康表(brief symptom rating scale，BSRS-5)，是作为协助个人了解心理困扰程度的量表，不作为诊断疾病之用。

使用方法：询问病人最近一周中，以下条目对其困扰或使其感到苦恼的程度。

	完全没有	偶尔出现 但不影响生活	经常出现 但可以忍受	经常出现 想找人帮忙	已经无法忍受
睡眠困难，譬如难以入睡、易醒或早醒	0	1	2	3	4
感觉紧张不安	0	1	2	3	4
觉得容易苦恼和发脾气	0	1	2	3	4
觉得没有别人过得好	0	1	2	3	4
感觉忧郁，情绪不好	0	1	2	3	4

得分说明：总分 0～5 分，表示身心适应状况良好。总分 6～9 分，表示轻度情绪困扰，建议给予精神支持。总分 10～14 分，表示中度情绪困扰，建议转介精神科治疗或接受专业咨询。总分>15 分，表示重度情绪困扰，建议转介精神科治疗或接受专业咨询。

3. 该病人目前心功能是几级?

心功能分级是协助判断孕妇是否能继续耐受妊娠的一项重要评估。美国心脏协会经过多次修订最终主张采用主、客观两种方案并行的方法进行分级。前者反映病人的主观功能容量,该方法简便易行,它根据病人生活能力状况将心功能分为四级。

Ⅰ 级:心脏功能具有完全代偿能力,一般体力活动不受限制。

Ⅱ 级:心脏代偿能力已开始减退,一般体力活动轻度受限,活动后心悸,轻度气短,休息时无症状。

Ⅲ 级:心脏代偿能力已减退,一般体力活动明显受限,休息时无不适,轻微日常活动即感不适。或既往有心力衰竭史,不管目前是否有症状,均为 Ⅲ 级。

Ⅳ 级:心脏失代偿,一般体力活动严重受限,休息时有心悸、呼吸困难等心力衰竭表现。

后者是根据客观检查得出的结论。它利用心电图、超声心动图、X 线等将心脏病严重程度分为 A、B、C、D 四级。

A 级:无心血管客观证据。

B 级:客观检查表明属于轻度心血管病者。

C 级:客观检查表明属于中度心血管病者。

D 级:客观检查表明属于重度心血管病者。

其中轻、中、重由医生根据检查进行判断。

根据案例描述,该孕妇目前心功能为ⅡB 级。

4. 该病人目前存在的最主要护理问题有什么? 应采取哪些护理措施?

该病人目前最主要的护理问题如下。

(1)活动无耐力　与心排血量下降有关。

(2)焦虑　与担心胎儿健康及自身安危有关。

该病人应采取的护理措施如下。

(1)休息与活动　①保证每日休息大于 10 小时,休息时以左侧卧位为宜,避免劳累、情绪激动。②有心力衰竭、呼吸困难者,取半卧位,必要时氧气吸入。③卧床期间注意活动下肢,预防静脉血栓栓塞症(VTE)。

(2)饮食护理　①给予高热量、高蛋白质、高维生素、低盐、低脂肪,以及含钙、铁等矿物质丰富的食物。②少量多餐,多食水果及蔬菜。③限制食盐的摄入量,每天不超过 5 g,继续预防性使用铁剂防止贫血。④限制营养过度而导致体重过度增长,建议根据孕期体质指数(BMI)制订体重增长计划。

(3)病情监测　①定期监测血压,观察下肢有无水肿及体重增加。②保持液体出入量平衡,必要时监测尿量。③观察并及时发现与感染有关的征象,遵医嘱合理使用有效的抗生素,及时控制感染。

(4)心理护理　向孕妇及家属解释有关病情及预防心力衰竭的有效措施,减轻孕妇及家属的焦虑及恐惧心理,安全度过妊娠期。

(5)健康指导　通过各种途径宣传妊娠合并心脏病的有关知识,如:妊娠与心脏病的相互影响;心力衰竭的预防和急救。指导孕妇及家属掌握自我监护技巧,如每天测定心率、呼吸、体重、胎动次数,记录液体出入量。

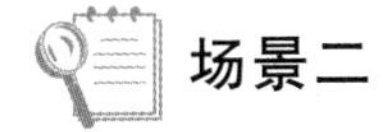

场景二

9 月 21 日教授晨间查房,管床医生汇报病例:病人入院后无明显心慌、胸闷、气短等不适,无腹痛,无阴道流血流液等,自觉胎动如常。入院后,二维胎儿超声检查显示,未达胎儿生长受限的诊断标准。脑钠肽及心肌肌钙蛋白 I 正常,心电图提示窦性心动过速及完全性左束支阻滞,无应激试验(NST)为反应型,目前未临产。教授嘱暂时待产观察,指导病人自计胎动,密切观察胎心音、胎动及产兆情况。

9 月 23 日 02:00 左右病人自诉出现下腹阵发性胀痛,伴阴道少量深褐色分泌物,无阴道流水。体格检查:生命体征平稳,心肺听诊未闻及异常杂音,可触及不规则宫缩,3～6 分钟一次。04:10 行阴道检查:宫颈管消失 80%,宫口未开,S-2。05:20 再次行阴道检查:宫颈管消失 80%,宫口可容一指,S-2。胎心监护:Ⅱ类胎监,可探及弱宫缩。将病人目前情况汇报给二线值班医生,医生告知孕妇及家属不同分娩方式的利弊和风险，孕妇及家属一致要求剖宫产。

遂于9月23日07:35剖宫产分娩一活女婴，出生后Apgar 1分钟、5分钟评分分别为8分和9分，宫体注射缩宫素10 U，静脉快速滴注缩宫素20 U，胎盘胎膜娩出完整。术中输液1000 mL，出血200 mL，尿管通畅，尿色清，尿量200 mL。术后送回病房，遵医嘱给予抗炎、支持、促进子宫复旧处理，腹部加压沙袋24小时。

【思维启示】

妊娠合并心脏病的病人容易并发心力衰竭，如何预处理降低心力衰竭的发生率，如何及早识别并迅速处理心力衰竭对保障母婴安全至关重要。学生需思考以下问题。

(1)妊娠合并心脏病病人容易在哪些时期发生心力衰竭？其病理生理机制是什么？

(2)急性心力衰竭有何征象？发生时应该如何处理？

(3)对已确诊为妊娠合并心脏病的病人，分娩期护理要点是什么？

【问题解析】

1. 妊娠合并心脏病病人容易在哪些时期发生心力衰竭？其病理生理机制是什么？

妊娠32～34周、分娩期和产褥期前3日是孕产妇心脏负担较重时期，也是最易发生心力衰竭的时期。

(1)妊娠32～34周　总循环血容量在妊娠32～34周达高峰，使心脏负荷加重；同时由于心脏妊娠期生理性向上、向左前发生移位，导致心脏大血管轻度扭曲，进一步加重心脏负荷。

(2)分娩期　首先，每次宫缩时，有250～500 mL液体进入体循环，增加了全身血容量，同时，每次宫缩时心排血量约增加24%；其次，第二产程产妇屏气用力可使肺循环压力增加；此外，胎儿娩出后，腹腔内压力骤减，大量血液向内脏灌注；最后胎盘娩出后，胎盘循环停止，回心血量骤增，一系列变化使得分娩期成为心脏负荷最重的时期。

(3)产褥期前3日　一方面子宫收缩使部分血液进入体循环；另一方面，组织间隙潴留的体液也开始回流，导致心脏负荷较重；第三，妊娠期心血管系统的生理性改变尚未恢复至孕前，且产后的分娩疲劳、新生儿喂养等均会造成心脏负担。

2. 急性心力衰竭有何征象？发生时应该如何处理？

急性心力衰竭以急性肺水肿为主要表现的急性左心衰竭最多见。早期左心衰竭的临床表现：①轻微活动后即出现胸闷气短、心悸；②静息状态下，心动过速（110次/分以上）、呼吸过快（20次/分以上）；③夜间常因胸闷需端坐呼吸或需到窗口呼吸新鲜空气；④肺底出现少量持续湿啰音，咳嗽后不消失。若发现急性心力衰竭则按图4-2所示的应急流程处理。

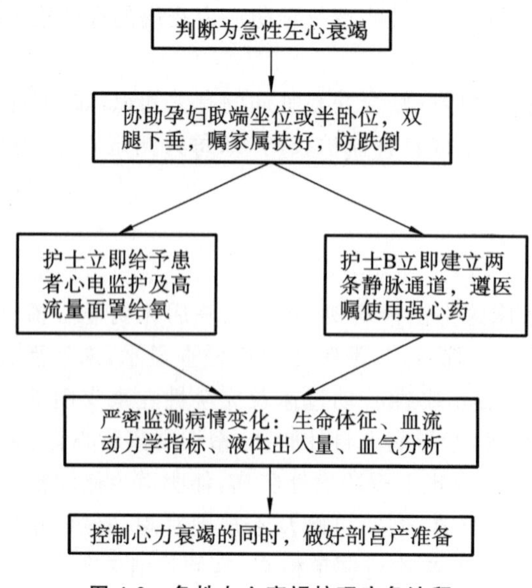

图4-2　急性左心衰竭护理应急流程

3. 对已确诊为妊娠合并心脏病的病人，分娩期护理要点是什么？

分娩方式的选择，心功能Ⅰ～Ⅱ级、胎儿不大、胎位正常、宫颈条件良好者可在严密监护下经阴道试产。其他情况者不宜阴道分娩，需在产科、心内科和麻醉科多学科综合评估后择期手术。对可经阴道分娩的孕妇产程护理要点如下(图 4-3)。

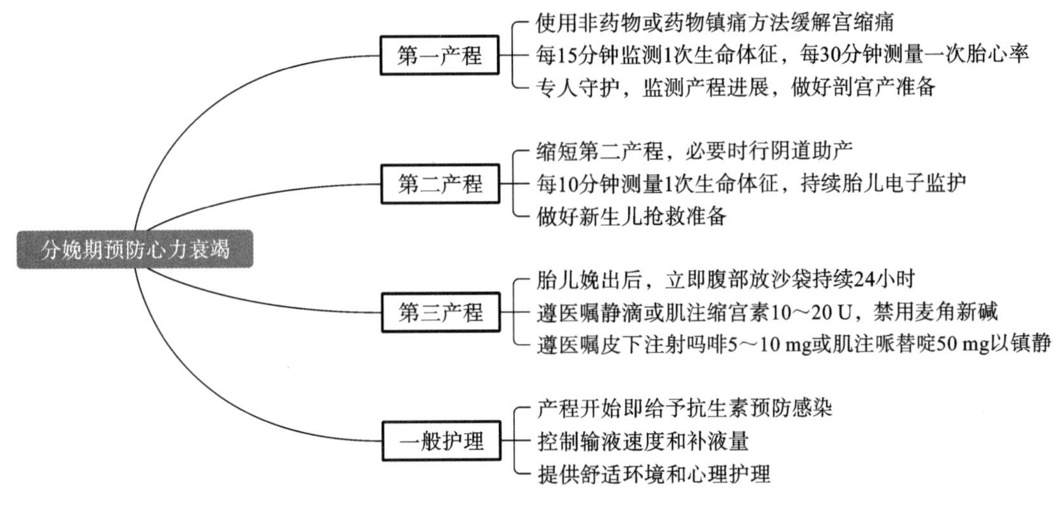

图 4-3　分娩期预防心力衰竭护理要点的思维导图

1)第一产程

(1)宫缩时，指导产妇做深呼吸或腹部按摩；对宫缩痛反应较强者，按医嘱使用镇静剂(可给予地西泮，慎用对呼吸有抑制的哌替啶)或止痛剂。

(2)严密观察产妇心率、呼吸、血压及胎儿宫内情况，每 15 分钟测量 1 次生命体征，每 30 分钟测量 1 次胎心率。

(3)专人守护，密切观察胎儿情况及产程进展，若宫缩乏力，产程停滞或心功能不全者应立即报告医生做好剖宫产准备。

2)第二产程

(1)宫口开全后应尽量缩短第二产程，必要时行阴道助产术(产钳术或胎头吸引术)，避免产妇屏气用力。

(2)每 10 分钟测量 1 次生命体征，使用持续胎儿电子监护仪监测胎儿安危。一旦发现心力衰竭征象，应取半卧位，高浓度面罩吸氧，并遵医嘱给予去乙酰毛花苷 0.4 mg 加入 25%葡萄糖注射液 20 mL 内缓慢静脉注射，必要时 4～6 小时重复给药 1 次。

(3)做好新生儿抢救的准备工作。

3)第三产程

(1)胎儿娩出后，立即腹部放置 1～2 kg 沙袋，持续压迫 24 小时，以防腹压骤降而诱发心力衰竭。

(2)产后子宫收缩不良者，应按摩子宫，同时静脉滴注或肌内注射缩宫素 10～20 U，禁用麦角新碱类药物，防止静脉压升高。

(3)遵医嘱立即皮下注射吗啡 5～10 mg，或肌内注射哌替啶 50 mg，以镇静、减慢心率。

(4)在产房观察 4 小时待病情稳定后送回病房。

4)一般护理

(1)产程开始后即应给予抗生素预防感染。

(2)使用输液泵控制输液滴速和补液量，每分钟不超过 40 滴。

(3)提供安静舒适无刺激性的分娩环境，给予产妇身心全方位服务，给予产妇及家属信息及心理支持，获取配合。

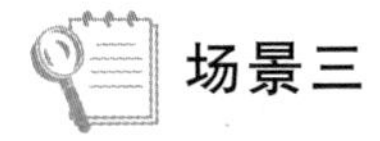

场景三

产后病人生命体征平稳，腹软，切口敷料干燥，无红肿，宫体质硬，宫底回落正常，恶露少，色暗，无异味，新生儿一般情况可。术后第一日遵医嘱拔尿管后病人可在家属搀扶下缓慢行走，已进半流质饮食。术后第二日亦无不适，遵医嘱停用缩宫素，继续进行抗感染治疗，并增加下床活动时间。术后第三日，病人一般情况尚可，生命体征平稳，腹软，腹部切口Ⅱ/甲愈合，子宫复旧好，双侧乳房乳汁分泌少，无硬结。教授指示，明日出院。

2021 年 9 月 27 日上午责任护士指导家属办理出院手续，再次向产妇及其婆婆交代产褥期护理要点，并发放产褥期相关教育手册。同时再三嘱咐一家人若打算再次妊娠的注意事宜。

【思维启示】

该病人本次顺利生产，平安出院，这离不开医护人员的专业照护。对于该类孕产妇，妊娠前准备，产前检查，产后观察等知识对其尤为重要。

学生需思考以下问题。

(1)妊娠合并心脏病产妇，产褥期护理要点是什么？

(2)像张女士这类有心脏病史的妇女，妊娠前应做哪些准备？

(3)张女士若再次妊娠就属于高危妊娠妇女，对于高危妊娠妇女应该如何进行管理？

【答案解析】

1. 妊娠合并心脏病产妇，产褥期护理要点是什么？

(1)活动与休息　保证充足睡眠和休息，必要时遵医嘱给予小剂量口服镇静剂。产后 24 小时内绝对卧床休息，病情轻者，产后 24 小时后根据病人的心功能情况，适当下床活动。

(2)饮食护理　给予清淡饮食，多食蔬菜和水果，保持大便通畅，必要时使用缓泻剂。

(3)病情监测　①产后 3 天内密切观察产妇生命体征、主诉及心功能变化情况，防止心力衰竭的发生。②观察伤口愈合情况及恶露的量和性状。③定期监测氧饱和度、动脉血气、电解质情况。

(4)预防产后出血及感染　①继续使用缩宫素 10～20 U 静滴或肌注。②继续遵医嘱使用抗生素。

(5)母乳喂养　心功能 Ⅰ～Ⅱ 级的产妇可以哺乳，但应避免劳累，心功能Ⅲ级或以上者不宜哺乳，应及时退乳，同时指导家属进行人工喂养。长期使用法华林者建议人工喂养。

(6)健康指导　①不宜再妊娠者需做绝育手术，心功能良好者应于产后 1 周手术；如有心力衰竭，待心力衰竭控制后行绝育手术。②未行绝育术者要严格避孕，避免非意愿妊娠。③指导产妇及家属积极治疗原发性心脏病(图 4-4)。

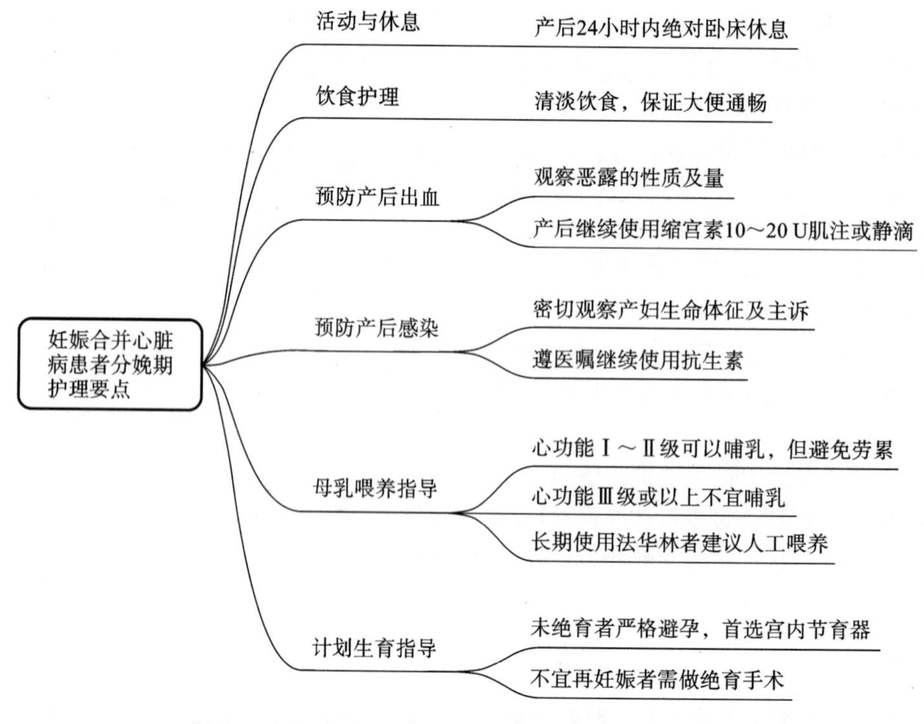

图 4-4　妊娠合并心脏病病人分娩期护理要点思维导图

2. 像张女士这类有心脏病史的妇女，妊娠前应做哪些准备？

对于有心脏病史的育龄妇女，一定要进行孕前咨询，根据心脏病类型、心功能程度等确定是否能妊娠。允许妊娠者，应从孕早期开始进行规范化、系统化的产前检查，及早防治妊娠期合并症及并发症，评估孕妇及胎儿安危，确定分娩时机及方式，保障母婴安全。

（1）孕前咨询　由心血管内科及产科医生共同根据病人的心脏病类型、严重程度、是否需手术矫治等综合判断妊娠风险及妊娠耐受力（图 4-5）。

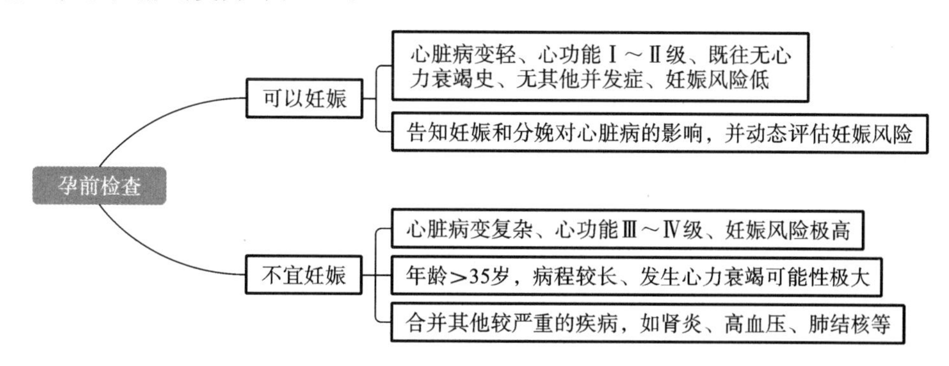

图 4-5　妊娠合并心脏病病人能否妊娠的条件

（2）产前检查　自妊娠早期就开始进行定期、规范的产前检查，最好去二级及以上医院。妊娠风险高者，产检次数应高于正常妊娠产检频率。产检内容除常规项目外，还应重视心功能评估及心肺听诊，酌情定期复查心肌肌钙蛋白、脑钠肽水平、心电图、心脏超声等。

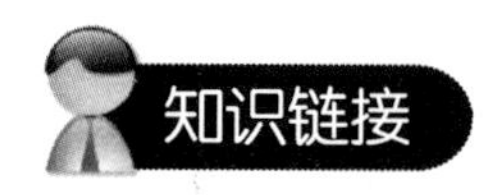

妊娠心脏病风险分级

修订版世界卫生组织（WHO）妊娠心脏病风险分级是目前得到最广泛接受和验证的模型。该模型根据孕妇的病史、心功能分级、氧饱和度、超声心电图结果及心律失常等指标将妊娠期心血管疾病分为 4 个风险类别，即低危、中危、高危和“不宜妊娠”，分别对应妊娠风险分级的Ⅰ、Ⅱ、Ⅲ和Ⅳ级。Ⅰ～Ⅱ级者可在当地医院分娩，妊娠期至少每 3 个月随访 1 次。同时Ⅰ级者孕期应进行 1～2 次心脏专科随访，Ⅱ级者在孕早、中、晚期各进行 1 次心脏专科随访。Ⅱ～Ⅲ级者应前往中心医院分娩，妊娠期至少每 2 个月随访一次。Ⅲ级及以上孕妇应每 1～2 个月进行 1 次心脏专科随访和妊娠随访，由妊娠合并心脏病多学科管理团队评估后，转诊至对应级别医院进行孕期保健管理和分娩。Ⅳ级为妊娠禁忌。

3. 张女士若再次妊娠就属于高危妊娠妇女，对于高危妊娠妇女应该如何进行管理？

高危妊娠是指孕妇和（或）胎儿在妊娠或分娩期间危及其健康的风险高于正常妊娠，范畴广泛，包括所有病理产科。可根据孕妇妊娠风险评估进行分级管理。

（1）确认怀孕后立即到妇幼保健院或综合性医院进行健康档案建立。

（2）健康状况发生变化时，应重新进行风险评估，同时加强分类管理、全程管理和动态监测。

（3）重视产科与心内科或心外科医生的联合管理。

（4）心功能Ⅰ～Ⅱ级者，应于预产期前 1～2 周入院待产，心功能Ⅲ级或以上者，应立即住院治疗，保证母婴安全。

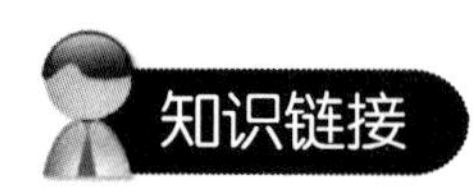

五 色 管 理

五色管理是根据孕产妇妊娠风险评估表进行评估分级后分为“绿色、黄色、橙色、红色和紫色”五种颜色进行分级标识，以便医生将高风险孕妇转入专家或高危门诊。在孕妇第一次产检时，会建立专属的《孕产妇保健手册》，接诊医生会将评估结果对应的颜色标注在手册上。

“绿色”为低风险，未发现并发症和合并症。按《孕产期保健工作规范》及相关诊疗指南进行常规保健服务即可。

“黄色”为一般风险，存在高风险因素，或合并症、并发症病情稳定且症状轻微。建议由二级及以上医疗机构进行孕产期保健服务，有异常时及时送往三级医院。

“橙色”为较高风险，如孕妇年龄≥40 岁或 BMI≥28 kg/m^2，或有较严重的妊娠并发症或合并症。应在县级及以上危重孕产妇救治中心进行孕产期保健服务，有条件者应直接到三级医院住院分娩。

“红色”为高风险，孕妇有严重的并发症和合并症，随时危及母婴安危。建议尽快到三级医院评估以明确能否继续妊娠。能继续妊娠者应与上级危重孕产妇救治中心共同制订个性化管理方案、诊疗方案和应急预案。

“紫色”为有传染性疾病，应按传染病防治管理规定，转至指定医疗机构进行孕期保健及分娩。

四、主要参考文献

[1] 安力彬，陆虹. 妇产科护理学[M]. 7 版. 北京：人民卫生出版社，2022.

[2] 谢幸，孔北华，段涛. 妇产科学[M]. 9 版. 北京：人民卫生出版社，2018.

[3] 李政，陈倩. 美国妇产科医师学会“妊娠合并心脏病临床实践指南(2019 版)”解读[J]. 中华围产医学杂志，2021，24(2)：135-140.

[4] 中华医学会妇产科学分会产科学组. 妊娠合并心脏病的诊治专家共识(2016)[J]. 中华妇产科杂志，2016，51(6)：401-409.

[5] 中华医学会妇产科学分会产科学组. 孕前和孕期保健指南(2018)[J]. 中华妇产科杂志，2018，53(1)：7-13.

（王冰花）

案例 5 凶险性前置胎盘的护理实践

一、案例简介

孕妇王女士，35 岁，G4P1，因“孕 33^{+5}周，反复阴道出血 1 个多月”入院。

王女士既往有 1 次剖宫产史，2 次人流史，本次妊娠为自然受孕。孕期外院产检，孕 4 个多月后行 B 超检查提示“胎盘下缘覆盖宫颈内口”，后定期孕检。孕 5 个多月因“阴道流血”于我院保胎治疗，给予硫酸镁抑制宫缩、抗生素预防感染等治疗后，症状好转出院。近 1 个月孕妇诉阴道反复流血，自觉头晕乏力，2021 年 10 月 20 日来我院门诊就诊，门诊以“孕 33^{+5}周，瘢痕子宫，中央型前置胎盘”收入院。入院后遵医嘱予以地塞米松促胎肺成熟、硫酸镁抑制宫缩、抗生素预防感染、输注红细胞 2 U 改善贫血等治疗。2021 年 11 月 1 日 07：30 孕妇阴道出血量增加，自觉下腹部剖宫产瘢痕处疼痛，遂在全麻下行双侧髂内动脉球囊预置术＋子宫下段横切口剖宫产术＋手剥胎盘术＋双侧子宫动脉上行支结扎术＋子宫下段缩窄缝合术，于 10：30 分娩一活女婴，出生后 Apgar 1 分钟、5 分钟评分分别为 8 分和 9 分。2021 年 11 月 6 日，产妇生命体征平稳，双乳软，通畅，腹软，子宫复旧好，宫底脐下 3 指，恶露量少，无异味，病人未诉不适，新生儿一般情况尚可，予以出院。

二、案例说明书

【教学目标】

该案例呈现了凶险性前置胎盘的疾病发生、发展及处置过程和相关护理措施与健康指导，通过该案例的学习，学生应达到如下学习目标。

（1）熟悉前置胎盘定义、病因及分类。

（2）熟悉前置胎盘的临床表现及鉴别诊断。

（3）掌握凶险性前置胎盘的处理原则及护理要点。

（4）掌握凶险性前置胎盘的风险管理与大出血处理。

（5）根据病人病情，能正确提出护理诊断，给予全面的护理措施。

【教学思路】

本案例是一例典型的凶险性前置胎盘。通过回顾该病例的现病史，帮助学生进一步巩固该疾病的定义、分类及病因。通过分析病人的临床表现，引导学生思考前置胎盘与其他妊娠晚期出血疾病的鉴别要点。通过住院治疗过程的再现，讨论凶险性前置胎盘的处理原则、风险管理、协助护理要点。同时针对个案分析，引发学生对该类孕产妇进行相应的健康指导。

【关键要点】

正常妊娠时胎盘附着于子宫体部的前壁、后壁或者侧壁。妊娠 28 周后，若胎盘附着于子宫下段、下缘达到或覆盖宫颈内口，位置低于胎先露，称为前置胎盘。而凶险性前置胎盘是指既往有剖宫产史，此次妊娠为前置胎盘，且胎盘附着于原子宫切口瘢痕处。

研究表明，不孕治疗史、剖宫产史以及孕妇年龄的增加均是前置胎盘的独立危险因素。由于剖宫产术后子宫内膜受损，蜕膜形成不良，切口处瘢痕愈合不良，绒毛及胎盘容易侵入肌层甚至浆膜层，形成前置胎盘及胎盘植入。随着现代产科剖宫产率的上升，凶险性前置胎盘中胎盘植入发生率高达 20%～40%，且其发生率随剖宫产次数的增加而增加。一次剖宫产后发生前置胎盘伴植入的发生率为 10%，而 2 次及以上剖宫产后其发生率则高达 59.2%。凶险性前置胎盘易发生胎盘粘连、植入，进而导致致命性大出血的风险增高，常并发休克和弥散性血管内凝血等严重并发症。因此，密切的病情观察、积极的临床处置、多方位的护理管理对于凶险性前置胎盘的预后及康复尤为重要。

【建议学习资源】

[1] 安力彬，陆虹. 妇产科护理学[M]. 7 版. 北京：人民卫生出版社，2022.

[2] 谢幸，孔北华，段涛. 妇产科学[M]. 9 版. 北京：人民卫生出版社，2018.

三、案例正文

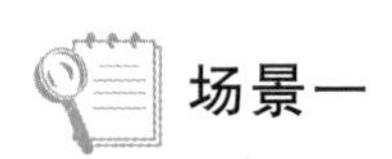

场景一

2021 年 10 月 20 日 08:30

医生：“您现在孕多少周？是自然受孕吗？之前有没有生育过？”

孕妇：“我现在是 33^{+5} 周，是自然受孕。我一共怀孕了 4 次，2015 年、2016 年人工流产了两次，2017 年，剖宫产生了一个男孩。”

医生：“这次是什么原因来医院就诊的呢？”

孕妇：“我怀孕 4 个多月的时候，B 超检查显示我胎盘位置很低，在宫颈口附近。5 个月的时候，阴道有一点出血，就来你们医院保胎了一个多星期。出院后，我定期产检复查，在别家医院做了 B 超，查了血常规，结果不是特别好，最近一个月来又有少量阴道出血，反反复复，而且感觉头晕，没有力气，但宝宝还没满 37 周，我还不想生，想来你们医院住院治疗。”

孕妇将既往检查结果递给医生。医生查看。

超声检查：单活胎，头位，I^{+} 级胎盘，中央型前置胎盘。

实验室检查：血红蛋白 92 g/L，红细胞 3.2×10^{12}/L，血小板 266×10^{9}/L，中性粒细胞 5.13×10^{9}/L。

值班医生查体：病人神志清楚，头颅五官未见畸形，颈软，浅表淋巴结未及明显肿大。双肺呼吸音清，未闻及干湿啰音。测量宫高 35 cm，腹围 100 cm，胎心率 148 次/分，规则。未触及宫缩，未行内诊。骨盆外测量：髂棘间径 23 cm，髂嵴间径 27 cm，骶耻外径 19 cm，坐骨结节间径 9 cm。

随后，医生以“孕 33^{+5} 周，凶险性前置胎盘”将孕妇收入院。住院部护士对孕妇进行入院评估，并收集相关信息。

护士：“我现在需要了解您的个人信息和疾病信息，请您放心，所询问信息我们都将严格保密。首先，您能告知我您的基本信息吗，包括出生年月、文化程度、家庭住址、结婚年龄等。”

孕妇：“我今年 35 岁，26 岁结婚，高中文化，家住××市。”

护士：“您多少岁月经初潮？月经规律吗？月经周期多少天？经期持续几天？月经量怎么样？有痛经吗？末次月经是什么时间？”

孕妇：“我 12 岁月经初潮，平常还算规律，28 天 1 次，每次持续 3～5 天。量正常，很少痛经。末次月经时间记得不是特别清楚，大概是 2021 年 2 月中旬。”

护士：“您这次怀孕期间精神、饮食、睡眠、大小便等都正常吗？体重有没有变化？”

孕妇：“最近一个月精神会差一点，觉得乏力，偶尔还头晕。可能是有点担心和紧张吧，所以睡眠不是特别好。怀孕前体重 50 kg，现在 57 kg。其他方面感觉都还可以。”

护士：“有没有高血压、糖尿病、心脏病等慢性疾病？”

孕妇：“没有您说的这些慢性疾病。”

护士：“以前做过什么手术没有？有没有对什么食物、药物过敏？”

孕妇：“做过两次人流手术，一次剖宫产手术。没有食物、药物过敏。”

护士为孕妇测量身高体重、生命体征，遵医嘱进一步完善血常规、凝血功能、肝肾功能、交叉配血试验，并行胎儿监护及胎儿超声检查。

体温 36.5 ℃，脉搏 100 次/分，呼吸 20 次/分，血压 109/78 mmHg，身高 160 cm，体重 57 kg，体质指数(BMI)22.26。

【思维启示】

该孕妇因反复阴道出血多次就诊，诊断明确，以“凶险性前置胎盘”收入院。临床表现较典型，根据回顾该病例现病史，同学们可思考、巩固以下内容。

(1)前置胎盘包含哪些类型？导致前置胎盘的病因有哪些？

(2)该孕妇为什么会被诊断为凶险性前置胎盘？

(3)前置胎盘的临床表现有哪些？如何与其他妊娠晚期出血的疾病相鉴别？

(4)该类孕妇入院时，还应完善哪些护理评估？

(5)该孕妇目前存在的最主要护理问题是什么？应采取哪些护理措施？

【问题解析】

1. 前置胎盘包含哪些类型？导致前置胎盘的病因有哪些？

1)类型　按胎盘边缘与宫颈内口的关系，前置胎盘可分为如下四种类型。

(1)完全性前置胎盘(complete placenta previa)：胎盘组织完全覆盖宫颈内口。

(2)部分性前置胎盘(partial placenta previa)：胎盘组织部分覆盖宫颈内口。

(3)边缘型前置胎盘(marginal placenta previa)：胎盘附着于子宫下段，下缘达到宫颈内口，但未超越。

(4)低置胎盘(low lying placenta)：胎盘附着于子宫下段，边缘距宫颈内口不足 2 cm。

由于胎盘下缘与宫颈内口的关系可因宫颈管消失，宫颈管扩张而发生改变，如临产前为完全性前置胎盘，临产后因宫口扩张而成为部分性前置胎盘。所以，前置胎盘的类型可因诊断时期不同而各异。临床上通常按处理前最后一次检查结果决定分类。

2)病因　导致前置胎盘的病因如下。

(1)子宫内膜病变与损伤：多次流产、刮宫、分娩、剖宫产、产褥感染等导致子宫内膜损伤或瘢痕，引起子宫内膜炎和内膜萎缩病变。

(2)胎盘异常：由于多胎妊娠或巨大儿而形成的大胎盘伸展至子宫下段或遮盖子宫颈内口；或有副胎

盘延伸至子宫下段。

(3)受精卵滋养层发育迟缓:当受精卵到达宫腔时,因滋养层发育迟缓尚未达到植入条件而继续下移植入子宫下段,在该处生长发育形成前置胎盘。

(4)宫腔形态异常:当子宫畸形或子宫肌瘤等原因使宫腔的形态改变致胎盘附着在子宫下段。

(5)其他高危因素:吸烟、吸毒者可引起胎盘血流减少,缺氧使胎盘代偿性增大,也可导致前置胎盘。

前置胎盘的B超成像

因B超检查具有经济、方便的特点,目前已成为临床中前置胎盘诊断的首要辅助检查方法。

1.超声扫查方法

可以选用经腹壁、经阴道和经会阴的方法观察宫颈内口与胎盘的关系。

(1)经腹超声扫查:简便安全,但需膀胱适度充盈,膀胱不够充盈宫颈显示不清,容易漏诊;过度充盈则子宫下段受压易误诊为宫颈导致假阳性。另外妊娠晚期胎儿先露部下降影响后壁宫颈的观察,常常漏诊。

(2)经阴道超声扫查:能清晰显示宫颈内口与胎盘的位置关系,准确率高。探头置于阴道外1/3扫查,尽量不要触到宫颈,有阴道出血时,需谨慎使用。

(3)经会阴超声扫查:探头置于会阴部扫查,适用于阴道大量出血者。因超声扫查深度有限,对低置胎盘和正常位置胎盘观察有限。

2.超声声像表现及分类

在中孕期(20周左右)超声检查发现的胎盘位置低,甚至超过宫颈内口,多数会发生胎盘迁移,至足月移至正常位置,因此不宜过早诊断前置胎盘,需定期观察。若无阴道出血症状,妊娠28周前一般不下诊断,可提示胎盘前置状态。需注意中央型前置胎盘可能合并胎盘植入。

边缘型前置胎盘是指胎盘下缘紧靠宫颈内口,但未覆盖宫颈内口,见图5-1(经腹扫查)。

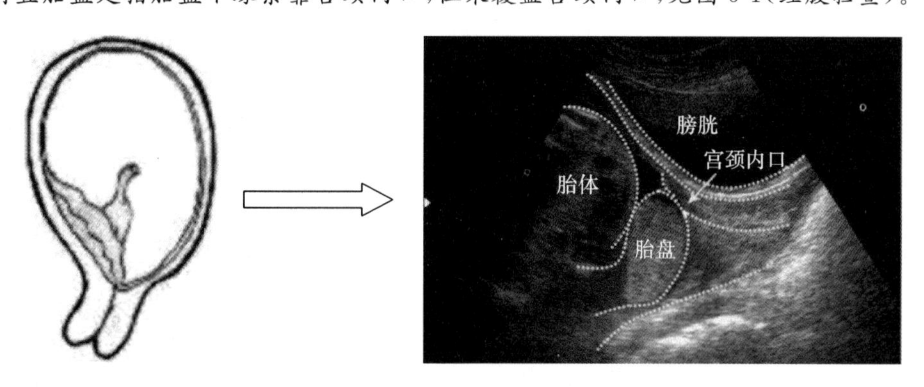

图5-1 边缘型前置胎盘

中央型前置胎盘是指胎盘实质部分完全覆盖子宫颈内口的胎盘,具体又分为以下三种类型。

(1)中央型前置胎盘(中央型):胎盘的中心部分覆盖子宫颈内口(图5-2)。

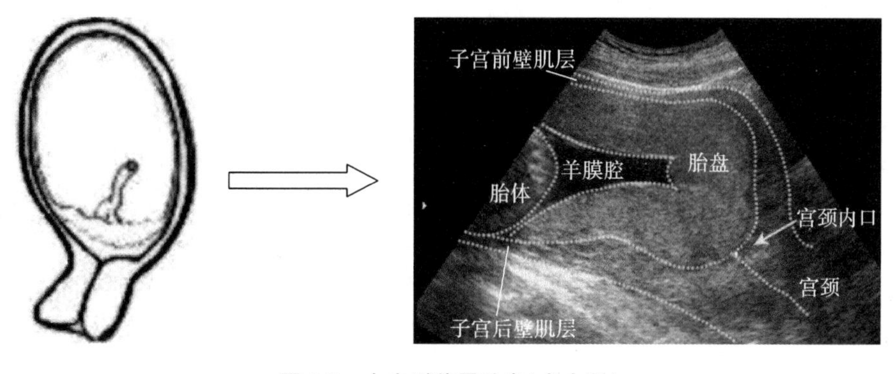

图5-2 中央型前置胎盘(中央型)

(2)中央型前置胎盘(前壁型):胎盘大部分附着于子宫前壁,下段小部分延伸至后壁,覆盖子宫颈内口(图 5-3)。

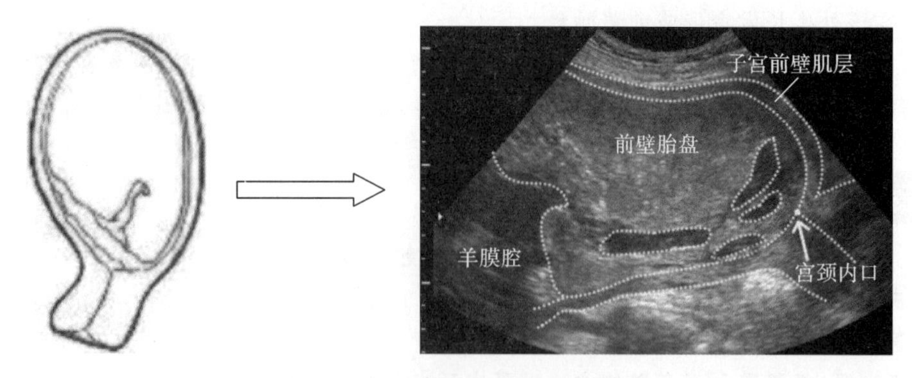

图 5-3 中央型前置胎盘(前壁型)

(3)中央型前置胎盘(后壁型):胎盘大部分附着于子宫后壁,下段小部分延伸至前壁,覆盖子宫颈内口(图 5-4)。

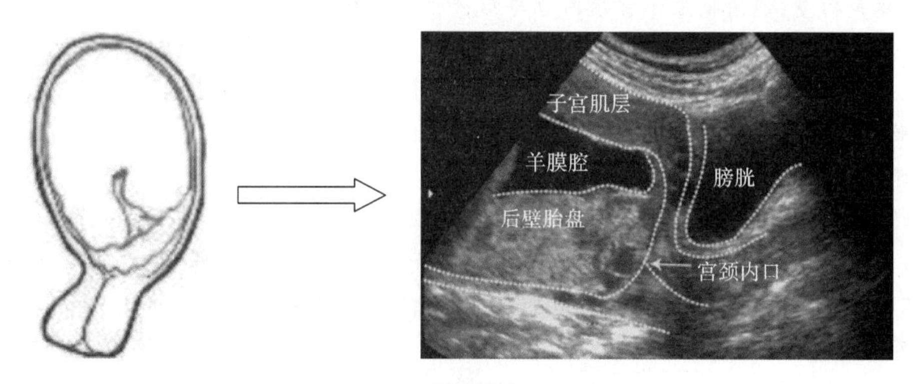

图 5-4 中央型前置胎盘(后壁型)

2. 该孕妇为什么会被诊断为凶险性前置胎盘?

凶险性前置胎盘(pernicious placenta previa)是前置胎盘中最为严重的一种,是指既往有剖宫产史,此次妊娠为前置胎盘,且胎盘附着于原子宫瘢痕部位、常伴有胎盘植入的前置胎盘。

(1)剖宫产或子宫肌瘤剔除等手术史:子宫肌层和内膜因手术损伤,子宫蜕膜血管形成不良,胎盘血供不足,为摄取足够营养,胎盘面积会相应扩大伸展至子宫下段切口瘢痕处,从而导致凶险性前置胎盘的发生。

(2)胎盘异常:临床上多见,如双胎妊娠,为了满足多个胎儿营养,胎盘会相对增大,更容易使胎盘附着于子宫瘢痕处。而子宫瘢痕处肌层和内膜受损,使子宫蜕膜发育不良,胎盘绒毛易种植于子宫肌层并不断生长,绒毛与子宫肌层粘连植入甚至穿至浆膜层,形成前置胎盘及胎盘植入。

该病人有过 2 次流产史及 1 次剖宫产史,这就为疾病埋下了隐患,且胎盘附着于原子宫瘢痕部位,因此,被诊断为凶险性前置胎盘。

为什么此类前置胎盘会被冠以"凶险性"三字?

前置胎盘附着于剖宫产切口部位可并发穿透性胎盘植入,严重者累及膀胱,剖宫产术中甚至需要切除部分膀胱,常发生难以控制的严重出血及并发症,因此学者将这类前置胎盘称为凶险性前置胎盘。

由于凶险性前置胎盘可在短时间内导致产科严重出血,手术难度大,剖宫产子宫切除概率以及其他手术并发症包括膀胱、输尿管损伤,输尿管瘘或肠管损伤等明显升高。同时由于大量反复输血造成的急性肺损伤、凝血功能异常等并发症显著增加了孕产妇死亡率。目前即使是在医疗条件完善的欧美国家，凶险性前置胎盘导致的孕产妇死亡率也高达7%，其平均失血量在2000 mL以上，超过90%的病人需要输血治疗，40%的病人输血量可达10 U以上。

3. 前置胎盘的临床表现有哪些？如何与其他妊娠晚期出血的疾病相鉴别？

典型症状是孕晚期或临时发生无诱因、无痛性反复性阴道出血。阴道流血发生时间、出血量及反复发生次数与前置胎盘的类型有关。大量出血时，病人可出现皮肤黏膜苍白、脉搏细弱、血压下降等失血性休克表现，可致胎儿宫内缺氧，严重时可致胎死宫内。由于子宫下段被胎盘占据，影响胎先露入盆，故胎先露高浮，耻骨联合上方可闻及胎盘杂音(表5-1)。

表5-1 妊娠晚期出血疾病的鉴别

	胎盘早剥	前置胎盘	先兆子宫破裂
病因	伴妊娠高血压疾病、外伤等	多次人流、分娩史	梗阻性分娩、剖宫产史
腹痛	突发剧烈腹痛	一般无腹痛	强烈宫缩、阵发性腹痛
出血	隐性或阵发性出血，贫血程度与外出血不符	反复出血，贫血程度与阴道流血一致	少量阴道流血或血尿
子宫	硬如板样、压痛，子宫较孕周大，宫底不断上升	子宫软、压痛，子宫与孕周相符	子宫下段压痛，病理性缩复环
胎儿	胎儿窘迫或死亡	一般无胎儿窘迫	多有胎儿窘迫
胎盘	母体面有血凝块及压迹	母体面有血凝块及压迹，胎膜破口距胎盘边缘<7 cm	无特殊变化
B超	胎盘后有血肿、位置正常	胎盘位于子宫下段或覆盖子宫颈口	无特殊变化
实验室检查	血红蛋白进行性下降、血小板减少、凝血酶原时间延长、血纤维蛋白原下降	血红蛋白正常或下降	无特殊变化

4. 该类孕妇入院时，还应完善哪些护理评估？

场景一中介绍了该病人现病史及部分既往辅助检查结果，为全面、深入了解病人病情，我们还需要进一步收集病人健康史、心理状况、辅助检查结果、高危风险因素等信息(图5-5)。资料收集过程中应注意保护病人隐私，做到和蔼可亲、语言亲切，充分尊重关心病人。

5. 该孕妇目前最主要的护理问题是什么？应采取哪些护理措施？

1)问题 该孕妇目前最主要的护理问题如下。

(1)活动无耐力 与反复或大量阴道出血致使贫血有关。

(2)焦虑 与疾病知识缺乏，担心胎儿安危及自身健康有关。

(3)潜在并发症：早产、胎儿窘迫、失血性休克。

2)措施 该孕妇应采取的护理措施如下。

(1)给氧：嘱孕妇取左侧卧位休息，定时吸氧，每日3次，每次1小时，提高胎儿的血氧供应。

(2)休息与活动：尽量避免刺激，禁止阴道检查及肛查，腹部检查动作须轻柔，避免各种刺激，以减少出血机会。

(3)建立静脉通道，补充血容量，同时可遵医嘱给予镇静、止血药物及宫缩抑制剂。

(4)病情观察：密切注意阴道出血、生命体征、宫缩、胎儿情况等。及时发现和纠正胎儿窘迫，定时听胎心，注意观察胎动，有条件者行胎心电子监护，确定胎儿在宫内的安危。

(5)生活护理：指导孕妇勤换会阴垫和内裤，大小便后保持会阴部清洁、干燥。同时，由于孕妇卧床，协

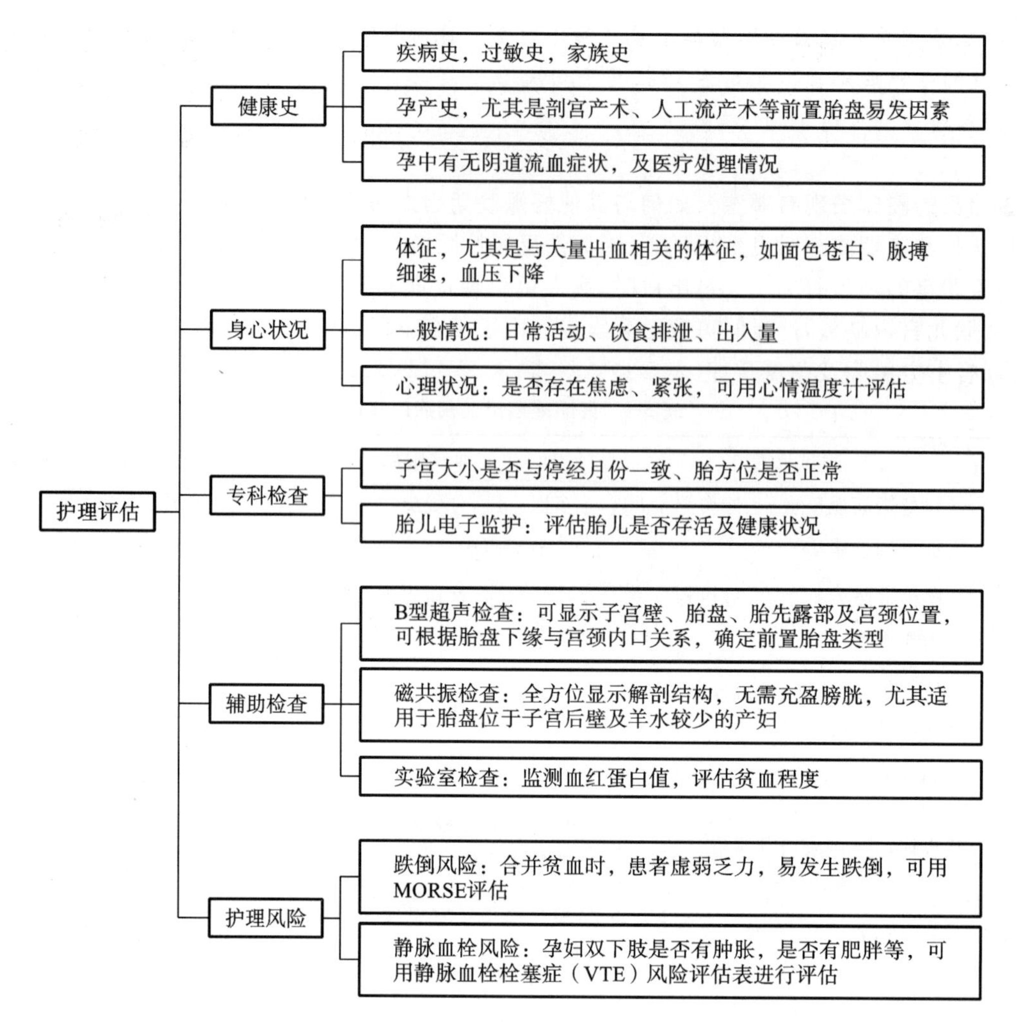

图 5-5　凶险性前置胎盘孕妇入院护理评估要点思维导图

助做好生活护理。

(6)饮食指导：告知孕妇多食粗纤维饮食，保持大便通畅，高蛋白质饮食，富含铁的饮食，以纠正贫血。

(7)心理护理：孕妇常产生紧张、恐惧、担忧、焦虑等情绪，应当理解孕妇感受，耐心倾听，安慰孕妇及家属，指导其通过听音乐、看书报等方式放松心情。

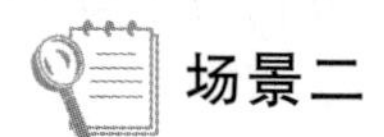

场景二

10 月 21 日　教授晨间查房，管床医生汇报病历：孕妇因瘢痕子宫，中央型前置胎盘，妊娠合并轻度贫血收治入院。入院后胎儿二维超声检查提示：胎盘位于前壁，厚 4.0 cm，胎盘功能二级，胎盘回声不均匀，其内可见细小光点浮动，胎盘下缘完全覆盖子宫内口。核磁共振检查提示：胎盘位于子宫后壁及部分前壁，完全覆盖宫颈内口。脐带插入点位于胎盘边缘。后壁下段胎盘与子宫肌层分界欠清晰，见增多迂曲血管信号，肌层低信号带似见不连续。前置胎盘伴胎盘植入，宫颈内口少许积血。复查血常规提示：血红蛋白 93 g/L。

教授查房后指示：地塞米松促胎肺成熟；硫酸镁静脉滴注抑制宫缩；抗生素预防感染；输注红细胞 2 U 改善贫血治疗。若经过治疗后孕妇情况稳定，可于 36 周后行择期剖宫产。

11 月 1 日 07:30　孕妇突然阴道大量出血，子宫瘢痕处伴有压痛。体格检查：生命体征平稳，心肺听诊未闻及异常杂音，可触及不规则宫缩，每 5～10 分钟一次。胎心监护：Ⅱ类胎监，可探及弱宫缩。将病人目前情况汇报给二线值班医生及管床教授，医生告知孕妇及家属凶险性前置胎盘的潜在风险，孕妇及家属一致要求立刻行急诊剖宫产。

08:10 全麻下行双侧髂内动脉球囊预置术+子宫下段横切口剖宫产术+手剥胎盘术+双侧子宫动脉上行支结扎术+子宫下段缩窄缝合术，于08:32分娩一活女婴，出生后Apgar 1分钟、5分钟评分分别为8分和9分，术中宫体注射10 U缩宫素，0.2 mg麦角新碱，术中出血约900 mL，输浓缩红细胞800 mL，输液2000 mL，尿管畅，尿色清，尿量300 mL。于10:30返回病房，30分钟后巡视病房时发现产妇出血较多，子宫收缩差，生命体征平稳，立即给予子宫按摩，通知医生，遵医嘱将缩宫素改巧特欣静脉滴注，并给予欣母沛0.25 mg肌内注射，30分钟后再次查看病人生命体征平稳，阴道出血少，子宫收缩良好。

【思维启示】

该孕妇在住院期间先进行期待治疗，于某日突然阴道大量出血，子宫瘢痕处伴有压痛等病情变化，遂进行紧急剖宫产。护士需要配合医生对病人进行凶险性前置胎盘的风险管理与急救护理。

学生需思考以下问题。

(1)孕妇已经确诊为凶险性前置胎盘，凶险性前置胎盘的期待治疗过程中应该如何处理？

(2)孕妇经过期待治疗后，如何确定剖宫产的时机？

(3)凶险性前置胎盘围手术期主要护理要点有哪些？

(4)如果进行了介入疗法的产妇，又有哪些特别的护理措施呢？

(5)前置胎盘大出血急救及护理有哪些？

【问题解析】

1. 孕妇已经确诊为凶险性前置胎盘，凶险性前置胎盘的期待治疗过程中应该如何处理？

前置胎盘期待疗法的原则是在确保母胎安全的前提下，延长孕周，保护胎儿生存，降低围产儿病死率。一旦确诊完全性前置胎盘，应在二级以上医院产前检查及治疗。随着围产医学的发展，电子胎心监护技术的进步，使期待疗法更增加了积极的因素。积极地期待治疗和采用放宽剖宫产指征是处理前置胎盘，降低母婴病死率的两个要点。

期待疗法措施如下。

(1)一般处理：适当休息，给予高纤维素饮食，避免便秘。密切监测孕产妇的生命体征及阴道出血情况。常规进行血常规、凝血功能检测并备血。监护胎儿情况，定期行B超检查，了解胎盘位置、大小、厚薄及有无植入等情况，制订治疗方案。

(2)纠正贫血：注意阴道流血量，积极纠正贫血，使血红蛋白维持在≥110 g/L，血细胞比容>0.30。大量失血时保持静脉输液通道，备血以备急需。

(3)抑制宫缩：子宫收缩引起胎盘剥离而出血，因此，为达到止血的目的，可抑制宫缩。常用宫缩抑制药物有β-受体激动剂、前列腺素合成酶抑制剂、钙离子拮抗剂、缩宫素受体拮抗剂等。

(4)促胎肺成熟：对于妊娠不足37周、有阴道流血的前置胎盘孕妇，予以糖皮质激素促胎肺成熟；有早产高危风险的孕妇，可在妊娠34周前做好促胎肺成熟的准备。

(5)预防感染：应用广谱抗生素预防感染。

(6)预防血栓：长期住院治疗增加血栓栓塞的风险，要注意防范。

2. 孕妇经过期待治疗后，如何确定剖宫产的时机？

(1)择期剖宫产　应根据产前症状个体化确定分娩时间。无症状的前置胎盘孕妇，推荐妊娠36～38周终止妊娠；有反复阴道流血史、合并胎盘植入或其他相关高危因素的前置胎盘或低置胎盘孕妇，考虑妊娠34～37周终止妊娠。剖宫产术是前置胎盘终止妊娠的主要方式。择期剖宫产术是首选，同时注意避免过早干预。

(2)紧急剖宫产术　前置胎盘孕妇可出现大出血甚至休克；在期待过程中，出现胎儿窘迫等产科指征，胎儿可存活；临产后诊断的前置胎盘，阴道流血较多，估计短时间内不能自然分娩者，需行紧急剖宫产术终止妊娠。

凶险性前置胎盘围手术期处置要点

加拿大妇产科医生协会(SOGC)于 2020 年 6 月发布了前置胎盘的诊断和管理指南，该指南指出凶险性前置胎盘围手术期处置有别于常规的剖宫产，有其特有之处。

(1)首先，要准确评估、充分备血。

(2)其次，体位选择膀胱截石位，或人字位，以便准确地观察术中腹腔及阴道的出血情况。

(3)手术开始前，需建立两条静脉通道并完成桡动脉穿刺，以实时动态判断术中血压变化。

(4)对于术前评估，术中出血高风险者，可考虑预防性使用髂内动脉球囊置入手术。

经历了如此大创伤的手术及短时间内的快速失血、大量输血，术后护理同样是成功救治不可或缺的一环。密切的病情观察，准确的出血量评估，积极的临床处置，多方位的护理管理，及时的心理支持，可极大地促进产后康复。

3. 凶险性前置胎盘围手术期主要护理要点有哪些?

1)风险管理

(1)凶险性前置胎盘多学科快速反应团队建设:①组建团队。团队由经验丰富的产科、麻醉科、新生儿科、普外科、介入科、超声影像科、检验科、输血科等多学科的医生、护士、技师以及支助人员共同组成。由产科医生负责人员的联系，及术前各类人员的主要职责安排分工。②培训。通过理论培训和模拟人现场演示等对团队人员进行瘢痕子宫凶险性前置胎盘知识的培训，抢救演练，及应急预案流程。

(2)制订应急预案:根据凶险性前置胎盘复合手术的特点，制订相应的应急预案，包括大出血、失血性休克、心脏骤停、羊水栓塞、腹腔脏器损伤、弥散性血管内凝血、新生儿窒息的抢救预案。

(3)建立凶险性前置胎盘复合手术临床路径:由妇产科医生负责，开设妇产科、手术室、新生儿科、检验科、输血科与介入治疗一体化救治通道和急救流程，由产科医生全程负责，在完善相关检查的同时进行术前准备，并迅速协调各科室，缩短手术环节衔接时间，及时有效开展手术。

2)术前护理

(1)术前常规护理:完善检查，备皮备血。考虑各方因素，制订护理计划，严格交接班，明确重点。完成术前准备，术前禁食水，留置尿管，建立两条静脉通道。

(2)血源的准备与输血预案:术前纠正贫血，建议将血红蛋白提升至 100 g/L 以上，提高产妇对术中出血的耐受性。并制订术中输血预案，提前向血库申请配血种类及量。

(3)术前沟通:术前充分告知家属手术风险、做好医患沟通，包括子宫切除术同意书等。

(4)多学科协作:术前充分评估产妇病情及胎儿情况，联合麻醉科、新生儿科、介入科、超声影像科等联合制订手术方案。

3)术后护理

(1)休息与活动:①保持病房安静，使产妇充分休息。②协助术后床上翻身，拔出导尿管后，指导其下床活动。由于术中出血较多、长时间卧床，首次下床需在床边指导协助，预防跌倒。③落实口腔护理、擦浴等生活护理。

(2)病情观察:①生命体征变化。②子宫收缩情况，宫底的位置及软硬程度。③阴道出血量、颜色及性状，若阴道出血量较多，可采取称重法进行评估。④伤口有无渗液、渗血、红肿情况。

(3)疼痛护理:①对疼痛进行准确评估，评估疼痛的部位、性质、程度，时间。②指导产妇排气后在伤口处系收腹带，减少伤口张力。鼓励表达疼痛的感受，通过变换体位、听音乐、交谈等方式缓解疼痛。必要时，使用止痛药物。

(4)导尿管护理:导尿管妥善固定，保持管道通畅，观察记录引流管的量、颜色及性状。留置尿管期间，会阴擦洗 2 次/天。拔出导尿管后，指导多饮水，尽早自主排尿，可使用低频脉冲电治疗，防止尿潴留，促进其恢复。

(5)预防感染:遵医嘱给予抗感染治疗。关注血常规等实验室结果。

(6)饮食指导:剖宫产术后4小时可进流食,术后6小时可改为半流食,通气后则可改为普食。应尽量避免辛辣生冷的食物,食用鸡蛋、肉类、水果、蔬菜等,保持均衡营养。

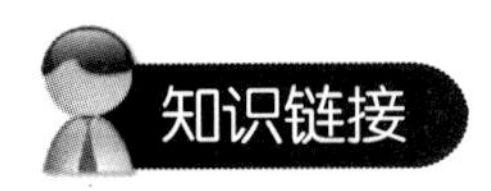

大量输血方案

大量输血方案(MTP)是指制订规范化的流程来指导输血及相关的治疗,其目的是提高输注效率,早期纠正创伤性凝血病,减少血液制品输注量以减少输血并发症,降低创伤出血病人的死亡率。

凶险性前置胎盘导致的产科出血表现为致命性血管损伤,越来越多的产科治疗中心认为对产前高度怀疑凶险性前置胎盘者应备有大量输血方案。加州产妇优质医护服务协作组(CMQCC)在产科输血的指南中提出,如预计面临有危及生命的大出血,可依据条件预先提供大量输血方案,并建议提供"产科输血包",包括所有可能需要的输血成分,如红细胞悬液、新鲜冰冻血浆、冷沉淀及血小板。

现行大量输血方案是医疗机构根据自身条件单独制订的,通常血库每轮提供的血液制品组合有以下几种:①6 U红细胞+4 U新鲜冰冻血浆(fresh frozen plasma FFP);②5 U红细胞+2 U FFP;③10 U红细胞+10 U FFP;④10 U红细胞+8 U FFP。在两轮之间根据具体情况补充血小板和(或)冷沉淀。每完成一轮输送组合,血库都要联系医生是否准备下一轮组合。

英国皇家妇产科学院发布的胎盘植入临床实践指南中认为,对于高度怀疑凶险性前置胎盘的剖宫产,术前应备足血源,分娩医院的血库应具备在术中快速提供至少6 U以上的红细胞悬液及600 mL冰冻血浆能力,强调复苏医生与血库之间应保持良好沟通和联系,保证及时提供后续所需血制品,包括冷沉淀及血小板等凝血物质。

4. 对于进行了介入疗法的产妇,又有哪些特别的护理措施呢?

(1)预置管拔出后,肢体制动4小时方可活动,为了预防术后下肢深静脉血栓的形成,在制动期间,每小时对制动肢体进行适当的按摩。

(2)制动结束后,尽早拔除导尿管,指导产妇尽早排空膀胱,尽早下床活动。

(3)严密观察穿刺部位有无出血,有无皮下血肿。观察双下肢皮肤的颜色、温度、感觉及足背动脉的搏动情况等,在第一次触摸到足背动脉最强的地方做好标记,以便于后续观察比较。

(4)落实栓塞后综合征的观察护理:出现发热、局部疼痛、呕吐等情况时及时进行对症处理。

5. 前置胎盘大出血急救措施是什么?

前置胎盘大出血的急救措施见图5-6。

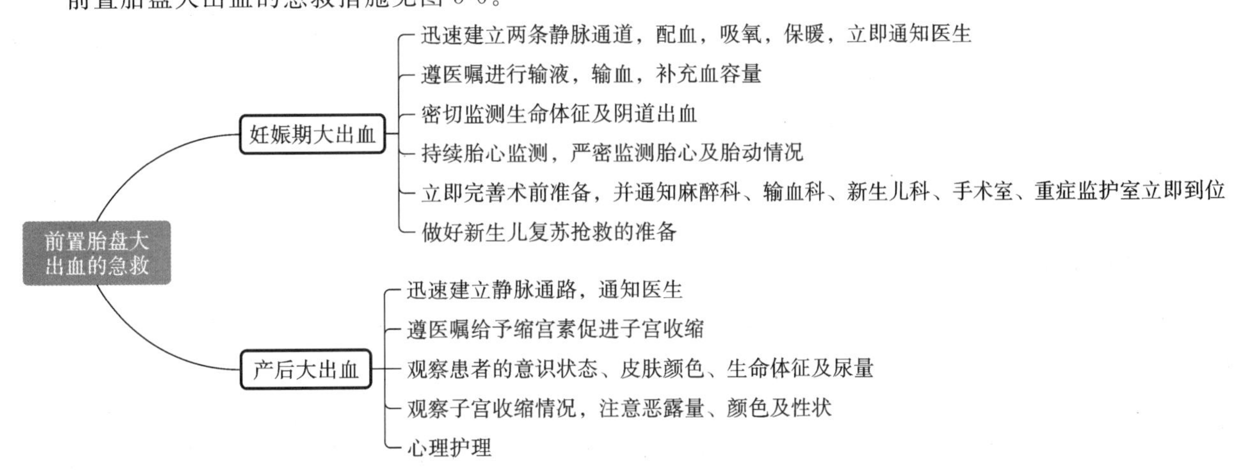

图5-6 前置胎盘大出血的急救措施

场景三

产后产妇生命体征平稳，腹软，子宫复旧好，恶露量少，无异味，双乳软、泌乳通畅，未诉特殊不适，新生儿一般情况良好，予以出院。2021年11月6日上午责任护士指导家属办理出院手续，向产妇及其家属交代产褥期护理要点，尤其是如何避孕等相关事项。

【思维启示】

该产妇母女平安，顺利出院离不开医护人员的专业照护。对于该类产妇，指导产褥期护理、科普再次妊娠注意事项同样重要。

学生需思考以下问题。

(1)凶险性前置胎盘剖宫产术后，产褥期护理要点是什么？

(2)如何降低高危育龄妇女凶险性前置胎盘的发生？

【答案解析】

1. 凶险性前置胎盘剖宫产术后，产褥期护理要点是什么？

(1)纠正贫血，建议多食含铁丰富的食物，均衡营养，哺乳期可遵医嘱补充钙及维生素。

(2)禁止性生活和盆浴6周，产后42天妇产科门诊复诊，如出现阴道流血超过月经量、恶露异味、切口渗液等异常随诊。

(3)指导盆底肌康复训练。

(4)指导如何避孕，建议剖宫产术后严格避孕2年。

(5)新生儿按需哺乳，鼓励纯母乳喂养，建议纯母乳喂养至6个月，持续母乳喂养至2岁。

2. 如何降低高危育龄妇女凶险性前置胎盘的发生？

(1)病因或诱因的消除：指导育龄妇女做好计划生育，避免人工终止妊娠导致子宫内膜损伤和子宫内膜炎症，减少前置胎盘的发生概率。指导围产期妇女避免吸烟、酗酒等不良行为。

(2)随访和就医：告知孕妇在妊娠期间若发生阴道流血，应及时就医。

四、主要参考文献

[1] 安力彬，陆虹. 妇产科护理学[M]. 7版. 北京：人民卫生出版社，2022.

[2] 谢幸，孔北华，段涛. 妇产科学[M]. 9版. 北京：人民卫生出版社，2018.

[3] Jauniaux E, Kingdom J C, Silver R M. A comparison of recent guidelines in the diagnosis and management of placenta accreta spectrum disorders[J]. Best Pract Res Clin Obstet Gynaecol, 2021, 72: 102-116.

(代安妮)

案例6 正常分娩的护理实践

一、案例简介

孕妇王岚女士，28岁，已婚，因“孕40周，G1P0，LOA，单胎，阴道见红5小时伴阵发性腹痛3小时”急诊入院。

13岁初潮，平素月经规律，行经7天，周期30天。末次月经：2021年12月18日。预产期：2022年09月24日。于停经1个月后自测尿hCG(+)，于本院测血hCG及B超确诊早孕。孕期定期产检，未见明显异常。9月22日胎儿超声检查提示：双顶径9.2 cm，头围33 cm，腹围33 cm，股骨长7.1 cm，脐动脉S/D

2.2,胎心率152次/分,胎盘附着于子宫前壁,羊水指数11.4 cm,胎盘成熟度2级。入院查体:一般情况好,宫高30 cm,腹围98 cm,头先露,左枕前胎位,已入盆,胎心率142次/分,有规律宫缩,每5～6分钟宫缩30秒,骨盆外测量正常范围。阴道检查:宫颈管消失,宫口开大1 cm,S－2。8小时后宫口开全,S＋3,消毒铺巾接产,1小时后以左枕前位娩出一男活婴,体重3 kg,出生后Apgar 1分钟、5分钟评分分别为9分和10分。5分钟后胎盘娩出,胎盘胎膜完整,产房观察2小时后返回病房。出院时,产妇生命体征平稳,下腹无压痛,子宫收缩好,阴道恶露血性,量少,色淡红,无异味,会阴Ⅰ度裂伤恢复良好,双乳泌乳通畅,未诉不适,新生儿一般情况良好。

二、案例说明书

【教学目标】

本案展示了正常分娩不同阶段的重点护理措施及健康指导等内容,引导学生树立以母胎为中心的照护意识,尊重和优化分娩体验。学生应达到以下学习目标。

(1)掌握正常分娩的定义。

(2)掌握影响分娩的四因素。

(3)掌握总产程及第一、二、三产程的划分及各个产程的评估要点和处理措施。

(4)熟悉分娩疼痛的处理措施。

(5)掌握以枕先露为例的分娩机制。

(6)熟悉新生儿Apgar评分法。

【案例教学思路】

本案例是一例低危初产妇的正常分娩过程。通过回顾影响分娩的因素,以枕先露为例的分娩机制,描述分析该产妇的总产程与产程分期及各产程观察护理。讨论第一产程:宫缩胎心监测、非药物性和药物性分娩镇痛。第二产程:自由体位分娩、新生儿早期基本保健内容。第三产程:晚断脐。通过入院情景的再现,考查学生能否运用所学知识对产妇进行正确的教育指导。同时,通过案例引发学生对分娩期管理的重视,并对正常分娩相关知识有一个系统性的认知。

【关键要点】

分娩是妊娠满28周及以后,胎儿及其附属物从临产开始到由母体娩出的过程。产力、产道、胎儿、心理因素为影响分娩的四大因素,只有各因素正常并能相互适应,胎儿才能顺利经阴道自然分娩。子宫收缩力是临产后的主要产力,具有节律性、对称性、极性及缩复作用四大特点。有规律且逐渐增强的子宫收缩同时伴随进行性子宫颈管消失、宫颈口扩张和胎先露部进行性下降是临产的标志。临产发动后,胎儿通过衔接、下降、俯屈、内旋转、复位、外旋转等一系列适应性转动以最小径线通过产道,下降贯穿分娩全程。分娩过程分为三个产程,每个产程的护理评估要点、护理措施有所不同。此外,应重视产后2小时的观察与护理。针对分娩期疼痛,应为孕产妇提供应对疼痛的人文关怀与护理。

【建议学习资料】

[1] 安力彬,陆虹.妇产科护理学[M].7版.北京:人民卫生出版社,2022.

[2] 谢幸,孔北华,段涛.妇产科学[M].9版.北京:人民卫生出版社,2018.

[3] 中华医学会妇产科分会产科组.正常分娩指南(2020)[J].中华妇产科杂志,2020,55(6):361-368.

三、案例正文

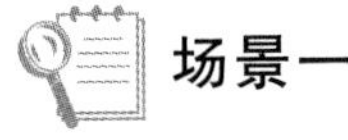

场景一

王岚女士,28岁,孕40周,G1P0,单胎,左枕前胎位,阴道见红5小时伴阵发性腹痛3小时,每5～6分钟宫缩30秒,急诊入院。

13 岁初潮，平素月经规律，行经 7 天，周期 30 天。末次月经：2021 年 12 月 18 日，预产期：2022 年 9 月 24 日。于停经 1 个月后自测尿 hCG(+)，于本院测血 hCG 及 B 超确诊早孕。孕期无明显早孕反应。孕 4 个月后始觉胎动至今。孕期定期产检，未见明显异常。9 月 22 日胎儿常规超声检查提示：双顶径 9.2 cm，头围 33 cm，腹围 33 cm，股骨长 7.1 cm，脐动脉 S/D 2.2，胎心率 152 次/分，胎盘附着于子宫前壁，羊水指数 11.4 cm，胎盘成熟度 2 级。

入院查体：一般情况良好，生命体征正常，水肿(—)，发育中等，身高 162 cm，体重 60 kg。产科检查：宫高 30 cm，腹围 98 cm，骨盆外测量正常范围，胎心率 142 次/分，规律宫缩 3 小时，现每 4～5 分钟宫缩 30 秒，强度中等。宫缩时，疼痛难忍，宫缩间歇期可以放松，行阴道检查，宫口开大 1 cm，质软，居中，胎膜存，S—2，门诊诊断“孕 40 周，G1P0 临产”收入院。入院 3 小时后，每 3～4 分钟宫缩 30～60 秒，宫缩强度强，阴道可见较多血性分泌物，行阴道检查，宫口开大 6 cm，质软，宫缩间歇平坐骨棘，胎膜存，送入产房。助产士一对一陪产，孕妇对分娩充满信心，并能接受和采取非药物镇痛方法，积极应对宫缩疼痛。进入活跃期 4 小时后，宫缩较前增强，宫缩规律，2 分钟宫缩 60 秒，胎膜破裂，流出清亮羊水，行胎心监测为 Ⅰ 类监护，同时阴道血性分泌物增多，有强烈的肛门坠胀感，在宫缩期不自主使用腹压，行阴道检查，宫口开全，S+2。

【思维启示】

孕妇入院需完成全面的首次入院评估，完善必要的检查，严密观察病情变化。同时，向孕妇及家属解释产程中可能出现的危险因素，并缓解孕妇的疼痛、恐惧及焦虑。学生需思考以下问题。

(1)从病史资料来看，王岚女士是足月产吗？

(2)如何鉴别先兆临产和临产？

(3)该类孕妇入院时，应该完善哪些护理评估？

(4)影响分娩的因素有哪些？

(5)该孕妇处于产程中哪个阶段？

(6)该孕妇目前存在的最主要护理问题是什么？应采取哪些护理措施？

【问题解析】

1. 从病史资料来看，王岚女士是足月产吗？

王岚女士现孕 40 周，足月。

正常分娩是指妊娠 $37 \sim 41^{+6}$ 周的孕妇自然临产，产程进展正常，胎儿以头位自然娩出，且分娩后母婴状态良好的分娩。

分娩(delivery)是指妊娠达到及超过 28 周(196 天)，胎儿及附属物从临产开始至全部从母体娩出的全过程。妊娠达到 $28 \sim 36^{+6}$ 周(196～258 天)期间分娩称早产(premature delivery)；妊娠达到 $37 \sim 41^{+6}$ 周(259～293 天)期间分娩称足月产(term delivery)；妊娠达到及超过 42 周(达到及超过 294 天)期间分娩称过期产(postterm delivery)。

2. 如何鉴别先兆临产和临产？

先兆临产是指出现预示不久即将临产的症状，其临床表现与临产有所不同，主要包括以下几点。

(1)假临产：宫缩持续时间短，不足 30 秒，且不恒定，间歇时间长且不规律，宫缩强度不增加；宫缩时宫颈管不短缩，宫口不扩张；常在夜间出现，清晨消失；给予强镇静药物能抑制宫缩。

(2)胎儿下降感：孕妇感觉上腹部较前轻松，进食量较前增多，呼吸较前轻快，是胎先露进入骨盆入口，使子宫底下降的缘故。

(3)见红：大多数孕妇在临产前 24～48 小时内(少数为 1 周内)，因宫颈内口附近的胎膜与该处的子宫壁分离，毛细血管破裂而经阴道排出少量血液，子宫颈管内原有的黏液栓与少量血液相混而排出，是分娩即将开始的较可靠的征象。

临产的重要标志为有规律且逐渐增强的子宫收缩，持续 30 秒以上，间歇 5～6 分钟，同时伴随进行性子宫颈管消失、宫口扩张和胎先露部下降。

3. 该类孕妇入院时,应该完善哪些护理评估?

由场景一的介绍可知该类孕妇入院后,需收集其详细的健康史、评估其身体状况及心理社会状况,并完善必要的辅助检查(图 6-1)。

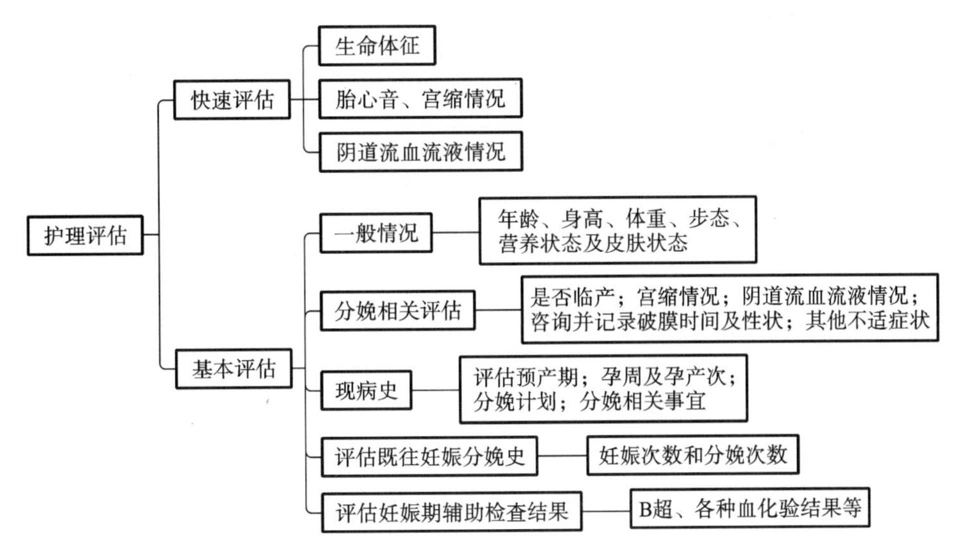

图 6-1 正常低危初产妇入院护理评估要点的思维导图

4. 影响分娩的因素有哪些?

影响分娩的因素包括产力、产道、胎儿及心理因素。各因素正常并相互适应,胎儿经阴道顺利自然娩出,为正常分娩。子宫收缩力是临产后的主要产力,腹压是第二产程胎儿娩出的重要辅助力量,肛提肌收缩力是协助胎儿内旋转及胎头仰伸的必需力量。骨盆三个平面的大小与形态、子宫下段形成、宫颈管消失与宫口扩张、会阴体伸展等直接影响胎儿通过产道。胎儿大小及胎方位是分娩难易的重要影响因素。社会心理因素则影响分娩的全过程,保持产妇良好的心理状态对顺利分娩非常重要。

1)产力 包括子宫收缩力(简称宫缩)、腹壁肌及膈肌收缩力(统称腹压)和肛提肌收缩力。

(1)子宫收缩力:临产时的主要产力,贯穿于分娩的全过程。临产时的宫缩能迫使宫颈管缩短直至消失、宫口扩张、胎先露下降、胎儿及胎盘胎膜娩出。

(2)腹壁肌及膈肌收缩力:简称腹压,是第二产程时娩出胎儿的重要辅助力量。宫口开全后,宫缩时前羊水囊或胎先露部压迫盆底组织和直肠,反射性引起排便动作。产妇主动向下用力屏气,腹壁肌及膈肌收缩使腹压增高,迫使胎儿向下运动。腹压在第二产程末期配合有效的宫缩运用最有效,能促使胎儿娩出。第三产程腹压可促使已剥离的胎盘娩出。但过早运用腹压容易导致产妇疲劳和宫颈水肿,导致产程延长。

(3)肛提肌收缩力:宫口开全后,胎先露部压迫盆底组织,引起肛提肌收缩。肛提肌收缩力可协助胎先露部在骨盆腔进行俯屈、内旋转。当胎头枕部位于耻骨弓下时,能协助胎头仰伸及娩出。胎儿娩出后,胎盘降至阴道时,肛提肌收缩力也有助于胎盘娩出。

2)产道 是胎儿从母体娩出的通道,分为骨产道与软产道两部分。

(1)骨产道:指真骨盆,其大小、形态与分娩是否顺利密切相关。分娩过程中受重力和产力作用,骨骼之间可能有轻度移位,使骨盆容积稍增加。为了便于理解,可将骨盆分为三个假想平面,连接各平面中心点形成骨盆轴。骨盆入口平面(pelvic inlet plane)为真假骨盆的交界面,呈横椭圆形,前方为耻骨联合上缘,两侧为髂耻线,后方为骶岬上缘。中骨盆平面(mid-plane of pelvis)是骨盆最小平面,呈纵椭圆形,前方为耻骨联合下缘,两侧为坐骨棘,后方为骶骨下端。骨盆出口平面(pelvic outlet plane)由两个不在同一平面的三角形组成,前三角平面顶端为耻骨联合下缘,两侧为耻骨降支。后三角平面顶端为骶尾关节,两侧为骶结节韧带。坐骨结节间径为两个三角形的共同底边。

(2)软产道:由子宫下段、宫颈、阴道及骨盆底软组织构成的弯曲管道。子宫下段由子宫峡部伸展形成。未孕时子宫峡部长约 1 cm,妊娠 12 周后逐渐伸展成为宫腔的一部分,随着妊娠进展逐渐拉长,至妊娠末期形成子宫下段。临产后的规律宫缩使子宫下段进一步拉长，达 7～10 cm，由于子宫体肌纤维的缩复作用，子宫上段肌壁越来越厚，子宫下段肌壁被动牵拉越来越薄，在子宫上下段交界处形成环状隆起，称生理缩复环(physioloic retraction ring)，正常情况下此环在腹部观察不到。临产后在宫缩作用下，宫颈发生以下两个变化：宫颈管消失和宫口扩张，初产妇通常宫颈管先缩短、消失，然后宫口扩张；经产妇则宫颈管缩短消失与宫口扩张同时进行。阴道具有较好的伸展性，临产后前羊水囊及胎先露扩张阴道上部，破膜后胎先露部直接压迫骨盆底，使软产道下段形成一个向前向上弯曲的筒状通道，阴道黏膜皱襞展平，阴道扩张变宽。肛提肌向下及两侧扩展，肌纤维拉长，会阴体厚度由 5 cm 变成 2～4 mm，以利于胎儿通过。分娩时，会阴体能承受一定压力，但若处理不当，仍可能造成裂伤。

3)胎儿　其大小、胎位及有无畸形是影响分娩难易程度的重要因素之一。临床上主要通过超声检查并结合宫高测量估计胎儿体重。此外，胎头是胎体最大的部分，也是通过产道最困难的部分，分娩时，即使骨盆大小正常，但如果胎头径线过长，仍可造成头盆不称导致难产。

4)社会心理因素　分娩虽然是一个生理过程，但对孕产妇而言却是一种持久的压力源，会引起一系列心理应激反应，从而影响产力和产程进展。如焦虑抑郁等情绪可使子宫收缩力减弱，疼痛敏感；强烈的宫缩痛又会加重孕产妇的焦虑不安情绪。

5. 该孕妇处于总产程中的哪个阶段？

该孕妇当前处于第一产程。相关概念如下。

总产程(total stage of labor)，又称分娩全过程，是指从开始出现规律宫缩至胎儿、胎盘完全娩出的过程，可分为三个产程，即一、二、三产程。

第一产程(first stage of labor)，又称宫颈扩张期。从临产开始至宫口开全(10 cm)，分为潜伏期和活跃期。潜伏期(latent phase)是从规律宫缩至宫口扩张达 6 cm，为宫口扩张的缓慢阶段。初产妇不超过 20 小时，经产妇不超过 14 小时。活跃期(active phase)是宫口扩张 6 cm 至宫口开全，为宫口扩张的加速阶段，部分产妇在宫口开至 4～5 cm 时即进入活跃期，此期宫口扩张速度≥0.5 cm/h。

潜伏期：从临产至宫口扩张 6 cm。

潜伏期延长：初产妇潜伏期超过 20 小时，经产妇超过 14 小时。

活跃期停滞：当破膜且宫口扩张达到或超过 5 cm 时，如果宫缩正常，宫口停止扩张 4 小时以上，可诊断；如果宫缩欠佳，宫口停止扩张 6 小时以上，可诊断。初产妇的活跃期一般不超过 12 小时，经产妇不应超过 10 小时。

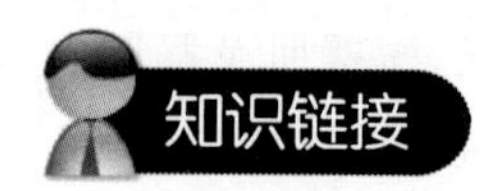

产　程　图

产程图用于记录产程的进展过程，旨在预测难产的可能，继而给予干预以避免不良母胎结局的发生。1954 年，美国 Emmanuel Friedman 首次应用图表的方法来研究和预测产程，具有里程碑意义。1972 年，Philpott 在此基础上引入了警戒线及处理线，其初衷是为卫生保健资源匮乏地区的基层产科工作者制订简单、明确、快捷识别异常风险的评估系统。2008 年，Lavender 等对产程图的使用与围产结局进行了系统评价(2013 年更新)，发现产程图的使用并未改善围产结局。但是，2014 年世界卫生组织(WHO)在促进产程的相关建议中指出，产程图作为产房团队训练、方便转诊流程的工具，具有简单直观的特点，可能有益于那些没有规范产程管理流程、医疗资源缺乏的机构。因而“应用具有 4 小时处理线的产程图管理产程”虽证据力度低却被强烈推荐。

(1)世界卫生组织产程图(2015 年)(图 6-2)：针对所有医疗技术水平的机构，所有的分娩人群(不论是初产妇还是经产妇，是自然临产还是诱导引产)。其中绿色模块为安全区域，黄色模块(见斜线)为警戒区域，红色模块为异常区。

(2)张氏产程图(图 6-3)：由于该图有一定的个体化要求，因此是最符合当前人群分娩模式的。该图针对自然临产头位单胎初产妇分娩，根据进入待产室不同的宫口状况，所用的处理线是不同的。将该图应用

产程图

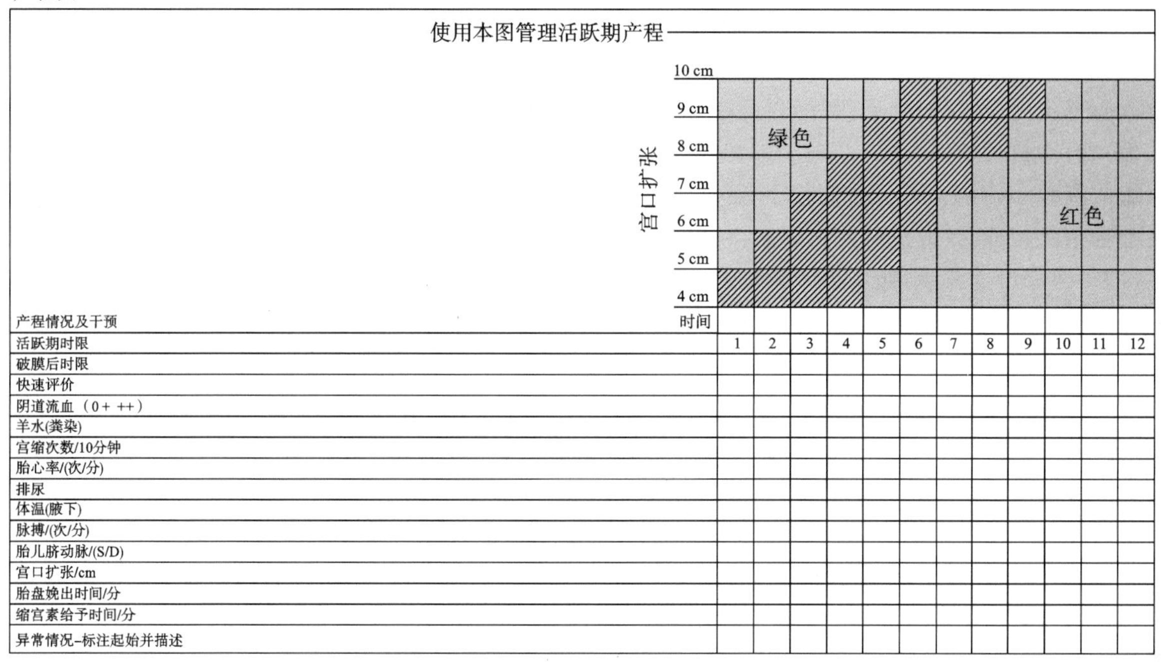

图 6-2　世界卫生组织产程图(2015 年)

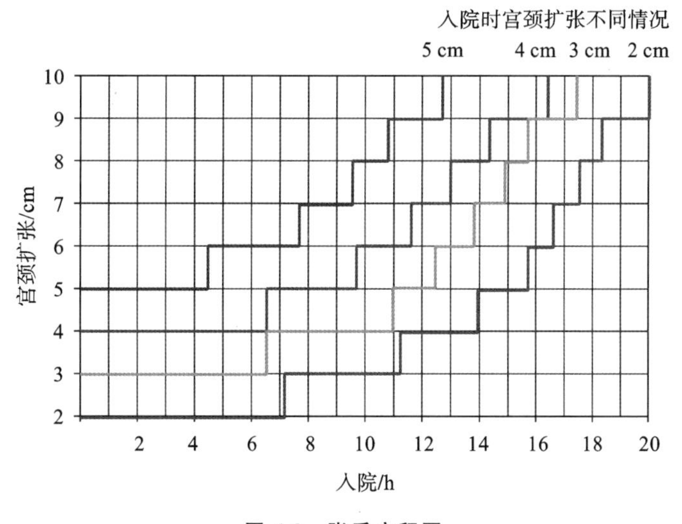

图 6-3　张氏产程图

到管理实践中还需要配合一定的产程标准或产程管理流程，评价产程进展的另一重要参数，胎先露下降情况在该产程图中没有体现。

6. 该孕妇目前存在的最主要护理问题是什么？应采取哪些护理措施？

1)最主要的护理问题

(1)分娩疼痛　与逐渐增强的宫缩有关。

(2)舒适度减弱　与子宫收缩、膀胱充盈、胎膜破裂等有关。

2)助产士应采取的护理措施

(1)一般照护与支持。

①一般照护：每 4 小时监测 1 次生命体征。鼓励产妇摄入易消化食物；及时排空膀胱，自由体位待产，营造舒适的待产分娩环境；确保环境安静、暗光及私密，确保孕妇得到充分的休息和睡眠；鼓励孕妇活动，家属陪伴。同时，需配备各种促进自然分娩的设施，如分娩球、分娩凳、第一产程车、各种按摩热

敷工具等。

②疼痛评估：观察孕妇面部表情及其他应对行为。选用合适的评测工具，如数字评分法、文字描述评定法、面部表情疼痛评定法等判断疼痛程度。

③心理支持：与孕妇交流，观察有无焦虑不安、恐惧等情绪，给予心理和分娩相关知识支持。

（2）专科照护。

①监测胎心：对于低危孕妇推荐产程中采用多普勒间断听诊胎心音。第一产程潜伏期至少每小时听诊胎心音1次，发现异常及时通知医生，并指导孕妇左侧卧位或变化体位、吸氧。活跃期每15～30分钟听诊1次，每次听诊1分钟，如果听诊期间胎心率一直不在正常范围内，则应延长听诊时间，至少应覆盖3次宫缩。应该在子宫收缩时进行听诊，在宫缩后继续听诊至少30秒。发现异常及时通知医生，必要时持续胎心监测。

②监测和评估宫缩：评估方法主要包括内监护和外监护两种。内监护具有侵入性，且先决条件是已经破膜，故不建议对低危孕妇实施。外监护方法包括观察法、腹部触诊法和电子监护法。目前推荐以宫缩的频率来对宫缩进行评估。宫缩过频是指宫缩频率>5次/10分钟，持续至少20分钟。一旦发现宫缩异常，分析原因并及时处理。

③监测产程进展：潜伏期每4小时进行1次阴道检查，若胎儿状况良好，可适当延长检查的间隔时间，减少检查次数。活跃期每2小时进行1次阴道检查，观察并记录宫口扩张和胎先露下降情况。当孕妇出现会阴膨隆、阴道血性分泌物增多、排便感等可疑宫口快速开大的表现时，应立即行阴道检查。对于产程进展顺利者，不推荐产程中常规行人工破膜术。一旦胎膜破裂，立即听诊胎心音，观察羊水颜色、性状和流出量，必要时行阴道检查，并做好记录。

④促进舒适。

a.鼓励采用非药物镇痛减轻分娩疼痛。导乐陪伴，鼓励家属陪伴，人力允许的情况下实行助产士一对一陪伴，给予精神鼓励。提供舒适的环境，如柔和的灯光、音乐、芳香疗法等。保持自由体位，待产过程中，助产士需鼓励孕妇尝试不同体位，孕妇可根据胎位、先露下降情况、舒适程度，采取不同的体位。低危孕妇还可鼓励其适当运动，采取呼吸放松技巧、分娩球、按摩、冷热敷、水疗、经皮电神经刺激、针刺镇痛等方法，缓解疼痛。

b.必要时，根据孕妇意愿使用椎管内镇痛或其他药物镇痛，如芬太尼、吗啡、哌替啶。应向孕妇提供每种镇痛方式的风险和益处，根据其意愿使用，做到知情选择。

c.鼓励孕妇进食水，及时排空膀胱，并记录液体出入量。由于产程时间的长短不能准确地预测，个体差异大。孕妇临产时注意力大多集中在应对疼痛上，消化液分泌减少，食欲减退，一般很少主动进食、饮水，而分娩相当于中、重度运动。因此，助产士应关注孕妇液体入量，并做好管理，保证孕妇产程中的液体入量，以减少宫缩乏力、胎儿窘迫、酮症及低血容量的发生。

d.保持孕妇会阴部清洁，但不推荐阴道分娩前常规备皮。

（3）健康宣教：为孕妇讲解分娩相关知识，如分娩方式的指导、产程中的配合等。根据孕妇需求，鼓励采用非药物镇痛方法，积极应对产程，树立分娩信心。

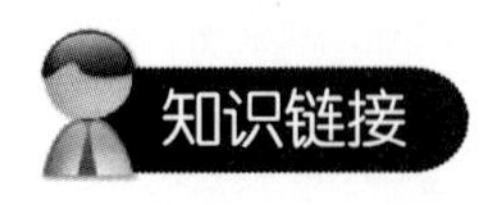

自由体位待产

在待产过程中，助产人员应根据产程进展情况，协助孕妇经常改变姿势，如站立、散步、坐位、跪位、蹲位、手膝位等，根据孕妇意愿选择其舒适的体位。

（1）走动或站立：孕妇入院后，除非有禁忌证，如破膜后胎先露高浮或臀围、血压高、在产程中用镇静药休息、不明原因的产前出血等，都应鼓励其在导乐或准爸爸的陪伴下活动。该体位能增加产妇舒适度，并有效促进子宫收缩。同时，保持上身直立的姿势，胎头能更好地压迫宫颈，胎儿重力和子宫收缩力形成合力，有效促进子宫颈扩张。且走路时骨盆的轻微摆动可促使胎儿在骨盆中转动。但这一体位易产生疲劳，应根据孕妇身体状况及进入产程的时间而定。

(2)坐位:可选择舒适的姿势坐着,可坐在床、椅子、分娩球、垫子、摇椅上。该体位的优点如下:①使子宫离开脊柱趋向于腹壁,胎儿纵轴与产轴相一致,可促进胎先露下降顺利,缩短产程;②使肛提肌向下及两侧扩展,使胎儿容易娩出;③可减少骨盆倾斜度,有利于胎头入盆和分娩机转顺利完成;④减少了子宫对下腔静脉的压力,子宫灌注增加,可使胎儿窘迫率和新生儿窒息率降低;⑤体位舒适,易于屏气,减轻体力消耗。

(3)手膝位:该体位适合于有腰背部疼痛的孕妇。孕妇双膝跪在床上或垫子上,双手放在床上或垫子上支撑住身体,宫缩时保持该姿势,宫缩间歇可以做腰部弓起和放松的动作,或者向两侧来回晃动身体缓解疼痛,同时,通过晃动骨盆促进胎儿下降。

(4)侧卧位:良好的休息体位,可减轻腰背部疼痛、降低血压、减慢第二产程,是使用药物镇痛的安全体位,与散步交替应用可促进分娩进展。左侧卧位还可减少子宫的右旋和对下腔静脉的压迫程度。第一产程采取此体位,可使已入盆的胎头退出骨盆,随着有效的宫缩,重新以正常的胎方位入盆,对于纠正持续性枕横位或枕后位等胎头位置异常有积极作用,减少因头位不正引起的宫缩乏力、产程延长、产后出血及降低难产率的发生。但长时间的侧卧位也易致孕妇疲劳,使产程延长。

(5)仰卧位:便于助产士观察产程、听胎心音和接生操作。仰卧位待产的缺点如下:①胎儿纵轴与产轴不在一条直线上,使胎儿重力对宫颈的压迫作用减弱,宫颈不能有效地扩张,第一产程时间延长;②腰椎曲度增加,妊娠子宫压迫腹主动脉,循环血量减少,子宫血液减少,可直接引起胎盘循环障碍,易造成胎儿缺氧;③子宫压迫下腔静脉,使回心血量减少,易致仰卧位低血压综合征;④骨盆的可塑性受到限制,骨盆相对狭窄,从而增加难产和会阴切开概率。

(6)蹲位:重力作用可帮助胎儿的下降,有助于胎儿先露部进入骨盆入口,加速固定。且该体位最符合生理状态,可使骨盆扩张,盆底肌肉松弛,阴道扩张,便于更好地使用腹压。但长时间的蹲位会增加孕妇疲劳感,若无合适的分娩椅支撑,此体位舒适度较低。

场景二

王女士宫缩规律,每2分钟宫缩60秒,宫口开全,S+2,胎膜自然破裂,羊水清亮,行胎心监测为Ⅰ类监护,无产瘤,颅骨骨缝轻度重叠。经历了2小时分娩用力,阴道分娩一活男婴,3000 g,出生后Apgar 1分钟、5分钟评分分别为9分和10分,产妇血压110/72 mmHg,脉搏84次/分。

【思维启示】

王女士宫缩频率逐渐增强,胎膜自然破裂,经历2小时,胎儿娩出。学生需思考以下问题。

(1)王女士现处于总产程哪个阶段?

(2)正常分娩的机转有哪几步?

(3)新生儿出生后Apgar评分的意义是什么?

(4)该产妇目前存在的最主要护理问题是什么?

(5)这个阶段的观察重点是什么?

(6)助产士在这个阶段的照护重点有哪些?

(7)在分娩过程中有何种简单易行的制度保证分娩安全?

【问题解析】

1. 王女士现处于总产程的哪个阶段?

王女士现进入了第二产程,即胎儿娩出期。相关概念如下。

第二产程(second stage of labor),又称胎儿娩出期。从宫口开全至胎儿娩出的全过程。

第二产程延长:对于初产妇,如未行椎管内镇痛,第二产程超过3小时可诊断;如行椎管内镇痛,超过4小时可诊断。对于经产妇,如未行椎管内镇痛,超过2小时可诊断;如行椎管内镇痛,超过3小时可诊断。

2. 正常分娩的机转有哪几步?

正常分娩的机转包括衔接、下降、俯屈、内旋转、仰伸、复位及外旋转。临床上枕先露左前位最多见,因此以枕左前位的分娩机制为例进行阐述。

(1)衔接:胎头双顶径进入骨盆入口平面,颅骨最低点接近或达到坐骨棘水平,称为衔接(engagement)。胎头取半俯屈状态以枕额径进入骨盆入口,由于枕额径大于骨盆入口前后径,胎头矢状缝坐落在骨盆入口右斜径上,胎头枕骨在骨盆左前方。经产妇多在临产后胎头衔接,部分初产妇可在预产期前2周内胎头衔接。若初产妇已临产而胎头仍未衔接,应警惕头盆不称。

(2)下降:胎头沿骨盆轴前进的动作称为下降(descent),是胎儿娩出的首要条件。下降动作贯穿于分娩全过程,与其他动作相伴随。下降动作呈间歇性,宫缩时胎头下降,间歇时胎头又稍回缩。促使胎头下降的因素如下:①宫缩时通过羊水传导,压力经胎轴传至胎头;②宫缩时宫底直接压迫胎臀;③宫缩时胎体伸直伸长;④腹肌收缩使腹压增加。临床上将胎头下降程度作为判断产程进展的重要标志。

(3)俯屈:当胎头以枕额径下降至骨盆底时,原来处于半俯屈的胎头遇肛提肌阻力,借杠杆作用进一步俯屈(flexion),使下颏接近胸部,使胎头衔接时的枕额径改变为枕下前囟径,以适应产道形态,利于胎头继续下降。

(4)内旋转:胎头围绕骨盆纵轴向前旋转,使矢状缝与中骨盆及骨盆出口前后相一致的动作称为内旋转(internal rotation)。内旋转从中骨平面开始至骨盆出口平面完成,以适应中骨盆及骨盆出口前后径大于横径的特点,利于胎头下降。枕先露时,胎头枕部到达骨盆底最低位置,肛提肌收缩将胎头枕部推向阻力小、部位宽的前方,枕左前位的胎头枕部向母体中线方向旋转45°角,后囟转至耻骨弓下。胎头内旋转于第一产程末完成。

(5)仰伸:完成内旋转后,完全俯屈的胎头下降达阴道外口时,宫缩和腹压继续迫使胎头下降,而肛提肌收缩又将胎头向前推进,两者的合力作用使胎头沿骨盆轴下段向下向前的方向转为向前向上,胎头枕骨下部达耻骨联合下缘时,以耻骨弓为支点,胎头逐渐仰伸(extention),胎头的顶、额、鼻、口、颏依次由会阴前缘娩出。此时,胎儿双肩径沿左斜径进入骨盆入口。

(6)复位及外旋转:胎头娩出时,胎儿双肩径沿骨盆入口左斜径下降。胎头娩出后,为使胎头与胎肩恢复正常关系,胎头枕部向母体左侧旋转45°角,称复位(restitution)。胎肩在盆腔内继续下降,前(右)肩向前向中线旋转45°角,胎儿双肩径转成与骨盆出口前后径相一致的方向,而胎头枕部需在外继续向母体左侧旋转45°角,以保持胎头与胎肩的垂直关系,称外旋转(external rotation)。

3. 新生儿出生后Apgar评分的意义是什么?

Apgar评分用于判断有无新生儿窒息及窒息的严重程度。以出生后1分钟内评估新生儿心率、呼吸、反射、肌张力、皮肤颜色五项内容。每项0~2分,满分为10分。8~10分,属正常新生儿;4~7分属轻度窒息,又称青紫窒息,需清理呼吸道、人工呼吸、吸氧、用药等措施才能恢复;0~3分属重度窒息,又称苍白窒息,缺氧严重需紧急抢救,行直视下喉镜气管内插管并给氧。

4. 该产妇目前存在的最主要护理问题是什么?

该产妇目前存在的最主要护理问题如下。

(1)焦虑　与担心胎儿能否顺利娩出有关。

(2)知识缺乏　缺乏正确使用腹压配合宫缩知识。

(3)有受伤的危险　与产妇不配合、会阴保护及接生的手法不当有关。

5. 这个阶段的观察重点是什么?

这个阶段观察的重点如下。

(1)对胎儿宫内状态的评估:主要是对胎心率的评估,至少每10分钟听诊1次胎心或持续电子胎心监测,及时发现胎儿窘迫等异常情况。

(2)评估产程进展:评估产力、胎先露下降程度。行阴道检查时应注意胎先露的位置、胎方位、产瘤大小及宫缩时先露下降的程度。当胎先露下降缓慢时,需判断是否宫缩乏力,必要时给予缩宫素加强宫缩,同时还需对胎方位进行评估。明确诊断为第二产程延长者,可根据具体的评估情况决定剖宫产或阴道助产分娩。

6. 助产士在这个阶段的照护重点有哪些？

第二产程照护内容如下。

1）会阴护理　可根据孕妇意愿，采用一些减少会阴损伤和有利于自然分娩的措施，包括冷热敷、会阴按摩和会阴保护。

（1）热敷：若孕妇告知身体某处疼痛或有迹象显示其焦虑、肌肉紧张，可提供湿热毛巾（不可过热，45～59 ℃），热敷 15 分钟左右，每 15 分钟更换 1 次，直至进行分娩。第二产程会阴部热敷可促进盆底肌肉松弛，减轻疼痛。

（2）冷敷：若孕妇告知骶部疼痛，可用冰袋、冷湿毛巾、盛有冷水或冷饮的塑料瓶或其他冷敷物在产妇骶部或会阴部冷敷。若孕妇痔疮疼痛，第二产程可在产妇肛门处冷敷，以减轻痔疮疼痛。分娩后会阴部冷敷可减少会阴部肿胀或裂伤缝合的疼痛。

（3）按摩：会阴部按摩能促进孕妇放松，降低疼痛。多种形式的触摸或按摩可传递一种关怀、安慰和理解或非语言的支持。消毒外阴后，助产士右手戴无菌手套，会阴部、右手示指及中指用足够的按摩油湿润，在宫缩时用右手示指、中指轻轻置入会阴体部至手指第 2 关节处，从 3～9 点以顺时针方式做环形按摩，宫缩间歇时按摩会阴部 3～5 次。按摩时需用力均匀、手法轻柔，避免损伤阴道，直至胎头着冠时停止按摩。按摩时间切勿过长，以 30 分钟左右为宜，避免反复按摩致使会阴水肿增加。

（4）会阴保护：会阴部注射透明质酸也可减少会阴裂伤、疼痛。透明质酸是一种酶的复合物，可增加细胞膜和血管的渗透性，松弛皮肤与皮下肌肉间的结缔组织，使其更不容易受到机械力和扩张力的损伤。

2）体位：鼓励孕妇采用感觉最舒适的体位用力。

分娩体位有膀胱截石位、侧卧位、半坐卧位、手膝位、坐位、站位及蹲位等，每种分娩体位都有其优缺点。选择何种姿势分娩取决于医院的设备及医生和助产士的经验。

（1）膀胱截石位：使用最为普遍的体位。此体位有助于维持无菌状态、方便听诊胎心率，以及接产、施行会阴切开术。但膀胱截石位分娩往往让产妇感觉难堪。同时，可能造成产妇呼吸困难、血压下降，且其大腿向上屈曲，造成阴道和会阴部绷紧，可能会增加会阴切开率。临床上通常会将产妇的背部床板升高 30°～40°，采取半坐卧位来矫正以上不足。

（2）侧卧式：其优点在于孕妇觉得比较自然、舒适，同时不致影响下肢静脉血回流，可促进会阴部的松弛，减少会阴切开率，更有助于产妇使用腹压。该体位还可使胎方位朝着最有利的枕前位旋转，使胎儿内旋转空间增大，同时，减轻了胎头对宫颈的压迫，可使进展过快的分娩速度降低。但当腿部过度弯曲时也会导致会阴组织绷紧。

（3）坐位：孕妇坐在分娩椅或分娩床上，重力作用可协助胎儿向下娩出。但坐位不便于接生，且胎头娩出速度过快易造成会阴裂伤。有研究报道，坐位可能会增加产妇失血量。此外，若坐位分娩时间过长，产床压迫外阴局部，静脉压升高，易导致外阴水肿。因此，分娩时要恰当地掌握上产床的时间，在上坐式产床后 1 小时内分娩最好。

（4）蹲位：必须在产床上加装一横杆，产妇蹲在横杆面前，握住横杆用力，以提供支持和保护安全。蹲位肌肉收缩力较仰卧位强，应激状态下肌肉收缩爆发力更为突出，可增加腹肌和盆底肌的收缩力（产力）以及四肢肌群收缩力。但过频而强烈的宫缩，使会阴组织来不及充分扩张，易造成软产道的损伤和急产，增加产褥感染率和新生儿坠落伤亡率。此外，该体位不便于接生人员观察会阴部的状况及控制分娩过程，这也是目前较少采用蹲位分娩的原因之一。

3）鼓励陪产　家庭陪产或助产士陪产可以给予孕妇精神支持，减少镇痛药的使用，降低会阴切开率，提高分娩满意度。

4）健康教育　提供分娩相关知识，宣教分娩时与助产人员配合的要领，鼓励并帮助孕妇采用自由体位，告知孕妇新生儿出生后即刻母婴皮肤接触、早吸吮、早哺乳的益处。

7. 在分娩过程中有何种简单易行的制度保证分娩安全？

分娩虽是正常生理过程，但由于其特殊性、复杂性而充满风险。2015 年 12 月，世界卫生组织发布《安全分娩核查表》，旨在提高孕产妇分娩的安全质量。《安全分娩核查表》是由基于循证医学证据的分娩关键操作组成的有序列表，根据分娩常规流程将分娩关键操作简化为四个部分（即四个关键点），包括入院时、分娩前（或剖宫产前）、分娩后1小时、出院时。《安全分娩核查表》中的每一项内容都是关键步骤，如果忽略任意一项，可能会对孕产妇或（和）新生儿产生严重伤害。助产士需核查是否已经完成了相应的分娩关键操作，以帮助预防医疗机构内孕产妇死亡、分娩期相关死产、新生儿死亡关键原因（包括产科出血、感染、难产、高血压疾病和早产儿并发症）的发生。2020年7月，借鉴世界卫生组织分娩安全核查表，结合《医疗质量安全核心制度要点》和手术安全核查制度，我国制定了《产房分娩安全核查表》。并要求医疗机构加强产房分娩安全核查工作，在严格执行查对制度及各类孕产妇妊娠风险评估（筛查）的基础上，开展产房分娩安全核查工作。《产房安全分娩核查表》包含已被证实可以降低孕产妇和新生儿危险的分娩核心操作。并按照确定临产、准备接产、分娩后2小时这三个阶段进行细化，从病史信息、孕妇和新生儿治疗、药品设施准备等方面提出具体核查要求，将复杂的分娩过程系统化，以便医护人员在多种情况中记住基本任务，使分娩和护理更安全。

知识链接

分娩安全核查表

姓名：__________ 病案号：__________ 年龄：__________ 孕周：__________

临产时间：__________ 单胎□ 多胎□ 初产妇□ 经产妇□

确定临产	准备接产	分娩后2小时
一、病史信息 1.急产史 □是 □否 2.产后出血史 □是 □否 3.子宫瘢痕 □是 □否 4.妊娠合并症及并发症 □是__________ □否 5.是否有其他特殊情况（主诉、病史、化验、胎儿）__________ __________ 6.是否有特殊用药 □是 □否 7.是否有药物过敏史 □是 □否 二、孕妇治疗 1.是否已使用糖皮质激素促胎肺成熟 □是 □否 □不需使用 2.是否需要抗菌药物 □是 □否 3.是否需要提前备血 □是 □否 4.是否需要硫酸镁及降压治疗 □是，给予硫酸镁 □是，给予降压药物 □否	1.产妇及胎儿异常征象 □是，呼叫帮助 □否 2.是否需要儿科医生 □是，已联系 □否 确认床旁已有必需用品并为分娩做好准备 一、对于产妇 1.缩宫素10 U吸入注射器 □是 □否 2.开放静脉 □是 □否 3.是否需要备用其他宫缩剂 □是 □否 二、对于新生儿，以下物品已检查功能状态 □复苏球囊面罩 □负压吸引器 辐射台功能状态良好 □是 □否 新生儿采血气针 □是 □否 新生儿脉氧饱和仪 □是 □否	1.产妇异常生命体征 □是，呼叫帮助 □否 2.产妇是否有异常阴道出血（检查前需评估膀胱充盈程度） □是，呼叫帮助 □否 一、产妇是否需要 1.是否需要抗菌药物 □是，给予抗菌药物 □否 2.是否需要硫酸镁及降压治疗 □是，给予硫酸镁 □是，给予降压药物 □否 二、新生儿是否需要 1.转儿科 □是 □否 2.在产科进行特殊的护理和监测 □是，已准备好 □否

续表

确定临产	准备接产	分娩后2小时
三、胎儿监护分类 □Ⅰ类 □Ⅱ类 □Ⅲ类 四、是否已告知孕妇及家属在分娩期间出现特殊征象时，及时寻求帮助 □是 □否 核查人及时间： 医生________ 助产士________	三、台下医护人员已到位 □是 □否 四、分娩结束，清点物品无误 □是 □否 分娩前纱布______块 术中增加纱布______块 分娩后纱布______块 操作者/清点人双签字 核查人及时间： 医生________ 助产士________	三、开始母乳喂养及母婴皮肤接触(如果产妇及新生儿状况良好) □是 □否 四、助产士进行交接之外，有无特殊情况需要医生进行交接 □是 □否 核查人及时间： 医生________ 助产士________

产房分娩安全核查表知识点

确定临产	准备接产	分娩后2小时
1.产程观察及监测 (1)孕妇心率、血压及体温：每4～6小时一次 (2)宫缩：定时观察并记录 (3)胎心率：潜伏期1～2小时一次；活跃期15～30分钟一次；第二产程5～10分钟一次 2.考虑应用抗菌药物的指征 (1)孕妇体温≥38 ℃，且不能排除感染 (2)足月胎膜早破>12小时 (3)早产胎膜早破 (4)B族链球菌阳性合并胎膜已破或已临产 (5)其他指征需要使用抗生素者 3.子痫前期临产后酌情给予硫酸镁，重度子痫前期或子痫发作后必须使用，同时注意硫酸镁中毒反应 4.降压治疗：当血压≥160/110 mmHg时必须使用降压药物	1.需要寻求帮助的异常征象 (1)产妇：脸色苍白、精神差、烦躁、呛咳、心慌、胸闷、憋气、胸痛、呼吸急促、头晕、头痛、抽搐，阴道异常出血，行心电监护，给吸氧、氧饱和度监测，呼叫上级医生，必要时同时呼叫麻醉科医生或重症监护医生 (2)胎心监护异常(Ⅱ类胎心监护短时间不能分娩或Ⅲ类胎心监护)，做好紧急剖宫产或者阴道助产准备 (3)羊水异常(血性、Ⅱ度以上污染)警惕胎盘早剥、胎儿窘迫 (4)强直性宫缩、病理性缩复环、血尿，警惕子宫破裂 2.使用前列腺素和麦角新碱等药物前，需了解过敏史、哮喘、青光眼以及心脏病、高血压等病史 3.分娩后针对产妇采取的处理措施 确认单胎分娩或多胎均分娩后 (1)胎儿前肩娩出或胎儿娩出后立即给予缩宫素 (2)观察胎盘剥离征象 (3)控制性牵拉脐带 (4)了解子宫收缩情况 4.无特殊情况下，在新生儿出生后实施延迟结扎脐带，出生后30～60秒后或等待脐带搏动停止后结扎脐带	1.需要呼叫上级医生的异常征象 (1)出血量≥400 mL (2)活动性出血或大量出血 (3)心率≥110次/分，血压<90/60 mmHg (4)经皮血氧饱和度<95% (5)烦躁，淡漠、口渴、口唇苍白发绀、抽搐 (6)剧烈腹痛，严重头痛或视力障碍，呼吸困难，发热、畏寒或排尿困难 (7)肛门坠胀感，警惕软产道血肿 2.异常阴道出血的初步处理 (1)按摩子宫、观察是否有凝血块 (2)联合使用宫缩剂 (3)前列腺素及麦角新碱等药物使用前询问禁忌证 (4)开放静脉，心电监护，吸氧，留置尿管，保暖 (5)完善辅助检查，检测凝血功能和血常规，根据出血量等酌情配血 (6)处理病因：宫缩乏力、胎盘胎膜残留、软产道裂伤、子宫破裂、胎盘早剥、羊水栓塞及凝血功能障碍 3.产后使用抗菌药物指征 (1)产程中孕妇体温≥38 ℃，且不能排除感染 (2)宫腔操作者酌情使用 (3)Ⅲ度或Ⅳ度会阴裂伤 (4)产后出血者酌情使用 4.产后给予硫酸镁的指征 (1)重度子痫前期 (2)子痫发作 (3)产后新发高血压伴视物模糊或持续头痛

续表

确定临产	准备接产	分娩后2小时
5.Ⅲ类胎心监护 (1)基线变异消失合并以下情况：①反复晚期减速；②反复变异减速；③胎儿心动过缓 (2)正弦波图形 以上情况需立即终止妊娠 6.告知孕妇需寻求帮助的特殊征象 (1)出血 (2)阴道流液 (3)持续性或剧烈腹痛 (4)头晕、头痛、视物模糊 (5)排尿困难 (6)出现向下用力的感觉 (7)呼吸困难 (8)发热或寒战 (9)心慌、胸痛、持续性背痛	5.分娩后新生儿初步复苏措施 (1)保温和维持正常体温 (2)摆正体位，清理气道(必要时) (3)擦干和刺激 (4)呼吸暂停或喘息样呼吸或心率<100次/分：①复苏球囊面罩正压通气；②必要时矫正通气；③呼叫帮助	5.产后使用降压药指征 血压(持续)≥150/100 mmHg时建议降压治疗 6.新生儿存在以下情况建议转儿科 (1)呼吸大于60次/分或小于30次/分，呻吟、三凹征或抽搐 (2)刺激时活动欠佳 (3)体温低于35 ℃(保暖后不上升)或超过38 ℃ (4)不能纠正的新生儿低血糖(血糖<2.6 mmol/L) (5)皮肤苍白或发绀 (6)孕周<34周 7.新生儿可在产科加强监测，必要时转儿科 (1)早产儿大于34周或出生体重不足2500 g (2)出生时经过初步复苏，复苏后监测 (3)其他高危儿情况

场景三

胎儿娩出5分钟后胎盘自行娩出，检查胎盘胎膜完整，会阴Ⅰ度裂伤，阴道出血约200 mL，子宫收缩好，宫底质硬脐下一横指，婴儿面色红润，行早吸吮、早接触、早开奶，产房观察2小时后回病房。

【思维启示】

胎儿娩出5分钟后，胎盘娩出。学生需思考以下问题。

(1)胎儿娩出后，产妇进入了哪个分娩阶段？

(2)胎盘剥离征象有哪些？如何协助胎盘的排出？怎样检查胎盘胎膜是否完整？

(3)该产妇目前存在的最主要护理问题是什么？

(4)护理观察和照护重点是什么？

【问题解析】

1.胎儿娩出后，产妇进入了总产程的哪个阶段？

胎儿娩出后，产妇进入了第三产程，即胎盘娩出期。相关概念如下。

第三产程(third stage of labor)，又称为胎盘娩出期，是指从胎儿娩出后至胎盘胎膜娩出的全过程，需5～15分钟，不应超过30分钟。

2.胎盘剥离征象有哪些？如何协助胎盘排出？怎样检查胎盘胎膜是否完整？

(1)胎盘剥离的征象：①子宫底变硬呈球形，胎盘剥离后降至子宫下段，下段被动扩张，子宫体呈狭长形被推向上，宫底升高达脐上；②剥离的胎盘降至子宫下段，阴道口外露的一段脐带自行延长；③阴道少量流血；④用手掌尺侧在产妇耻骨联合上方轻压子宫下段时，宫体上升而外露的脐带不再回缩。

(2)胎盘排出方式：①胎儿面娩出式(schultz mechanism)：胎盘胎儿面先排出，胎盘从中央开始剥离，而后向周围剥离，其特点是胎盘先排出，随后见少量阴道流血，这种娩出方式较多见。②母体面娩出式(duncan mechanism)：胎盘母体面先排出，胎盘边缘先开始剥离，血液沿剥离面流出，其特点是先见较多阴道流血，然后胎盘娩出，这种娩出方式较少见。

(3)协助胎盘娩出：正确处理胎盘娩出，可减少产后出血的发生。接产者切忌在胎盘尚未完全剥离时用手按揉、下压宫底或牵拉脐带，以免引起胎盘部分剥离而出血或拉断脐带。当确认胎盘已完全剥离，宫缩时以左手握住宫底（拇指置于子宫前壁，其余4指放于子宫后壁）并按压，同时右手轻拉脐带，协助胎盘娩出。当胎盘娩出至阴道口时，接产者用双手接住胎盘，向一个方向旋转并缓慢向外牵拉，协助胎盘胎膜完整娩出。若在胎盘娩出过程中，发现胎膜有部分断裂，可用血管钳夹住断裂上端的胎膜，再继续向原方向旋转，直至胎膜完全娩出。胎盘胎膜娩出后，按摩子宫以刺激子宫收缩、减少出血，同时注意观察并测量出血量。若胎盘未完全剥离而出血多，或胎儿已娩出30分钟胎盘仍未排出，应行人工剥离胎盘术。

(4)检查胎盘胎膜：将胎盘铺平，先检查胎盘母体面胎盘小叶有无缺损。然后将胎盘提起，检查胎膜是否完整，再检查胎盘胎儿面边缘有无血管断裂，及时发现副胎盘。若有副胎盘、部分胎盘残留或大部分胎膜残留时，应在无菌操作下伸手入宫腔取出残留组织。若确认仅有少量胎膜残留，可给予子宫收缩剂待其自然排出。

3. 该产妇目前存在的最主要护理问题是什么？

该产妇目前存在的最主要护理问题如下。

(1)与亲子关系无效的危险与疲乏、会阴伤口疼痛或新生儿性别不理想有关。

(2)潜在并发症：产后出血、新生儿窒息。

4. 护理观察和照护重点是什么？

产后2小时在产房观察的时期，通常称为第四产程。正确处理已娩出的新生儿、监测产妇的生命体征、仔细检查胎盘完整性、检查软产道有无损伤、预防产后出血，早期识别和发现产后高危或急症情况等，是该期的主要内容。观察内容包括测定产妇血压、脉搏、氧饱和度、子宫底高度、阴道出血量、膀胱充盈程度以及会阴伤口情况；新生儿的皮肤颜色、哭声、呼吸、吸吮情况等。具体如下。

1)产妇方面

(1)胎盘娩出后：应仔细检查会阴、小阴唇内侧、尿道口周围、阴道及宫颈有无裂伤。若有裂伤，应立即缝合。

(2)产后2小时内：第1小时，每15分钟检查1次生命体征、子宫收缩和阴道出血情况并记录；第2小时，每30分钟检查并记录1次。注意产妇的疼痛情况和其他不适主诉。及时发现阴道流血、会阴血肿等异常情况，并给予相应处理。对于高危产妇需延长观察时间至产后4小时或病情平稳后方可转出产房。

(3)产后24小时：仍为发生产后出血的高危时段。在这段时间内，需关注产妇的生命体征、阴道流血、子宫收缩情况、宫底高度、膀胱充盈和排尿情况、不适主诉等，及时发现异常并处理。

(4)健康教育：宣教母乳喂养、早期皮肤接触的益处，并讲解如何识别新生儿的觅乳信号、完成母乳喂养等。告知产后会阴伤口的护理和减轻会阴不适感及观察子宫复旧和恶露情况的方法。鼓励进食水，尽早排尿排便。

2)新生儿方面

(1)快速评估新生儿，正常行新生儿常规护理Apgar评分，异常进入新生儿复苏流程。

(2)新生儿即刻护理：落实早接触、早吸吮，持续90分钟以上，注意保暖，监测新生儿体温和呼吸，双人核对并佩戴身份标识。

(3)新生儿体格检查：建议在新生儿基本生命体征稳定后对其进行全身体格检查，包括检查外观有无畸形，测量身长、体重等，并准确记录。

(4)脐带处理：对于不需要复苏的正常足月儿和早产儿推荐延迟结扎脐带，即在新生儿出生60秒后，或等待脐带血管搏动停止后（出生后1～3分钟）再结扎脐带。

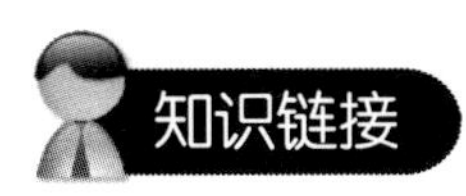

关于脐带结扎时机

既往我国临床实践中常采取新生儿出生后即刻断脐的处理方法，即新生儿出生后30秒内断脐。采取即刻断脐可减少新生儿红细胞增多症和高胆红素血症的风险，并有利于第三产程的处理，减少母体失血量。

延迟断脐是指新生儿出生后30～60秒或脐带停止搏动后再结扎脐带。研究发现，尽管延迟断脐确实增加了新生儿因黄疸需要处理的风险，但在新生儿死亡或其他重要结局指标上并没有明显差异，并且越来越多的研究证明，延迟断脐对新生儿没有危险，延迟断脐还能增加新生儿出生时的血红蛋白水平和提高出生后数月的铁储备，且延迟断脐不会增加产后出血的风险。因此，2016年加拿大妇产科医师协会和2017年美国妇产科医师协会均建议，对不需要进行复苏的新生儿，延迟30～60秒再断脐。但同时应确保医疗机构具备新生儿黄疸监测和治疗的条件。

四、主要参考文献

［1］ 安力彬，陆虹.妇产科护理学［M］.7版.北京：人民卫生出版社，2022.

［2］ 谢幸，孔北华，段涛.妇产科学［M］.9版.北京：人民卫生出版社，2018.

［3］ 中华医学会妇产科分会产科组.正常分娩指南(2020)［J］.中华妇产科杂志，2020，55(6)：361-368.

［4］ World Health Organization. Pregnancy，Childbirth：postpartum and newborn care：A guide for essential practice［M］. Geneva：World Health Organization，2015.

［5］ Zhang J，Landy H J，Ware B D，et al. Contemporary patterns of spontaneous labor with normal neonatal［J］. Obstetrics and Gynecology，2010，116(6)：1281-1287.

（刘 莉 章 凡）

案例7 产后出血的护理实践

一、案例简介

产妇周周，34岁，已婚，G2P1，孕39周时因下腹痛伴见红6小时于早上9:00入院。于当日12:00临产，17:00宫口开全，18:00顺娩一巨大儿，出生后Apgar 1分钟、5分钟评分分别为8分和9分。胎儿娩出15分钟后胎盘未娩出，子宫底脐上2指，子宫轮廓不清晰、质软，阴道出血约200 mL。18:20因胎盘粘连行手剥胎盘术，胎盘娩出后5分钟阴道出血约300 mL，产妇血压110/63 mmHg，心率90次/分，血氧饱和度99%，启动产后出血一级预警，行会阴裂伤缝合术。急查血常规及凝血功能结果显示血红蛋白76 g/L，纤维蛋白原0.5 g/L，凝血酶原时间20秒，阴道仍继续出血，产妇血压92/68 mmHg，脉搏108次/分，血氧饱和度96%，出血量总计约800 mL，遂启动产后出血二级预警，给予补液、“缩宫素”改“巧特欣”维持、申请输血治疗。后产妇血压80/58 mmHg，脉搏116次/分，血氧饱和度95%，子宫收缩仍欠佳，阴道仍有活动性出血，出血总计约1200 mL，启动三级预警，予以肾上腺素泵入、宫腔球囊填塞、阴道纱布填塞、输入浓缩红细胞4 U、新鲜冰冻血浆400 mL。后出血控制，球囊取出后，产妇生命体征平稳，复查血常规、凝血功能各项指标均好转，子宫收缩好，新生儿一般情况良好，予以出院。

二、案例说明书

【教学目标】

本案例展示了产后出血的失血量评估、根据不同出血量采取的分级预警和抢救措施。通过本案例的学习，学生应达到如下学习目标。

(1)掌握产后出血的评估方法。

(2)掌握产后出血的定义及原因。

(3)掌握产后出血的应急处理预案及抢救配合。

(4)熟悉产后出血的病因治疗和对症处理。

(5)熟悉产后出血的管理要点。

【教学思路】

本案例是一例典型的产后出血案例。教师分析产妇的孕产史及临床表现引出导致产后出血的原因。教师介绍产后出血的临床诊疗经过,引出产后出血的识别、出血量评估及急救处理要点。同时,该案例可引发学生对产后出血的重视,并对产后出血的识别与处理的相关知识有一个系统性的认知。

【关键要点】

产后出血是全球范围内导致产妇死亡及严重并发症的主要原因。2020 年,全国妇幼卫生监测数据显示,孕产妇死亡率为 16.9/10 万,产后出血是我国孕产妇死亡的首要原因,约占孕产妇死亡的 1/4,与全球产后出血导致的孕产妇死因构成比相当。虽然我国产妇死亡率整体呈下降趋势,较 1990 年的 80/10 万下降了近 80%,但产后出血仍是导致产妇死亡的首要因素。绝大多数产后出血所导致的孕产妇死亡是可避免或创造条件可避免的,其关键在于早期诊断和正确处理。因此,产后出血的早期识别和正确评估、处理至关重要。妇产科的临产工作者应当熟悉及掌握产后出血的诊治流程,强化该病的应急救治能力。

【建议学习资源】

[1] 中华医学会妇产科学分会产科学组. 产后出血预防与处理指南(2014)[J]. 中华妇产科杂志,2014,49(9):641-646.

[2] 刘兴会,张力,张静.《产后出血预防与处理指南(草案)》(2009)及《产后出血预防与处理指南(2014 年版)》解读[J]. 中华妇幼临床医学杂志,2015,11(4):433-447.

[3] Department of Reproductive Health and Research. WHO Recommendations for the Prevention and Treatment of Postpartum Haemorrhage[M]. Geneva:World Health Organization,2012.

三、案例正文

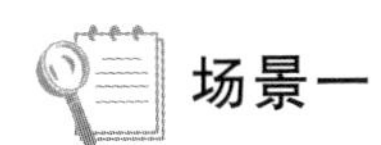

场景一

1 号产室周周,34 岁,现孕 39 周,孕 2 产 1,第一胎做了清宫术,本次孕 15 周时曾住院保胎,今晨 9:00 因下腹痛伴见红 6 小时入院。于 12:00 临产,17:00 宫口开全。已开放 18 G 留置针通道 1 条,静滴 0.9% 氯化钠注射液 500 mL 中。18:00 顺娩一活女婴,4.1 kg,出生后 Apgar 1 分钟、5 分钟评分分别为 8 分和 9 分。胎儿娩出 15 分钟后胎盘未娩出,子宫底脐上两指,子宫轮廓不清晰、质软,阴道出血约 200 mL。

一线医生遂行宫腔探查发现胎盘附着于子宫前壁,与子宫壁粘连,行手剥胎盘术,18:20 胎盘娩出,检查胎盘胎膜完整。胎盘娩出后 5 分钟阴道出血约 300 mL。

一线医生下达指示:立即肌内注射 10 U 缩宫素,另外给予 10 U 缩宫素静滴、启动产后出血一级预警。

巡回助产士口述医嘱,然后呼叫住院总医生以及其他助产士。

住院总医生、助产士 B 和 C 到达。

助产士 A 执行完缩宫素后按摩子宫,子宫轮廓欠佳,宫底脐上两指。

住院总医生下达指示:给予心电监测、氧气吸入、建立第二条 18 G 静脉通道,万汶 500 mL 静滴,抽血查血常规、凝血功能。

助产士 B:心电监护建立完毕,血压 110/63 mmHg,心率 90 次/分,血氧饱和度 99%。

助产士 C:第二条静脉通道建立完毕,血常规、凝血功能标本已采集,万汶 500 mL 静滴已执行。

住院总医生安慰道:"周周,你好,你目前阴道出血有点多,不要紧张,我帮你检查一下,需要先上尿管排空膀胱"。说完边洗手上台,同时下达指示:"一次性导尿,上阴道拉钩及卵圆钳。"

助产士 B 导尿完毕,住院总医生协助上阴道拉钩。

住院总医生暴露宫颈,检查软产道发现宫颈完整,会阴后联合 I 度裂伤,迅速行会阴裂伤缝合术。

【思维启示】

周周在胎儿娩出后，因胎盘粘连行手剥胎盘术，产后数分钟阴道出血 400 mL，医务人员立即启动了一级预警，并积极寻求出血原因，从而进行处理。

学生需思考以下问题。

(1)该产妇出现了什么情况？诊断依据是什么？

(2)产后出血量应如何评估？

(3)产后出血的原因及该产妇发生产后出血的因素是什么？

(4)产后出血预警应该如何划分？一级预警的急救处理措施有哪些？

【问题解析】

1. 该产妇出现了什么情况？诊断依据是什么？

该产妇出现了产后出血。

诊断依据：产后出血的定义是指胎儿娩出后 24 小时内，阴道分娩者出血量≥500 mL、剖宫产分娩者出血量≥1000 mL。该产妇胎儿娩出后 30 分钟内阴道出血量约 500 mL，可诊断为产后出血。

2. 产后出血量应如何评估？

评估产后出血量的方法主要包括以下几种。

(1)称重法：失血量(mL)=[(胎儿娩出后接血敷料湿重(g)－接血前敷料干重(g)]/1.05(g/mL)。根据此法，可准确评估出血量，但该方法操作烦琐，实际操作可行性小，且敷料被羊水浸湿后将无法准确估计出血量。但是对于产后产妇，可以通过称量产垫的重量变化来评估产后出血量，故称重法在估计产后显性出血量时应用较多。对于集聚在会阴、阴道、宫腔或盆腔内的隐性出血，则需根据产妇症状、生命体征变化综合估计。

(2)容积法：用产后接血容器收集血液后，放入量杯测量出血量，该法与称重法一样，混有羊水时，其测量值不准确。临床上主要应用于阴道分娩过程中，第二产程结束后在产妇的臀下置一接血器，计量产时出血量。

(3)休克指数(shock index，SI)法：休克指数＝脉率/收缩压(mmHg)。根据休克指数可估计失血量(表 7-1)。应用休克指数法可方便、快捷地在第一时间粗略估计出血量，尤其是未做失血量收集，外院转诊产妇失血量的估计，以及隐匿性产后出血时。根据休克指数以及病人的症状、生命体征，可快速做出产后出血的诊断。

表 7-1　休克指数与出血量的估计

休克指数	出血量的估计
SI=0.5	血容量正常
SI=1.0	轻度休克
1.0<SI≤1.5	失血量为全身血容量的 20%～30%
1.5<SI≤2.0	失血量为全身血容量的 30%～50%
SI>2.0	失血量为全身血容量的 50%以上，重度休克

(4)血污染羊水中血量的估计(用于剖宫产)：记录分娩过程中羊水和血的混合液体量(负压瓶中事先放入肝素 12500 U 抗凝)，测定血液与羊水混合液中红细胞比容(HCT)，通过公式计算羊水中的血量。羊水中血量=(总羊水和血混合液体量×羊水中 HCT)/产前血 HCT×100%。

(5)血红蛋白的变化：血红蛋白(Hb)每下降 10 g/L，累计失血 400～500 mL，红细胞(RBC)计数下降 10×10^{12}/L。但是产后出血早期，由于血液浓缩，血红蛋白测定值常不能准确反映实际出血量。对于有溶血或者弥散性血管内凝血、大量补液者，血红蛋白测定值也不能准确反映实际出血量。

(6)面积法：按接血纱布或者产妇垫血湿面积粗略估计出血量。该方法简便易行，不足之处在于不同估计者对于纱布或者护垫浸湿程度的掌握不一样，导致估计的出血量不准确。

3. 产后出血的原因及该产妇发生产后出血的因素是什么?

子宫收缩乏力、胎盘因素、软产道裂伤及凝血功能障碍是产后出血的主要原因。这些原因可共存、相互影响或互为因果。

1)子宫收缩乏力(uterine atony)是产后出血最常见的原因。胎儿娩出后,子宫肌纤维收缩和缩复使胎盘剥离面迅速缩小,血窦关闭,出血得到控制。任何影响子宫肌收缩和缩复功能的因素,均可引起子宫收缩乏力性出血,常见因素如下。

(1)全身因素:产妇精神过度紧张,对分娩恐惧,体质虚弱,高龄,肥胖或合并慢性全身性疾病等。

(2)产科因素:产程延长使体力消耗过多;前置胎盘、胎盘早剥、妊娠期高血压疾病、宫腔感染等。

(3)子宫因素:①子宫过度膨胀(如多胎妊娠、羊水过多、巨大胎儿);②子宫肌壁损伤(剖宫产史、肌瘤剔除术后、产次过多等);③子宫病变(子宫肌瘤、子宫畸形、子宫纤维变性等)。

(4)药物因素:临产后过多使用镇静剂、麻醉剂或子宫收缩抑制剂等。

2)胎盘因素

(1)胎盘滞留(retained placenta):胎盘多在胎儿娩出后15分钟内娩出,若30分钟后仍不排出,将导致出血。常见原因:①膀胱充盈,使已剥离胎盘滞留宫腔;②胎盘嵌顿,宫颈内口肌纤维出现环形收缩,使已剥离的胎盘嵌顿于宫腔;③胎盘剥离不全。

(2)胎盘植入:根据侵入深度分为粘连性、植入性和穿透性胎盘植入。根据胎盘粘连或植入的面积分为部分性或完全性。部分性胎盘粘连或植入表现为胎盘部分剥离,部分未剥离,已剥离面血窦开放发生严重出血。完全性胎盘粘连与植入因胎盘未剥离而出血不多。胎盘植入可导致严重产后出血,甚至子宫破裂等,穿透性胎盘植入还可导致膀胱或直肠损伤。

(3)胎盘部分残留(retained placenta fragment):指部分胎盘小叶、副胎盘或部分胎膜残留于宫腔,子宫收缩而出血。

3)软产道裂伤:包括会阴、阴道和宫颈裂伤。严重裂伤者可达阴道穹隆、子宫下段甚至盆壁,导致腹膜后或阔韧带内血肿,甚至子宫破裂。导致软产道裂伤的原因有阴道手术助产、巨大胎儿分娩、急产、软产道静脉曲张、外阴水肿、软产道组织弹性差等。

4)凝血功能障碍:任何原发或继发的凝血功能异常均能造成产后原发性血小板减少、再生障碍性贫血、肝脏疾病等,因凝血功能障碍可引起手术创伤处及子宫剥离面出血、胎盘早剥、死胎、羊水栓塞、重度子痫前期等产科并发症,可引起弥散性血管内凝血,从而导致子宫大量出血。

该案例中产妇产后胎盘未自行娩出,行人工剥离术剥离胎盘,新生儿的体重过大(4 kg以上),为巨大儿,分析其发生产后出血的主要原因为巨大儿导致的子宫收缩乏力及胎盘粘连。

4. 产后出血预警应该如何划分? 一级预警的急救处理措施有哪些?

根据产后出血量可将产后出血分为预警期、处理期和危重期,分别启动一级、二级和三级急救方案。产后2小时出血量≥400 mL为预警期,应迅速启动一级急救方案;出血量500~1500 mL为处理期,应启动二级急救方案;出血量≥1500 mL为危重期,应启动三级急救方案。

一级预警的急救处理措施包括:向上级医护人员求助,遵医嘱迅速建立2条畅通的静脉通道、吸氧、每15分钟监测1次生命体征,留置尿管保证膀胱排空并记录尿量、补液扩容、急查血常规、凝血功能、交叉配血,同时积极寻找出血原因并进行处理。

场景二

会阴裂伤缝合好后。住院总医生问:现在宫缩如何? 生命体征如何?

助产士A:子宫收缩差,宫底脐上2指,阴道仍持续出血,色鲜红,量约300 mL。

助产士B:血压92/68 mmHg,脉搏108次/分,血氧饱和度96%。

巡回护士:刚才急查的血常规和凝血功能结果出来了,血红蛋白76 g/L,纤维蛋白原0.5 g/L,凝血酶原时间20秒。

住院总医生:持续按摩子宫、静滴缩宫素完毕后改巧特欣0.1 mg加入0.9%氯化钠注射液500 mL静滴维持、给予 8 L/min 高流量面罩给氧、启动产后出血二级预警，呼叫二线医生。

助产士 C 大声复述："缩宫素"完毕改"巧特欣"0.1 mg 加 500 mL 生理盐水静滴维持。

巡回护士呼叫二线医生。

二线医生到达现场。一边察看宫底一边询问产妇情况。

住院总医生汇报："孕 39 周、G2P1，17:00 开全，18:00 分娩一巨大儿，18:20 因胎盘粘连行手剥胎盘术，用了缩宫素 10 U 静滴，10 U 肌内注射，现巧特欣维持，补液量 1000 mL，宫颈裂伤已缝合、胎盘胎膜均完整，宫底脐上 2 指，子宫收缩欠佳，现在持续阴道出血共约 800 mL，血红蛋白 76 g/L。"

二线医生指示："通知血库拿红细胞 4 U，新鲜冰冻血浆 400 mL、宫体注射欣母沛 1 支。"

【思维启示】

产妇持续阴道出血，急查血常规显示血红蛋白 76 g/L，纤维蛋白原偏低，凝血酶原时间偏高，休克指数为 1.6，失血量为全身血容量的 30%～50%，此时医护人员启动了二级预警，进行了对症治疗。学生应思考以下问题。

(1)该产妇二级预警的对症治疗关键要点是什么？

(2)除了对症治疗，此时还需采取哪些主要治疗及护理措施？

(3)产妇出现以上症状，除考虑子宫收缩乏力导致产后出血外，应排除哪种危险并发症？

【问题解析】

1. 该产妇二级预警的对症治疗关键要点是什么？

该产妇失血量较大，对症治疗的关键点为液体复苏和输血治疗。

以往临床上普遍认为，产科失血性休克的液体复苏为尽早、尽快大量补充液体，充分恢复有效血容量。但越来越多的证据表明，快速输入过多液体会增加产妇心血管负担，可能导致急性心力衰竭、肺水肿、急性呼吸窘迫综合征等并发症。此外，由于产后出血者在失血的过程中，凝血因子和血小板的消耗，液体复苏过程中输入大量的液体可导致血液稀释、低钙血症、低体温，使血小板和凝血因子浓度及功能进一步下降，凝血及抗纤溶功能紊乱，极易发生稀释性凝血功能障碍，进而引发更严重的并发症。因此，在以最简单有效的方法快速止血的同时，合理选择液体复苏方案尤为重要。

当失血量大或持续性出血时，还需及时输血治疗，以提高血液携氧能力及补充凝血因子的不足。产后出血何时输注红细胞、血小板、血浆、冷沉淀等成分血的适应证国内外尚未完全达成一致。在我国，大量失血者一般建议：当血红蛋白$<$70 g/L 时，应输入红细胞，如果出血尚未完全控制或继续出血的风险大，可适当放宽输血指征，以维持血红蛋白$>$80 g/L。输注血浆应维持凝血酶原时间和凝血活酶时间均小于 1.5 倍正常值。输注冷沉淀和纤维蛋白原以维持纤维蛋白原水平$>$1.5 g/L。输注血小板以维持血小板计数$>50\times10^9$/L 为宜。

2. 除了对症治疗外，此时还需采取哪些主要治疗及护理措施？

该产妇已出现较严重的失血性休克，此时应尽早启动三级预警，给予以下治疗和护理。

(1)病因治疗，必要时行血管栓塞或子宫切除。

(2)求助麻醉科、重症监护室(ICU)及血液科医生等多学科协助抢救。

(3)密切观察生命体征，保暖、吸氧、呼救，做好记录。

(4)及时快速补充血容量，有条件的医院应做中心静脉压测定以指导输血输液。

(5)血压低时遵医嘱临时使用升压药物及肾上腺皮质激素，改善心、肾功能。

(6)抢救过程中随时做血气检查，及时纠正酸中毒。

(7)防治肾衰，如尿量少于 25 mL/h，应积极补充液体，监测尿量。

(8)保护心脏，出现心力衰竭时遵医嘱使用强心药物同时加用利尿剂，如呋塞米 20～40 mg 静脉注射，必要时 4 小时后可重复使用。

(9)预防感染：遵医嘱给予大剂量广谱抗生素。

(10)给予产妇语言及非语言支持，并与家属交代病情和解释病情。

3. 产妇出现以上症状，除考虑子宫收缩乏力导致产后出血外，还应排除哪种危险并发症？

产妇出现失血性休克的症状，且凝血功能异常，应考虑是否有羊水栓塞的可能。

一般情况下，如果产前没有诊断出凝血机制异常，而产时出现急性凝血机制障碍，应当高度怀疑羊水栓塞的可能。羊水栓塞是一种罕见、不可预测、不可预防的产科危急重症，常伴随着呼吸系统、循环系统的改变，弥散性血管内凝血及低纤维蛋白原血症是常见的并发症。如果出现急性凝血机制障碍，需要通过大量的体液置换或产科大量输血方案进行治疗。

场景三

二线医生：产妇目前生命体征如何？

助产士 B：产妇现在血压 80/58 mmHg，脉搏 116 次/分，血氧饱和度 95%。

二线医生：一线医生请和家属交代产后出血病情。执行去甲肾上腺素 10 mg＋生理盐水 50 mL，25 mL/h 起泵入、欣母沛 0.25 mg 宫体注射。

一线医生开医嘱，与产妇家属进行病情谈话。

住院总医生：欣母沛宫体注射完毕。

升压药使用 5 分钟后。

助产士 B：产妇现在血压 93/66 mmHg，脉搏 105 次/分，血氧饱和度 94%。

助产士 A：宫底脐上 2 指，子宫收缩欠佳，目前仍有活动性出血，阴道出血总计 1200 mL。

二线医生：准备宫腔填塞球囊。

住院总医生行球囊填塞术，卵圆钳钳夹宫颈，另一卵圆钳钳夹球囊将球囊上至子宫底部，固定球囊，一线医生协助连接三通，快速充盈球囊，共注入生理盐水 250 mL，引流袋内少许暗红色血性液体，阴道填塞纱布 2 块。

5 分钟后引流袋内积血 30 mL。

巡回护士：浓缩红细胞和血浆已到。

二线医生：立即输血。

30 分钟后，二线医生：目前产妇情况如何？

助产士 B：血压 108/78 mmHg，心率 96 次/分，血氧饱和度 99%。

助产士 A：宫底脐上 1 指，子宫轮廓清晰。

住院总医生：宫腔引流袋内目前共 50 mL 暗红色血性液体。

二线医生指示：目前产后出血基本控制，一线医生继续在产房观察产妇生命体征、子宫收缩和阴道出血情况，30 分钟后复查血常规、凝血功能。

2 小时后产妇生命体征平稳，复查血常规、凝血功能各项指标均好转。12 小时后宫腔球囊取出，观察宫体质硬，宫底脐下 2 指，恶露少，色暗，无异味，生命体征平稳，腹软。分娩后第 3 天，产妇会阴伤口愈合良好，无红肿，新生儿一般情况良好，责任护士指导家属办理出院手续，并进行相关知识宣教。

【思维启示】

行子宫按摩、宫缩剂使用后，产妇仍有活动性出血，遂启动三级预警，进行球囊填塞。输血治疗后产妇出血得以控制，后平安出院。通过产后出血全程处理场景的再现，学生需思考以下问题。

(1)产后出血的病因治疗措施是什么？

(2)产后出血的管理要点有哪些？

(3)这类有产后出血史的妇女，产褥期还需要注意什么？

【答案解析】

1. 产后出血的病因治疗措施是什么？

1)宫缩乏力　处理原则为先简单、后复杂，先无创，后有创。

(1)按摩或按压子宫：①腹壁按摩宫底。胎盘娩出后，术者一手拇指在前，其余四指在后，在下腹部按摩并压迫宫底，挤出宫腔内积血，按摩子宫应均匀而有节律。若效果不佳，可选用腹部-阴道双手压迫子宫法。②腹部-阴道双手压迫子宫法，一手戴无菌手套伸入阴道，握拳置于阴道前穹窿，顶住子宫前壁，另一手在腹部按压子宫后壁，使宫体前屈，两手相对紧压并均匀有节律地按摩子宫或按压子宫。注意：按摩子宫一定要有效，评价有效的标准是子宫轮廓清楚、呈球状、质硬，阴道或子宫切口出血减少。按压时间以子宫恢复正常收缩并能保持收缩状态为止，按摩时配合使用宫缩剂。

(2)应用宫缩剂：①缩宫素(oxytocin)：这是预防和治疗产后出血的一线药物，治疗产后出血的方法为缩宫素10～20 U加入晶体液500 mL中静脉滴注；也可缩宫素10 U肌内注射或子宫肌层注射或宫颈注射，但24小时内总量应控制在60 U内。卡贝缩宫素(carbetocin)：如上述巧特欣，为长效缩宫素九肽类似物，100 μg缓慢静推或肌内注射，2分钟起效，半衰期1小时。②麦角新碱(ergometrine)：尽早加用马来酸麦角新碱0.2 mg肌内注射或静脉推注，每隔2～4小时可以重复给药。但禁用于妊娠期高血压疾病及其他心血管病变者。③前列腺素类药物，当缩宫素及麦角新碱无效或麦角禁用时加用，主要包括卡前列素氨丁三醇(carboprost tromethamine)，如上述欣母沛，米索前列醇(misoprostol)和卡前列甲酯(carboprost methylate)等，首选肌内注射。

(3)宫腔填塞：包括宫腔纱条填塞和宫腔球囊填塞。阴道分娩后宜使用球囊填塞，剖宫产术中可选用球囊填塞或纱条填塞。宫腔填塞后应密切观察出血量、宫底高度及生命体征，动态监测血常规及凝血功能。填塞后24～48小时取出，注意预防感染。同时配合强有力宫缩剂，取出纱条或球类时亦应使用麦角新碱、卡前列素氨丁三醇等强有力宫缩剂。

(4)子宫压缩缝合术(uterine compression sutures)：适用于经宫缩剂和按压子宫无效者，尤其适用于宫缩乏力导致的产后出血。常用B-Lynch缝合术，近年来出现了多种改良的子宫缝合术，如Hayman缝合术、Cho缝合术及Pereira缝合术等，可根据不同的情况选择不同的缝合术。

(5)结扎盆腔血管：以上治疗无效时，可行子宫动脉上、下行支结扎，必要时行髂内动脉结扎。

(6)经导管动脉栓塞术(transcatheter arterial embolization，TAE)：此方法在有介入条件的医院使用，适用于保守治疗无效的难治性产后出血且生命体征平稳者。经股动脉穿刺插入导管至髂内动脉或子宫动脉，注入明胶海绵颗粒栓塞动脉。栓塞剂可于2～3周后吸收，血管复通。

(7)切除子宫：经积极抢救无效、危及产妇生命时，应尽早行次全子宫切除或全子宫切除术，以挽救产妇生命。

2)胎盘滞留、粘连或植入　胎儿娩出后，疑有胎盘滞留时，应立即做宫腔检查。若胎盘已剥离则应立即取出胎盘；若胎盘粘连，可试行徒手剥离胎盘后取出。若剥离困难疑有胎盘植入，停止剥离，据产妇出血情况及胎盘剥离面积行保守治疗或子宫切除术。

(1)保守治疗：适用于产妇一般情况良好，无活动性出血；胎盘植入面积小、子宫收缩好、出血量少者。可采用局部切除、经导管动脉栓塞术、米非司酮、甲氨蝶呤等治疗。保守治疗过程中使用彩色多普勒超声监测胎盘周围血流变化、观察阴道流血量，若出血增多，应行清宫术。

(2)切除子宫：若有活动性出血、病情加重或恶化、穿透性胎盘植入时应切除子宫。完全性胎盘植入可无活动性出血或出血较少，此时切忌强行剥离胎盘而造成大量出血，可直接切除子宫。特别强调瘢痕子宫合并前置胎盘，尤其胎盘附着于子宫瘢痕时(即凶险性前置胎盘)，临床处理较为棘手，必要时及时转诊至有条件的医院。

3)软产道损伤　处理原则为彻底止血，缝合裂伤。软产道血肿应切开血肿、清除积血，彻底止血、缝合，必要时可置橡皮片引流。

(1)宫颈裂伤<1 cm，且无活动性出血不需缝合。

(2)若裂伤>1 cm，且有活动性出血应缝合。缝合第一针应超过裂口顶端0.5 cm，常用间断缝合。

(3)若裂伤累及子宫下段，经腹修补，缝合时应避免损伤膀胱和输尿管。

(4)修补阴道和会阴裂伤时，需按解剖层次缝合各层，不留死腔，避免缝线穿透直肠黏膜。

4)凝血功能异常　尽快补充凝血因子并纠正休克。常用的血液制品包括新鲜冰冻血浆、冷沉淀、血小板等，以及纤维蛋白原或凝血酶原复合物、凝血因子等。若并发弥散性血管内凝血应按弥散性血管内凝血处理。

2. 产后出血的管理要点有哪些？

(1)积极处理第三产程，及时识别并在机体出现明显的症状及体征改变前对产后出血进行处理。

(2)产后出血的干预应当基于多学科协同诊治这一原则，在保证血流动力学稳定的情况下积极寻找病因并处理。

(3)产妇出现急性凝血机制障碍时，应该排除胎盘早剥及羊水栓塞的可能。

(4)建立紧急发放血液制品及大输血方案。

(5)建立产后出血标准化、分阶段的紧急处理方案。

(6)建立产后出血救治团队，并定期进行人员演练培训。

(7)严重大出血时，对产妇及家属给予支持。

3. 这类有产后出血史的妇女，产褥期还需要注意什么？

产褥期应注意产后出血导致的贫血及晚期产后出血。

(1)关于治疗贫血：指南推荐，当血红蛋白小于 70 g/L 时，应输红细胞悬液改善贫血；而当血红蛋白低于 70 g/L，但生命体征平稳、没有出现明显的贫血症状时，应当在输血、口服或者静脉补铁基础上进行个体化处理。当不必要输血时，可采用口服铁剂及静脉补铁。两种补铁方式在产后 14 天对血红蛋白的提升值：口服 14～15 g/L，而静脉补铁可达 20～38 g/L；产后 42 天再次测定血红蛋白，无论口服补铁还是静脉补铁，两者在效果上差异无统计学意义。

(2)晚期产后出血：产褥期常见并发症，发生率为 0.5%～2%。定义为产后 24 小时至产后 6 周内发生的生殖道大量出血。目前，晚期产后出血的出血量无界定，通常是指出血量超过产妇既往自身的月经量，导致产妇出现临床症状、生命体征改变或出现血红蛋白水平降低等需临床干预情况者，均应归入晚期产后出血范畴。晚期产后出血救治流程图见图 7-1。

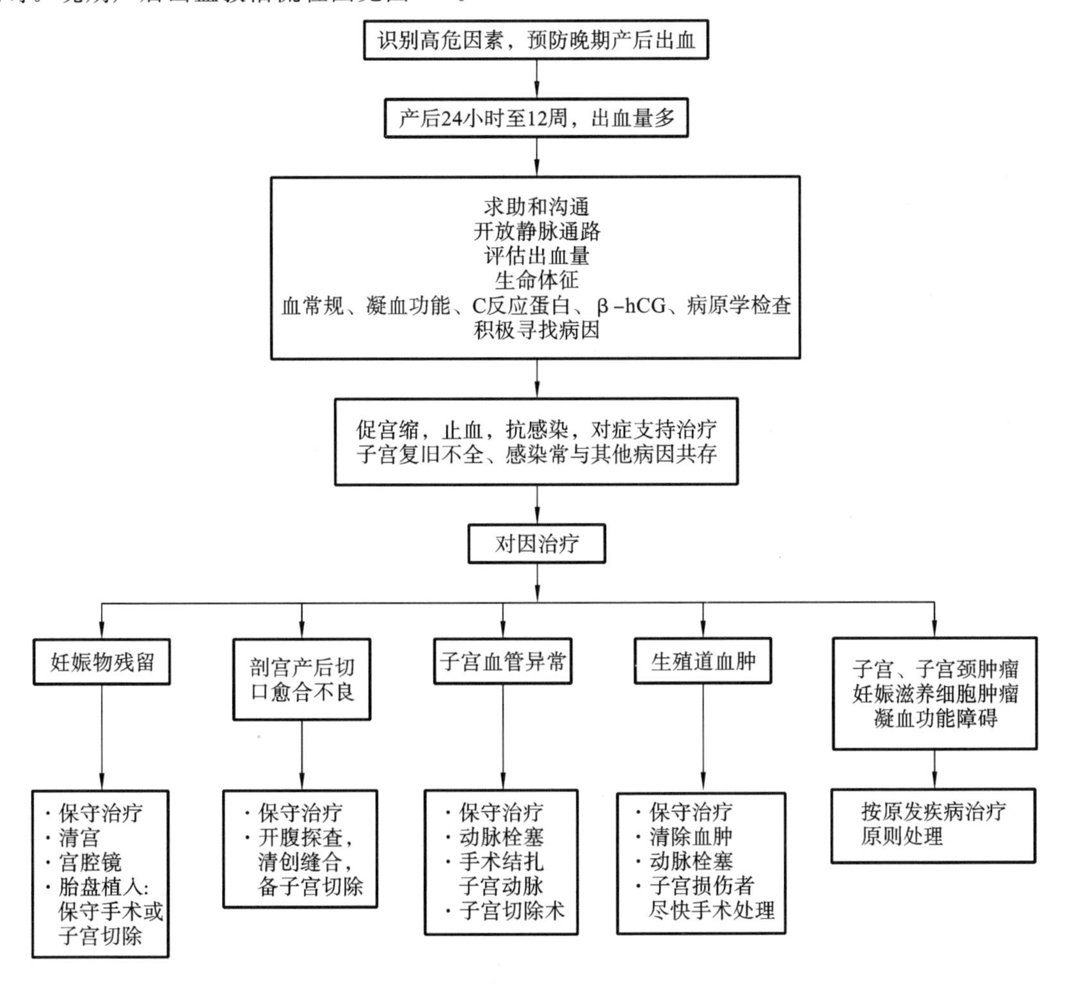

图 7-1 晚期产后出血救治流程图

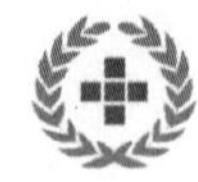

四、主要参考文献

[1] 安力彬,陆虹.妇产科护理学[M].7版.北京:人民卫生出版社,2022.

[2] 谢幸,孔北华,段涛.妇产科学[M].9版.北京:人民卫生出版社,2018.

[3] 何镭,刘兴会.正常分娩指南(2020)要点解读——产程的观察及处理[J].实用妇产科杂志,2021,37(2):95-96.

[4] 陈莉,漆洪波.英国皇家妇产科医师协会"产后出血指南(2016版)"要点解读[J].中国实用妇科与产科杂志,2017,33(11):1158-1163.

[5] 刘兴会,张力,张静.《产后出血预防与处理指南(草案)》(2009)及《产后出血预防与处理指南(2014年版)》解读[J].中华妇幼临床医学杂志(电子版),2015(4):433-447.

[6] 陈阳阳,高慧,邹丽.产后出血液体复苏的研究进展[J].实用妇产科杂志,2021,37(1):28-31.

(刘　莉　熊　芝)

案例8　产褥期护理实践

一、案例简介

周女士,30岁,已婚,G1P0,孕38^{+3}周,因"胎膜早破"于20:10急诊入院。入院时行内诊示宫颈管消退,宫口可容3指。积极完善相关检验及检查,送产房待产,于当日21:30宫口开全,于当日22:53以头位顺产分娩一活男婴,体重3000 g,脐带绕颈1周,出生后Apgar 1分钟、5分钟评分均为8分。新生儿出生后因"呻吟"于新生儿科住院治疗。产后检查产妇软产道Ⅰ度裂伤,行会阴裂伤缝合术。产妇未诉胸闷、心悸等不适,于产房留观后返回病房,予促子宫缩复、预防感染等对症支持治疗。产后第2天,查体体温36.8℃,脉搏68次/分,呼吸15次/分,血压117/70 mmHg;宫底脐下1指,恶露血性、色鲜红、量正常、无臭味;会阴伤口缝合处无红肿、无压痛;产妇情绪低落,自感焦虑。产后第3天,产妇生命体征平稳,未诉不适,予以出院。

二、案例说明书

【教学目标】

本案例展示了母婴分离产妇产后24小时病情观察重点及护理要点;产褥期产后抑郁症的筛查与管理;产褥期产妇的生理性变化及出院指导等内容。通过本案例的学习,学生应达到如下学习目标。

(1)掌握产褥期、产后抑郁症的定义。

(2)掌握产后24小时病情观察重点及护理要点。

(3)掌握产后抑郁症的筛查及其管理要点。

(4)掌握产褥期产妇的生理性变化。

(5)掌握产褥期产妇出院指导内容。

(6)熟悉产后抑郁症的病因、临床表现。

(7)熟悉产后访视和产后42天复查内容。

(8)能够使用人文关怀技巧、运用所学知识,对产褥期产妇提供有爱心、耐心和细心的护理。

【教学思路】

本案例是一例典型的母婴分离的产褥期护理案例。教师再现产妇产后由产房返回病房的情景,引导学生思考产后24小时病情观察重点及护理重点。教师呈现产后第2天的情景对话及产妇情绪低落的临床表现，引导学生讨论产后抑郁高危人群的筛查及管理方法。教师呈现产妇出院前与护士之间的情景对话，引导学生思考产褥期产妇的生理性变化，使学生能够运用所学知识对产妇进行科学的出院指导。

【关键要点】

产褥期是产妇恢复、新生儿适应宫外环境的关键期。产褥期产妇全身各系统发生较大的生理变化，生殖系统最明显。临床表现为生命体征的变化、子宫复旧与恶露、褥汗。产褥期产妇的护理包括住院期间护理、产后访视、产后 42 天复查。产后 24 小时尤其是产后 2 小时是产后出血发生的高峰期，应做好该时期的病情观察。母婴分离易引起产妇一系列心理问题及母乳喂养困难等问题，因此，做好母婴分离产妇的心理护理及母乳喂养指导对其顺利度过产褥期至关重要。

【建议学习资源】

[1]　安力彬，陆虹．妇产科护理学[M]．7 版．北京：人民卫生出版社，2022．

[2]　谢幸，孔北华，段涛．妇产科学[M]．9 版．北京：人民卫生出版社，2018．

三、案例正文

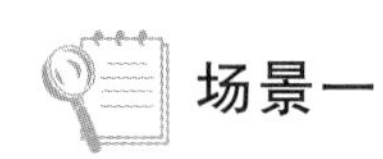

场景一

周女士，30 岁，已婚，G1P0，孕 38^{+3} 周，因“胎膜早破”于 20:10 急诊入院。入院时行内诊示宫颈管消退，宫口可容 3 指。积极完善相关检查，送产房待产，当日 21:30 宫口开全，于当日 22:53 以头位顺产分娩一活男婴，体重 3000 g，脐带绕颈 1 周，出生后 Apgar 1 分钟、5 分钟评分均为 8 分。产后于产房观察 2 小时，产妇无特殊不适，现予以送回病房继续后续病情观察及对症治疗。

助产士：“（电话联系）周女士产后已在产房观察 2 小时，现在准备返回病房。”

病房护士：“好的，病房床位已备好。”

产房留观室交接

助产士：“周女士产程比较顺利，胎盘、胎膜娩出完整，软产道 Ⅰ 度裂伤，已行会阴裂伤缝合术，产时出血总量约 100 mL，产程中因小便不能自解，已给予间歇导尿一次，导出约 400 mL 小便。产房留观 2 小时，阴道出血约 80 mL，小便暂未解。现子宫圆而硬，宫底脐下 1 指，按压宫底见阴道有少量流血，色鲜红，无臭味；体温 37.8 ℃，脉搏 70 次/分，呼吸 16 次/分，血压 115/68 mmHg，需继续观察生命体征变化及阴道出血情况。新生儿因‘呻吟’经新生儿科会诊，已住院治疗。产后相关注意事项已向产妇宣教，回病房后继续注意掌握情况。”

病房护士：“好的，谢谢。”

病　房

病房护士：“周女士，恭喜您当妈妈了！我们现在已经回病房了。”

周女士：“谢谢护士。”

病房护士：“现在我要检查一下您的子宫收缩和阴道出血情况。（检查后）目前您宫底脐下 1 指，子宫圆而硬，有少量阴道出血，都是正常的。生产过程中，您的软产道 Ⅰ 度裂伤，已行会阴裂伤缝合术，一会儿家属可以用温水把会阴周围擦洗干净，保持清洁干燥，每天护士也会用消毒液帮您清洗消毒 2 遍。由于产后 24 小时容易发生产后出血，如果您感觉阴道出血量突然增多，或明显多于月经前两天的量，要及时告知医护人员。要注意生产过程中耗费了大量体力，一会儿一定要吃点东西。”

周女士：“好的，那我能吃什么呢？”

家属：“老婆，你在产房的时候护士都跟我讲了，你现在可以吃一些清淡、稀软、易消化的食物，我已经准备好了，一会儿就去热给你吃。”

周女士：“谢谢老公。但是我在产房的时候，小便解不出来，助产士给我导了一次尿，到现在都没有解出小便，好害怕后面解不出来啊。”

护士：“不用太担心，一会儿您先吃点东西，喝些水，补充体力。先自己试着解一下，如果感觉膀胱胀，小便还是解不出来的话，我们再试试其他方法。上厕所的时候一定要慢点，注意按床头标识的'3 个 30 秒'起床，全程家属扶着，如果感觉头晕乏力，先暂缓下床或在床上解。"

周女士："好的，谢谢护士。"

病房护士："不用谢。周女士，您是准备母乳喂养吗？"

周女士："是的，但是宝宝在新生儿科住院，我不知道怎么办？"

病房护士："一会儿我来教您。"

……

【思维启示】

产后出血是威胁产妇生命安全的严重并发症，产后 24 小时是发生产后出血的高危时段。产妇在分娩过程中发生了尿潴留，担心产后小便不能自解。同时，产妇为初产妇，母婴分离，缺乏母乳喂养知识。因此，在产后 24 小时做好病情观察及产妇和家属的健康宣教尤其重要。

学生需思考以下问题。

(1)该产妇目前的产后出血量是否正常？

(2)产后 24 小时内该如何观察产妇的产后出血情况？

(3)如何指导产妇预防产后尿潴留？

(4)产后 24 小时如何做好产妇的饮食与活动指导？

(5)如何为母婴分离的产妇提供母乳喂养指导？

【问题解析】

1. 该产妇目前的产后出血量是否正常？

产后出血是指胎儿娩出后 24 小时内阴道分娩者出血量≥500 mL，剖宫产者出血量≥1000 mL。该产妇为阴道分娩，目前产后出血量约 80 mL，在正常范围。

2. 产后 24 小时内该如何观察产妇的产后出血情况？

产后 2 小时是发生产后出血的高峰期，约 80%的产后出血发生在这一时期。因此，产后 2 小时要将产妇留在产房，严密观察生命体征、子宫复旧情况、膀胱充盈情况，发现异常及时处理。对于产后出血高危产妇需延长观察时间至产后 4 小时或病情平稳后方可转出产房。

产后 24 小时仍为发生产后出血的高危时段。在这段时期，仍需关注产妇的子宫复旧情况、生命体征、排尿情况及不适主诉，及时发现异常情况并处理。

子宫复旧的观察与护理：产后返回病房手测子宫高度，以了解子宫复旧情况。若宫底高度上升，子宫体变软，应考虑子宫收缩乏力，立即按摩子宫并同时使用子宫收缩剂，以排出血块，预防产后出血。若阴道出血量多，应及时查找原因。观察恶露量、颜色及气味。若红色恶露增多且持续时间延长应考虑子宫复旧不全，及时给予子宫收缩剂。若合并感染，恶露有臭味且有子宫压痛，应遵医嘱给予抗生素控制感染。产后宫缩痛一般不需要处理，如果疼痛难以忍受，可指导产妇进行呼吸和放松，必要时遵医嘱给予止痛药。

3. 如何指导产妇预防产后尿潴留？

分娩过程中膀胱受压致肌张力低下及产后会阴伤口疼痛、产后疲劳、不习惯床上小便等原因影响排尿，产后应注意评估膀胱充盈程度，鼓励并协助产妇产后 4 小时内排尿。排尿困难者，消除产妇排尿引起疼痛的顾虑，鼓励其坐起排尿，必要时协助其排尿，方法如下：①听流水声，利用条件反射增强尿意；②热水熏洗外阴或温开水冲洗尿道外口周围诱导排尿；③按摩法，将手置于腹部，向左右按摩膀胱 10～20 次，刺激膀胱肌收缩；④针灸、理疗，针刺关元、气海、三阴交、阴陵泉等穴位，也可在膀胱区给予低频电刺激，促其排尿；⑤甲硫酸新斯的明，肌内注射 1 mg，以兴奋膀胱逼尿肌促排尿；⑥上述方法无效时，给予间歇导尿或留置导尿。

4. 产后 24 小时如何做好产妇的饮食与活动指导？

(1)饮食：加强产后妇女营养指导，合理膳食有利于产妇全面康复。产后饮食指导遵循以下原则：①全面认识产妇膳食的健康作用，克服产妇饮食误区的干扰；②产后前几天产妇膳食宜清淡、易消化；③食物多样不过量，保证营养均衡；④适量增加鱼、禽、蛋、瘦肉等富含优质蛋白质的食物摄入；⑤注意粗细粮搭配，重视新鲜蔬菜水果的摄入；⑥正确认识产妇膳食对母乳分泌的作用，足量饮水，根据个人饮食习惯可多喝汤汁；⑦适当增加奶类等含钙丰富的食品，合理使用营养补充剂；⑧保持个人饮食习惯，尊重当地无害的特色饮食风俗；⑨适当运动，愉悦心情，充分休息和睡眠，避免过早负重劳动；⑩尽早开奶、坚持母乳喂养，注意居住环境和个人卫生。

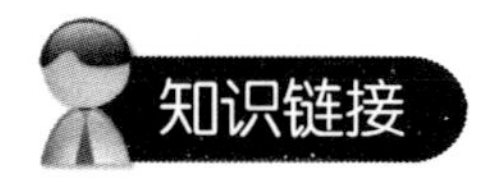

不同分娩方式产妇产后饮食指导

正常分娩后，产妇第一餐可进食适量、易消化的半流质食物；第二餐可给予正常膳食。有些产妇在分娩后最初的1～2天感到疲劳无力或肠胃功能较差，可选择较清淡、稀软、易消化的食物，如面片、挂面、馄饨、粥、蒸或煮的鸡蛋及煮烂的肉菜，之后再过渡到正常膳食。

分娩时若有Ⅰ度或Ⅱ度会阴撕裂伤并及时缝合者，可给予普通饮食；Ⅲ度撕裂伤缝合以后，应给予无渣或少渣膳食一周左右，因为发生撕裂伤时，肛门括约肌也会有断裂，成型大便通过肛门时，会使缝合的肛门括约肌再次撕裂，不仅会给产妇带来痛苦，还会影响伤口愈合。

对于剖宫产妇女，由于剖宫手术一般采用局部麻醉，对胃肠道的影响较小，术后一般给予流食，但忌用牛奶、豆浆、含大量蔗糖等胀气食物。肛门排气后可恢复正常饮食。对于采用全身麻醉或手术情况较为复杂的剖宫产术后妇女，其饮食需遵医嘱。

(2)活动：鼓励产后尽早活动，阴道自然分娩者，回病房后产妇即可在床上适当活动，产后6～12小时下床轻微活动，产后第2天在室内正常活动，会阴侧切或剖宫产的产妇可适当推迟下床活动时间。下床活动前进行跌倒风险评估及预防跌倒相关知识宣教。

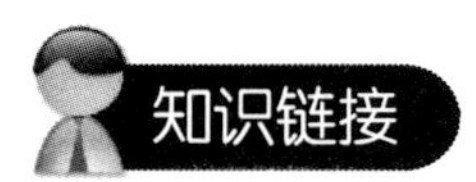

孕产妇跌倒风险评估系统

孕产妇跌倒风险评估系统(obstetric fall risk assessment system™，OFRAS™)是2013年由Heafner等在循证研究基础上，通过专家讨论和咨询构建的量表，适用于所有住院孕产妇。2022年温燕玲等进行汉化，具有良好的信度和效度。

该量表共16个条目，6个维度，分别为既往史(条目1～4)、心血管系统(条目5～7)、出血情况(条目8、9)、神经系统功能和麻醉状态(条目10、11)、活动能力(条目12、13)、药物(条目14～16)，各条目分值不同，可以叠加，但每个维度最高计分为3分，总分0～18分(表8-1)。该量表将跌倒风险分为3个等级，0～2分为低风险，3～4分为中风险，5分及以上为高风险，根据不同风险等级给予相应护理措施。

表8-1 中文版OFRAS™内容及评分标准

评估维度	评估条目及说明
既往史	1.最近3个月曾有跌倒史 是=2分；否=0分 2.最近2个月因病情需要卧床休息 是=2分；否=0分 3.视觉障碍但不影响活动 是=1分；否=0分 4.视觉障碍活动受限制 是=3分；否=0分 总分：

续表

评估维度	评估条目及说明
心血管系统	5. 患有贫血、血小板减少症、先兆子痫疾病 是=2分;否=0分 6. 发生体位性低血压(心率、收缩压和舒张压的变化≥20%) 是=3分;否=0分 7. 伴随头晕、眩晕、视物模糊、身体虚弱等症状 是=2分;否=0分 总分:
出血情况	8. 顺产时阴道出血量>500 mL或剖宫产时出血量>1000 mL 是=3分;否=0分 9. 伴有产前出血、胎盘早剥、前置胎盘等并发症 是=2分;否=0分 总分:
神经系统功能和麻醉状态	10. 产后双下肢感觉麻木 是=1分;否=0分 11. 硬膜外麻醉术后3小时内 是=3分;否=0分 总分:
活动能力	12. 能独立完成直腿抬高但无法独立完成仰卧屈腿抬臀 是=1分;否=0分 13. 无法独立完成直腿抬高 是=2分;否=0分 总分:
药物	14. 麻醉药[静脉或肌内注射用药30分钟内,包括病人自控镇痛(patient controlled analgesia,PCA)] 是=1分;否=0分 15. 降压药 是=2分;否=0分 16. 同时使用麻醉药和降压药 是=3分;否=0分 总分:
得分范围:0~18分[每个维度最高分不超过3分(即每个维度各条目相加≥3分时最高分仍取3分),各维度最高分相加即得总分] 低危跌倒风险值0~2分;中危跌倒风险值3~4分;高危跌倒风险值5分或5分以上 风险等级:	总分

5. 如何为母婴分离的产妇提供母乳喂养指导?

世界卫生组织推荐:纯母乳喂养6个月,6个月以后在添加辅食的基础上继续母乳喂养至2岁或以上。因母婴分离,产妇无法直接母乳喂养,可指导产妇采集母乳于储奶袋储存。具体方法如下。

(1)母乳采集方式:可采用手挤奶或吸奶器泵奶的方式。吸奶器模式为模拟婴儿吸吮模式,产妇使用最大舒适吸力泵乳,可采用手动挤奶或乳房按摩联合泵乳。

(2)母乳采集前准备:①产妇每次母乳采集前按照7步洗手法洗手;②清洁乳房(无需使用特定的消毒剂以免发生皮肤损伤);③按产妇的个人喜好选择吸奶器,推荐使用双侧医用电动吸奶器;④做好吸奶器的清洁与消毒。

(3)母乳采集频率:建议产妇在分娩后1小时内开始徒手挤奶,挤奶间隔时间≤3小时,每天泵奶次数≥8次,夜间至少泵奶1次。

(4)储存时间:20～30 ℃保存不超过4小时,4 ℃不超过48小时,−15～−5 ℃可保存6个月。

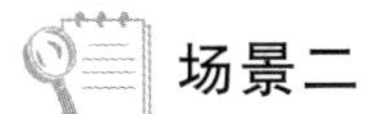

场景二

产后第2天,查体发现体温36.8 ℃,脉搏68次/分,呼吸15次/分,血压117/70 mmHg;宫底脐下1指,恶露血性、色鲜红、量正常、无臭味;会阴伤口缝合处无红肿、无压痛。产妇既往体健,无高血压、糖尿病、心脏病等慢性疾病,无精神病史及家族史。

护士:"周女士,您好!目前您已经过了产后24小时,没有发生产后出血等并发症,小便也自解通畅,说明您恢复得不错!今天母乳挤得怎么样呀?"

(周女士情绪低落,躺在床上不愿意说话。)

家属:"我老婆一直觉得昨天(生产时)宝宝生得太急了,她想要是能早点住院待产,是不是宝宝就不用住院了。"

护士:"周女士,我很能理解您的心情,有部分孕妇是会发生急产的,这不是您的错,您做得已经很好了。早上查房前,您的管床医生已和新生儿科那边医生沟通过,宝宝目前病情稳定,再观察几天就可以出院了。"

家属:"是的,老婆,你看护士也说了,这不是你的错。早上查房时,医生也跟你说了,宝宝那边都还好,过几天就可以回家了。你生宝宝已经很辛苦了,我先把你照顾好,等你身体恢复好了,后面等宝宝出院了,咱们才能更好地照顾宝宝呀!"

护士:"是的,周女士,您老公说得很对!看他把饭都给您备好了,您一会儿还是吃点吧!"

周女士:"谢谢护士。老公,谢谢你一直这么理解和照顾我,我就是想到宝宝住院,心里难受。"

护士:"周女士,咱们趁着宝宝住院期间,也可以为宝宝做一些事啊,比如好好挤母乳,等宝宝回家了,就有足够的母乳可以吃了,他也能感受到妈妈满满的爱。"

【思维启示】

产妇为初产妇,因"胎膜早破"急诊入院,新生儿出生后即转入新生儿科住院,母婴分离,产妇情绪低落。因此,在产后住院期间需做好产妇的产后抑郁症的筛查。

学生需思考以下问题。

(1)什么是产后抑郁症?该产妇的主要高危因素是什么?

(2)产后抑郁症的临床表现有哪些?

(3)如何对产褥期产妇进行产后抑郁症的筛查和管理?

【问题解析】

1.什么是产后抑郁症?该产妇的主要高危因素是什么?

产后抑郁症是指产妇在分娩后出现抑郁症状,是产褥期精神综合征中最常见的一种类型。由Pitt于1968年首次提出。产后抑郁症患病率较高,国际上公认的发生率为10%～15%,我国的患病率为1.1%～52.1%,平均14.7%。

产后抑郁症高危产妇包括有精神病史或家族史、不良孕产史、孕期合并症或并发症、新生儿患病住院母婴分离、睡眠障碍、婚姻关系不和谐或配偶有家庭暴力或不良行为(吸毒、酗酒等)、产后缺乏家人支持和照顾等情况的产妇。

结合案例,该产妇的主要高危因素是母婴分离。

2.产后抑郁症的临床表现有哪些?

产后抑郁症起病隐匿,容易忽视早期症状;症状严重时,严重危害到产妇、婴儿甚至整个家庭。多于产后2周内发病，产后4～6周症状明显，病程可持续3～6个月。主要表现如下。

(1)情绪改变：突出症状是持久的情绪低落，表现为心情压抑、情绪淡漠，甚至焦虑、恐惧、易怒，夜间加重；有时表现为孤独、不愿见人或伤心、流泪。

(2)自我评价降低：对事物缺乏兴趣，自卑、自责、内疚、自暴自弃、有自罪感、对身边的人充满敌意，与配偶及其他家庭成员关系不协调。

(3)创新性思维受损，主动性降低，思维和反应迟钝，思考问题困难。

(4)对生活缺乏信心，觉得生活无意义，出现厌食、睡眠障碍、易疲倦、性欲减退。严重者出现绝望、自杀或杀婴倾向，有时陷于错乱或昏迷状态。

3. 如何对产褥期产妇进行产后抑郁症的筛查和管理？

在产后住院期间、产后访视及产后42天健康检查时，都要询问产妇目前是否有紧张、焦虑、抑郁等不良情绪，筛查和识别高危产妇，有利于早期发现和诊断产后抑郁症。对情绪不良的产妇或高危产妇，建议选用相应的心理健康状况测评量表进行测评。爱丁堡产后抑郁量表(Edinburgh postnatal depression scale，EPDS)(表8-2)是目前最常用的产后抑郁症筛选工具，使用4级评分，共包括10个项目。产后2～6周是筛查的最佳时间，建议产后1年内至少筛查1次。

表8-2 Edinburgh产后抑郁量表(EPDS)

序号	测评项目及评分标准			
	在过去的7日			
1	我能够笑并观看事物有趣的一面			
	如我总能做到那样多	0分	现在不是那样多	1分
	现在肯定不多	2分	根本不	3分
2	我期待着享受事态			
	如我做到那样多	0分	较我原来做得少	1分
	肯定较原来做得少	2分	全然难得有	3分
3	当事情做错时，我多会责备自己			
	是，大多时间如此	3分	是，有时如此	2分
	并不经常	1分	不，永远不	0分
4	没有充分的原因我会焦虑或苦恼			
	不，总不	0分	极难得	1分
	是，有时	2分	是，非常多	3分
5	没有充分的理由我会感到惊吓或恐慌			
	是，相当多	3分	是，有时	2分
	不，不多	1分	不，总不	0分
6	事情对我来说总是发展到顶点			
	是，大多情况下我全然不能应付	3分	是，有时我不能像平时那样应付	2分
	不，大多数时间我应付得相当好	1分	我应付与过去一样好	0分
7	我难以入睡，很不愉快			
	是，大多数时间如此	3分	是，有时	2分
	并不经常	1分	不，全然不	0分
8	我感到悲伤或痛苦			
	是，大多数时间如此	3分	是，相当经常	2分
	并不经常	1分	不，根本不	0分

续表

<table>
<tr><th rowspan="2">序号</th><th colspan="4">测评项目及评分标准</th></tr>
<tr><th colspan="4">在过去的7日</th></tr>
<tr><td rowspan="3">9</td><td colspan="4">我很不愉快，我哭泣</td></tr>
<tr><td>是，大多数时间如此</td><td>3分</td><td>是，相当常见</td><td>2分</td></tr>
<tr><td>偶然有</td><td>1分</td><td>不，根本不</td><td>0分</td></tr>
<tr><td rowspan="3">10</td><td colspan="4">出现自杀想法</td></tr>
<tr><td>是，相当经常</td><td>3分</td><td>有时</td><td>2分</td></tr>
<tr><td>极难得</td><td>1分</td><td>永不</td><td>0分</td></tr>
</table>

产后抑郁症的重要治疗手段是心理治疗，包括心理支持与咨询、人际心理治疗、社会干预、音乐治疗等。中重度抑郁症及心理治疗无效者可选择药物治疗。

当EPDS总分为9～12分时，医护人员可根据引起紧张焦虑和抑郁的具体问题进行心理咨询和指导，提高其认知能力和水平，并指导产妇学习自我心态调整的方法，如转移情绪、释放烦恼、与亲朋好友交流，以及放松训练如瑜伽、冥想等。

当EPDS总分≥13分时，医护人员需要将产妇转诊至精神心理专科医生进行进一步确诊，首选心理干预，服用抗抑郁药物治疗对妇女是有益的，接受专科治疗和连续的随访保健，最好能持续1年。

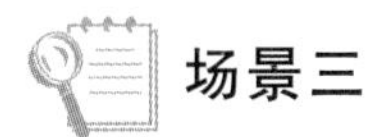

场景三

产后第3天，产妇生命体征平稳，复查血常规无明显异常，未诉不适，予以出院。

护士："周女士，恭喜您今天可以出院了！"

周女士："这几天谢谢你们的悉心照顾，我感觉自己这两天出汗比较多，这是正常的吗？"

护士："这是'褥汗'，是产褥期正常表现，一般持续1周，注意勤换衣物，预防感冒。"

周女士："现在我觉得下面还是有出血，不过比之前少多了，这是正常的吗？"

病房护士检查后，说："我看了下，目前是正常的，这是恶露，一般会持续4～6周，颜色会由鲜红色逐渐变为淡红色，最后会变成白色，量也会逐渐减少。您不要太担心，平时注意勤换卫生巾，保持下面清洁干燥。"

周女士："我家宝宝还在新生儿科住院，医生说还要观察几天才能出院，他出院回家我怕照顾不好。"

护士："您担心是正常的，宝宝出院时相关注意事项医生护士会跟您和家属交代的，您也可以通过电话或线上问诊来咨询。出院后，社区也会有医务人员上门访视。"

周女士："谢谢护士。那我什么时候需要复查呀？"

护士："一般是产后42天复查，如果出现不舒服，比如阴道出血突然增多等就需要及时到医院检查了。"

【思维启示】

初产妇及家属均缺乏产褥期护理相关知识，产褥期护理包括住院期间护理、产后访视和产后42天复查。护士除了做好住院期间护理外，还应做好出院指导，告知产后访视及产后42天复查内容等，以使产妇顺利度过产褥期。学生需思考以下问题。

(1)如何定义产褥期？

(2)产妇在产褥期的临床表现包括哪些？

(3)什么是产后访视？

(4)产后42天复查的内容包括哪些？

(5)如何对产妇进行出院指导？

【问题解析】

1. 如何定义产褥期？

产褥期是从胎盘娩出至产妇除乳腺外全身各器官恢复或接近正常未孕状态的一段时期，一般为6周

(42天)。

产褥期保健是指为分娩后至产后42天的妇女和婴儿提供规范、系统和连续的医疗保健服务,包括住院期间保健、产后访视和产后42天健康检查。

产后保健

中华预防医学会妇女保健分会于2021年发布的《产后保健服务指南》指出,产后康复是一个连续的过程,虽然42天产妇因妊娠而引起的生理变化基本恢复,但随着高龄和经产妇增多,妊娠合并症或并发症、盆底功能损伤、心理障碍和体重滞留等问题逐渐增加,妊娠并发症和合并症将会在产后继续影响妇女健康,既往止于产后42天的产褥期保健已不能满足产妇的健康需求,应考虑将产后保健服务延长至3~6个月。在此基础上提出了"产后保健"的概念,指为分娩后至产后6个月的妇女和婴儿身心健康提供规范、系统和连续的医疗保健服务,重点是对有孕产期合并症和并发症及生殖器官等恢复不良的妇女进行管理。

2. 产妇在产褥期的临床表现包括哪些?

产妇在产褥期的临床表现属于生理性变化,其中生殖系统变化最为明显。

1)生命体征

(1)体温:产后体温大多在正常范围内,可在产后24小时内略升高,一般不超过38 ℃,可能与分娩应激有关。产后3~4天可能会出现泌乳热,一般持续4~16小时后降至正常,但需排除感染等其他原因引起的发热。

(2)脉搏:产后脉搏一般较慢,60~70次/分,维持在正常范围内。

(3)呼吸:产后呼吸深慢,一般14~16次/分,是由产后腹压降低,膈肌下降,由妊娠期的胸式呼吸变为胸腹式呼吸所致。

(4)血压:产后血压维持在正常水平,变化不大。

2)子宫复旧　胎盘娩出后,子宫圆而硬,宫底在脐下1指。产后第1天因宫颈外口升至坐骨棘水平,致使宫底稍上升至平脐,以后每日下降1~2 cm,至产后1周在耻骨联合上方可触及,于产后10天子宫降至骨盆腔内,腹部检查触不到宫底。

3)产后宫缩痛　在产褥早期因宫缩引起下腹部阵发性剧烈疼痛,称为产后宫缩痛。于产后1~2天出现,持续2~3天自然消失,多见于经产妇。哺乳时反射性缩宫素分泌增多使疼痛加重,可予以子宫按摩,不需特殊用药。

4)恶露　产后随子宫蜕膜(特别是胎盘附着处蜕膜)脱落,含有血液、坏死蜕膜等组织经阴道排出,称为恶露。恶露有血腥味,但无臭味,持续4~6周,总量为250~500 mL。因其颜色、成分、出现时间与持续时间不同,恶露分为血性恶露、浆液恶露及白色恶露(表8-3)。

表8-3　正常恶露的特点

类型	出现时间与持续时间	颜色	成分
血性恶露	产后3~4天内	红色	较多红细胞、坏死蜕膜及少量胎膜
浆液恶露	产后3~4天出现,持续10天	淡红色	较多坏死蜕膜组织、宫腔渗出液、宫颈黏液,少量红细胞、白细胞和细菌
白色恶露	产后14天左右出现,持续3周	白色	大量白细胞、坏死蜕膜组织、表皮细胞及细菌

5)褥汗　产后1周内皮肤排泄功能旺盛,排出大量汗液,以夜间睡眠和初醒时更明显,习称"褥汗",不属病态。但要注意补充水分,防止脱水及中暑。

3. 什么是产后访视?

基层医疗卫生机构在收到分娩医院转来的产妇分娩信息后,应于产妇出院后3~7天、14~28天分别进行居家产后访视，出现母婴异常情况应适当增加访视次数或指导及时就医。产后访视内容包括产妇访视内容和新生儿访视内容。

(1)产妇访视内容：①了解分娩情况、孕产期有无异常及诊治过程；②询问一般情况，观察精神状态、面色和恶露情况；③监测体温、血压、脉搏，检查子宫复旧、伤口愈合及乳房有无异常，了解大小便情况；④提供清洁卫生、膳食营养、生殖器官恢复及避孕方法等保健指导；⑤进行心理卫生指导，关注产后抑郁、焦虑等心理问题；⑥进行盆底康复和适宜的运动指导与宣教；⑦督促产后 42 天进行母婴健康检查。

(2)新生儿访视内容：①了解出生、喂养等情况；②观察新生儿精神状态、吸吮、哭声、肤色、脐部、臀部、四肢活动、大小便等；③进行新生儿体检，测量心率、呼吸、体温、身长和体重等；④提供新生儿喂养和日常护理指导；⑤提供疾病预防、免疫规划疫苗与非免疫规划疫苗等保健指导。

4. 产后 42 天复查的内容包括哪些？

产妇应于产后 42 天携婴儿到分娩医院或居住地所属卫生服务中心或乡镇卫生院进行健康检查，如母婴出现异常情况应提前及时就医。产后 42 天复查的内容包括产妇健康检查和婴儿健康检查。

(1)产妇健康检查：①了解产褥期基本情况；②测量体重、血压，进行盆腔检查，了解子宫复旧及伤口愈合情况；③对孕期有合并症和并发症者，进行相关检查，提出诊疗意见；④提供喂养、营养、心理、卫生及避孕方法等指导；⑤进行盆底功能评估与适宜运动指导与宣教；⑥进行血尿常规检查，根据产妇情况可进行盆腔超声等检查。

(2)婴儿健康检查：①了解婴儿基本情况；②测量身长和体重，进行全面体格检查，如发现出生缺陷，应做好登记、报告与管理；③对有高危因素的婴儿，进行相应的检查和处理；④提供婴儿喂养、儿童早期发展、口腔、疫苗接种等方面的指导；⑤按儿童保健系统管理要求进行定期体检和保健。

5. 如何对产妇进行出院指导？

出院时除了加强住院期间相关宣教如母乳喂养、心理护理之外，还应做好以下指导。

(1)休息与睡眠：产褥期产妇充分休息和睡眠可以消除疲劳，促进组织修复，增强体力。生活应有规律，注意劳逸结合。

(2)避孕指导：产后夫妇不论是否有再生育意愿，都需要了解和掌握相关的避孕知识。世界卫生组织倡导“产后至少 24 个月后再考虑受孕，以减少孕妇、围产儿和婴儿的健康风险”。产妇的生殖器官恢复需要6～8 周的时间，42 天健康检查无异常可恢复性生活，注意性卫生，预防生殖道感染，提供个体化指导。如果产妇有侧切伤口疼痛、产褥感染、产后出血或产后抑郁等，要推迟性生活的时间。如果产后不哺乳，排卵可出现在产后 4 周左右，即在第 1 次月经前。产后第 1 次性生活就要采取避孕措施。

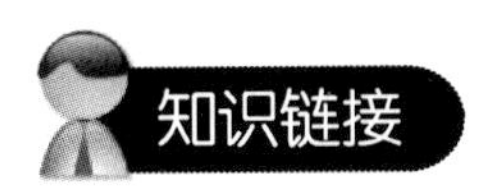

产后个体化避孕指导

在产后病房及产后访视等时机，医护人员应为产后夫妇提供个性化指导，澄清产后避孕的误区，根据分娩方式、哺乳方式和产后时间及其健康状况，推荐、指导并帮助他们选择适宜的避孕措施。

(1)对已完成生育计划或因严重的内外科疾病不宜再次妊娠分娩的夫妇，建议采用长效避孕措施，包括永久性的男性或女性绝育手术。

(2)对 2 年后有生育计划的夫妇，建议使用长效可逆避孕措施，如宫内节育器、皮下埋植剂和长效避孕针等。

(3)对选择使用避孕套避孕夫妇，强调正确持续使用的必要性和使用注意事项。

(4)对使用安全期、体外排精等避孕措施产妇，告知这些方法避孕效率相对较低，建议尽早转换为高效可逆的避孕措施。

(5)对未哺乳产妇也可在产后 3 周后使用复方口服避孕药避孕，按药物说明书服用，不要漏服。

(6)如果夫妇中有性传播疾病(STI)或艾滋病(HIV)高发风险，建议采取双重保护措施，如在采取高效避孕措施的同时加用避孕套。

(7)与夫妇双方确认避孕选择及落实时机，帮助他们将选择的方法落实到位，包括发放相关药具等。

(8)告知后续自主使用的避孕药具补充方式。

(9)预约产后42天时随访或在避孕方法使用后1～3个月随访。

(3)产后运动训练指导：产后运动不仅可以加快身体和生殖系统的恢复，对于预防血栓栓塞性疾病、糖尿病，控制产后体重，减少产后尿失禁的发生，减轻产后抑郁，提高身体免疫力等均有益处。产后运动可根据身体状况和个人喜好选择不同的运动方式，如腹式呼吸、卧位体操、肌力训练、有氧运动、瑜伽、盆底肌锻炼等。产后前4周，循序渐进地进行呼吸功能训练、肌力训练，同时可以提高心肺功能；产后4～6周可开始有规律的有氧运动，运动量可根据身体情况和个人耐受程度逐渐增加。有其他疾病合并症的产妇可根据医学建议适当调整运动计划。哺乳期妇女为避免运动时乳房胀引起的不适，应在锻炼前哺乳。

盆底肌锻炼

盆底肌锻炼，也叫Kegel运动，可以促进局部血液循环、加快伤口愈合、重建盆底肌肉张力，降低产后压力性尿失禁，改善性功能。会阴正中切开产妇做Kegel运动会因为牵拉伤口导致不适，因此，要等到伤口愈合后再训练。Kegel运动具体做法如下。

(1)排空膀胱，着宽松服装。

(2)身体放松，采用坐位、仰卧位或站立位等舒适体位。

①坐位时，两脚展开与肩同宽，伸展背部，扬起面部，放松肩部，腹部放松。

②仰卧位时，两膝轻微立起，两肩展开，腹部放松。

③站立位时，手、脚与肩同宽展开，倚靠在桌子上，将体重放在手腕上，伸展背部，扬起面部，肩、腹部放松。

(3)收缩骨盆底肌肉5秒(即让产妇做收缩肛门、同时收缩尿道的动作)，开始可只收缩2～3秒，逐渐延长时间至10秒。

(4)放松盆底肌肉10秒(放松肛门、尿道)，休息10秒，即完成1次盆底肌训练。

(5)连续做15～30分钟，每天重复3组或每天做150～200次。

产后体重管理

(1)产后体重滞留：分娩后体重较孕期明显下降，在产后6周左右应基本降至正常非孕期状态。孕前超重、产褥期高能量饮食、久坐、睡眠减少等是导致产后体重滞留的影响因素，产后1年内是体重控制的关键时期。

(2)适宜体重：产后应保持体质指数(BMI)在适宜范围(18.5～23.9)，可通过监测体重和体脂分布，进行体重管理。

(3)体重管理策略：膳食调控及个体化指导，控制总能量摄入，合理运动，定期自我监测体重。坚持母乳喂养有助于控制体重。

(4)产褥期并发症的征兆：恶露增多或恶露颜色变淡后又变红，大多提示有产后出血或感染。一旦怀疑产妇产后出血、产褥感染及泌尿系统感染时，应尽快就医。

(5)产后检查：告知产妇于产后42天左右携带婴儿到医院进行产后复查，以了解全身及生殖器官的恢复情况及婴儿生长发育情况。

四、主要参考文献

[1] 安力彬,陆虹.妇产科护理学[M].7版.北京:人民卫生出版社,2022.

[2] 谢幸,孔北华,段涛.妇产科学[M].9版.北京:人民卫生出版社,2018.

[3] 中华预防医学会妇女保健分会.产后保健服务指南[J].中国妇幼健康研究,2021,32(6):767-781.

[4] 汪之顼,赖建强,毛丽梅,等.中国产褥期(月子)妇女膳食建议[J].营养学报,2020,42(1):3-6.

[5] 温燕玲,李哲,杨静雯,等.孕产妇跌倒风险评估系统的汉化及信效度检验[J].护理研究,2022,36(2):289-292.

[6] 中华医学会妇产科学分会产科学组,中华医学会围产医学分会.正常分娩指南[J].中华妇产科杂志,2020,55(6):361-370.

[7] 邓永芳,贺芳,符白玲,等.促进母婴分离产妇母乳采集的循证实践[J].中华护理杂志,2020,55(1):22-27.

(丰小庆)

案例9 新生儿复苏的护理实践

一、案例简介

新生儿,女,胎龄30周,脐带绕颈一周,出生体重1.5 kg。第二产程中胎心监护出现2次晚期减速。出生后快速评估,羊水清、呼吸不好、肌张力差,立即给予保暖、摆正体位、清理呼吸道、擦干刺激等初步复苏。初步复苏后新生儿心率为80次/分,助产士立即运用T组合复苏器给新生儿进行正压通气。正压通气10秒未见胸廓起伏,于是矫正通气步骤,其后重复正压通气30秒,可见胸廓起伏但心率仍为55次/分,血氧饱和度60%。麻醉科医生立即给予气管插管,插管成功后,经1分钟胸外按压和正压通气配合,新生儿心率及血氧饱和度未见好转。新生儿科医生指示立即经脐静脉给予1∶10000肾上腺素0.9 mL,又经过1分钟胸外按压和正压通气配合后,新生儿心率为80次/分,血氧饱和度为80%,停止胸外按压。继续30秒正压通气后,新生儿心率122次/分,血氧饱和度85%,拔掉气管导管,停止正压通气,复苏后护理并转入新生儿科。

二、案例说明书

【教学目标】

本案例主要从初步复苏、正压通气、胸外按压、气管插管等方面介绍新生儿复苏的过程,通过本案例的学习,学生应达到如下学习目标。

(1)熟悉新生儿出生后的生理变化。

(2)掌握新生儿窒息的原因及临床表现。

(3)掌握新生儿快速评估的方法及复苏前的准备工作。

(4)掌握新生儿复苏流程。

(5)掌握新生儿初步复苏、正压通气、胸外按压的复苏理论。

【教学思路】

本案例是一例典型的早产儿窒息案例,通过学习新生儿出生后的生理改变,了解新生儿复苏的重要性。以新生儿出生后的生命体征变化为轴线,启发学生思考如何开展复苏工作,并掌握复苏流程。

【关键要点】

新生儿窒息是导致全世界新生儿死亡、脑瘫和智力障碍的主要原因之一。1987年美国儿科学会

(AAP)和美国心脏协会(AHA)开发了新生儿复苏项目(NRP)并向全世界推广，大大降低了新生儿窒息的死亡率和伤残率。90%的新生儿毫无困难就能完成宫内到宫外环境的过渡，他们开始进行自主呼吸和有规律的呼吸，并完成了胎儿至新生儿循环模式的转变，10%的新生儿需要一些帮助才能开始呼吸，少于1%的新生儿需要强有力的复苏手段才能存活。高危因素能帮助我们识别哪些新生儿需要复苏，但每一名新生儿出生前都需要做好复苏准备，分娩现场至少有一名熟练掌握复苏技术的人员，负责专门处理新生儿。

新生儿复苏的ABC步骤非常简单，要保证气道开放和通畅，确保有呼吸，同时要维持正常体温，其中正压通气是复苏中最重要和最有效的步骤。Apgar评分是量化评价新生儿情况的客观方法，有助于反映新生儿的总体状况和对复苏的反应。但复苏工作应该在Apgar 1分钟评分完成前开始，因此，Apgar评分不能用于决定新生儿是否需要复苏、需要哪些复苏步骤，以及何时使用这些复苏步骤。复苏过程中应根据新生儿呼吸、心率、血氧饱和度来决策进行何种复苏手段，且在整个复苏过程中评估、决策、措施要不断地重复进行。

【建议学习资源】

［1］ 叶鸿瑁，虞人杰，朱小瑜.中国新生儿复苏指南及临床实施教程［M］.北京：人民卫生出版社，2017.
［2］ 姜梅，庞汝彦.助产士规范化培训教材［M］.北京：人民卫生出版社，2017.
［3］ 范玲，张大华.新生儿专科护理［M］.北京：人民卫生出版社，2020.

三、案例正文

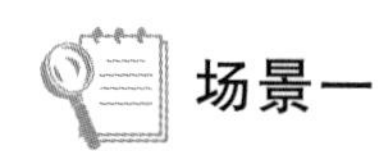

场景一

产妇钱某，32岁，孕30周，妊娠合并糖尿病，G2P0，2年前自然流产1次。本次孕期规律产检，B超提示胎儿脐带绕颈1周。今凌晨突然阴道流液伴规律腹痛急诊入院。入院时宫口开大3 cm，胎先露$S=0$，1小时后宫口开全，胎头已拨露，胎心出现两次晚期减速，现助产士准备上台接生。

【思维启示】

现在宫口开全，胎膜已破，早产已不可避免。产妇有不良孕产史，要求抢救新生儿。妊娠合并糖尿病，未进行促胎肺成熟治疗，新生儿肺部发育不完善，且产程中出现晚期减速。学生需思考以下问题。

(1)新生儿出生后有哪些生理改变，此案例的新生儿可能遇到什么问题？

(2)新生儿窒息的病因有哪些？

(3)新生儿窒息有哪些临床表现？

(4)新生儿出生前应该做哪些准备工作？

【问题解析】

1.新生儿出生后有哪些生理改变，此案例的新生儿可能遇到什么问题？

新生儿出生前，胎肺的肺泡内充满液体，灌注胎肺的小动脉处于收缩状态，胎儿所需氧气通过胎盘从母体的血液传送到新生儿的血液中。新生儿出生后与胎盘分离，需要依靠自身肺部呼吸来获得氧气。新生儿出生后数秒钟，空气进入肺泡使其扩张，肺液被挤压到肺泡周围组织，并被吸收到肺淋巴组织中，肺泡内的氧气弥散到肺泡周围的血管中。由于肺泡充气和含氧量增加，肺组织中的血流量增加，从而将氧输送至全身。自此，新生儿完成了正常的过渡，肤色也由紫色转为红润。

此案例新生儿为早产儿，且产程中出现过晚期减速，产妇有妊娠合并糖尿病，因此出生后有窒息的可能。

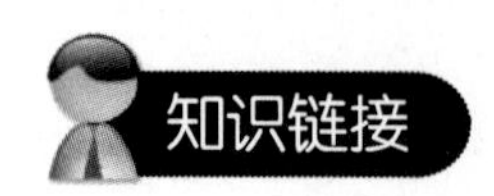

新生儿窒息及其诊断标准

新生儿窒息(asphyxia) 是指由于分娩过程中的各种原因使新生儿出生后不能建立正常呼吸，引起缺氧、酸中毒，严重时可导致全身多脏器损害的一种病理生理状况。

国际新生儿窒息诊断标准　同时具备以下4条：①出生后严重代谢性酸中毒（脐动脉血 pH<7）；②Apgar 1分钟评分0～3分持续5分钟以上；③有神经系统症状如惊厥、昏迷及肌张力低下等；④有多器官损害。该标准过于严格，易导致缺氧缺血性脑病的漏诊，不适合在我国推广。

我国新生儿窒息诊断标准　①产前具有可能导致窒息的高危因素；②Apgar 1分钟或5分钟评分≤7分，仍未建立有效自主呼吸；③脐动脉血 pH<7.15；④排除其他引起低 Apgar 评分的病因。其中①为参考指标，②～④为必要条件。

2. 新生儿窒息的病因有哪些？

新生儿窒息的本质是缺氧，各种影响胎儿或新生儿气体交换的因素都有可能使其发生窒息，其原因可能是一种也可能是多种。

(1) 母亲因素：孕产妇有慢性或严重疾病，如心、肺、肾、甲状腺或神经系统疾病、严重贫血、糖尿病、高血压等；孕产妇有妊娠合并症，如妊娠高血压、妊娠糖尿病等；高龄产妇；多胎妊娠等。

(2) 胎盘因素：胎盘早剥、前置胎盘等。

(3) 脐带因素：脐带过长或过短、脐带真结、脐带脱垂、脐带绕颈等。

(4) 胎儿因素：早产或巨大儿；先天性畸形，如食管闭锁、先天性肺部发育不良、先天性心脏病等；胎儿宫内发生感染；吸入粪染羊水等。

(5) 分娩因素：头盆不称、宫缩乏力、产程过长、急产、早产；麻醉药物和催产药物使用不规范等。

3. 新生儿窒息有哪些临床表现？

根据新生儿出生后 Apgar 1分钟评分可分为轻度窒息和重度窒息。

(1) 轻度（青紫）窒息：Apgar 1分钟评分4～7分，伴脐动脉血 pH<7.20。新生儿面部与全身呈青紫色；呼吸表浅或无规律；心跳规则且有力，心率80～120次/分；对外界刺激有反应；喉反射存在；肌张力好；四肢稍屈。

(2) 重度（苍白）窒息：Apgar 1分钟评分0～3分，伴脐动脉血 pH<7.00。新生儿皮肤苍白；口唇暗紫；无呼吸，喉反射消失；肌张力松弛。

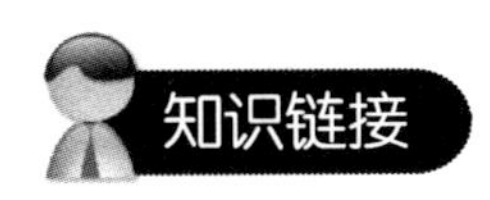

Apgar 评分

Apgar 评分是由 D. Virginia Apgar 在1949年研究发明的，用于快速评估新生儿出生后一般状况的方法。评估新生儿心率、呼吸、反射、肌张力、皮肤颜色五项内容。每项2分，总分10分，以得分高低评价新生儿出生后的状况。Apgar 评分不作为是否复苏的指导，而作为复苏效果的评价。Apgar 评分低不完全等于窒息，但 Apgar 评分低代表新生儿处于高死亡率状态，应加强监护、分析原因，早诊断、早治疗。

4. 新生儿出生前应该做哪些准备工作？

新生儿出生前需要做好物品和人员的准备工作。

(1) 环境准备：产房温度设置为25～28 ℃，提前预热辐射台，辐射台设置温度为32～34 ℃。

(2) 人员准备：必须有一名熟练掌握新生儿复苏技术的医护人员在场，复苏严重窒息的新生儿需要儿科医生、麻醉科医生、助产士的参与。多胎分娩的每名新生儿都要有专人负责。复苏团队要选一位具有完整复苏技能的人作为小组的领导者，分配好各成员的任务，复苏过程中团队成员要团结协作。

(3) 物品准备：复苏设备齐全，单独存放，处于备用状态，包括吸痰设备、辐射台、吸引器装置、吸引管、胎粪吸引管、各种型号吸痰管（6F、8F、10F）、8F胃管、空氧混合仪、氧气装置、复苏气囊、氧气连接管、各种型号面罩、1∶10000肾上腺素等渗晶体（生理盐水或乳酸钠林格液）、10%葡萄糖、灭菌手套、剪刀、消毒液、胶布、脐导管（3.5F、5F）、三通管、各种型号空针（1 mL、2 mL、5 mL、20 mL）、脉搏血氧饱和度仪、3-导联心电监测、肩垫、温热毛巾、保鲜膜、计时器等。

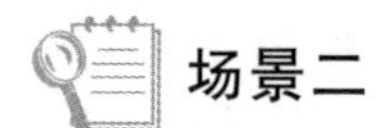

场景二

助产士开始刷手准备接生，指导产妇正确用力。铺产台，将无菌治疗巾铺在新生儿辐射暖台上，30 分钟后胎儿娩出。助产士立即对新生儿情况进行快速评估：新生儿羊水清、呼吸不好、肌张力差。

【思维启示】

新生儿出生后立即用几秒钟的时间快速评估 4 项指标，根据评估结果决定下一步复苏内容。

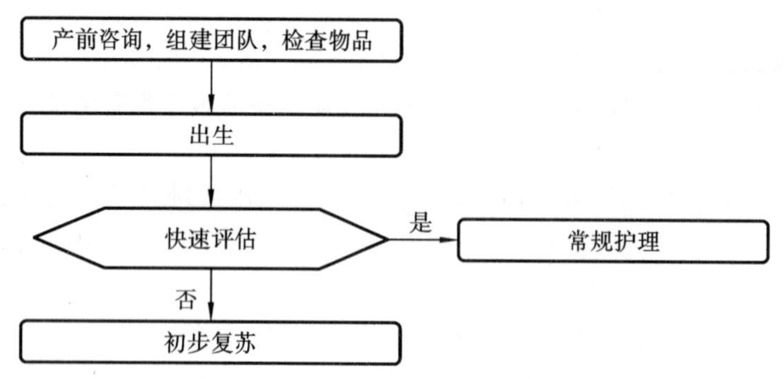

学生需思考以下问题。

(1)快速评估包括哪些内容？

(2)什么是常规护理？

(3)此案例中的新生儿完成快速评估后，下一步该如何复苏？

【问题解析】

1. 快速评估包括哪些内容？

快速评估主要有四个方面：足月吗？羊水清吗？肌张力好吗？哭声或呼吸好吗？四个问题中有任一项为“否”，则需要进行初步复苏。若四个问题都为“是”，则落实常规护理。

2. 什么是常规护理？

经快速评估，若四个问题都为“是”，新生儿则落实常规护理，即新生儿早期基本保健技术：将新生儿置于母亲胸前，彻底擦干全身，用温热的毛巾包裹覆盖新生儿以防止温度散失，落实母婴皮肤接触，待脐带搏动消失后结扎脐带。落实常规护理的同时，需继续评估新生儿的呼吸及肤色，决定是否需要进行其他干预。

新生儿早期基本保健(ENNC)

ENNC 于 2013 年由世界卫生组织西太平洋办公室提出，目的是减少新生儿死亡，改善新生儿结局。该理念于 2016 年引入我国，在部分地区试点。ENNC 核心干预措施包括规范的产前母胎监测与处理、新生儿出生后 5 秒开始彻底擦干、母婴至少 90 分钟皮肤接触、进行第 1 次母乳喂养、延迟结扎脐带、延迟新生儿洗澡至出生后 24 小时，以及早产儿袋鼠式护理、新生儿复苏技术和新生儿感染治疗等具体措施。实施 ENNC 可有效提高纯母乳喂养率、降低新生儿低体温和败血症的发生率。

3. 此案例中的新生儿完成快速评估后，下一步该如何复苏？

此病例中的新生儿为早产儿、呼吸不好、肌张力差，快速评估有三个问题为“否”，应该立即进行初步复苏，初步复苏需要在 30 秒内完成。具体操作如下。

(1)保暖：首先将新生儿放在辐射台上保暖，早产儿，尤其是胎龄<33 周者，出生后即刻以塑料膜(袋)包裹，以防止温度散失。胎龄小于 30 周者，除塑料膜(袋)包裹外，落实集束化综合措施，包括戴小帽子，使用保暖床垫、预热转运暖箱、预热新生儿重症病房暖箱，可有效降低早产儿低体温的发生。

(2)体位：仰卧，颈部轻度仰伸到鼻吸气位，使咽后壁、喉和气管呈直线。注意屈曲或过度仰伸，都会阻碍气体收入。

(3)吸引:在胎肩娩出前助产士用手将新生儿口鼻的分泌物挤出,娩出后用吸引球或吸引管吸引,先口咽后鼻腔。吸引时,不可吸力过大或过深,过度的刺激会诱发迷走神经反应,甚至引起心动过缓和呼吸暂停。因此,口鼻没有分泌物的新生儿不予吸引。

(4)擦干:清理完气道后需快速擦干全身水分,先头部,再身体,擦干后立即移走湿毛巾,用另一预热好的毛巾包裹并刺激。如果有两名医务人员在场,一名医务人员摆正体位、清理气道时,另外一名医护人员可以同时擦干其全身。

(5)刺激:擦干和吸引口鼻都是对新生儿的刺激,如果这些刺激没有诱发新生儿呼吸,可给予额外、短暂的触觉刺激,如轻弹足底1~2次或者轻轻按摩新生儿背部、躯干和四肢1~2次,不可过度刺激或重复刺激,以免耽误复苏时机。

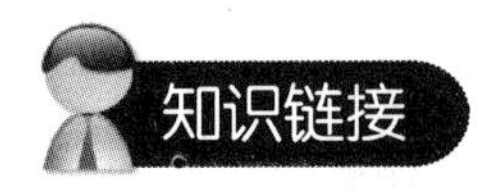

胎粪污染

羊水内有胎粪污染的新生儿可根据新生儿是否有活力,来判断下一步该如何复苏。新生儿有强有力的呼吸、肌张力好、心率>100次/分,则为有活力;有活力的新生儿,按常规护理即可。若新生儿存在肌张力低、无呼吸或喘息样呼吸、心率<100次/分,3项中任意1项,即定义为无活力,则需要立即进行气管插管吸引胎粪。

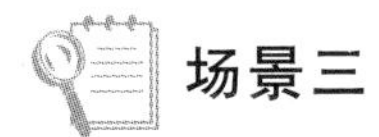

场景三

助产士将新生儿放置在辐射台上保暖、摆正体位后吸引口鼻分泌物、擦干后轻弹足底,给予刺激后新生儿仍然没有哭,听诊新生儿心率为80次/分。

【思维启示】

如果新生儿处于原发性呼吸暂停,吸痰、轻弹足底都可以诱发呼吸,如果轻弹足底两次或摩擦背部1~2次,新生儿仍然没有哭,说明新生儿发生了继发性呼吸暂停,此时继续使用触觉刺激会浪费宝贵的时间。

学生需思考以下问题。

(1)现在新生儿心率为80次/分,下一步该如何复苏?

(2)复苏步骤完成后,下一步该如何评估?

【问题解析】

1. 现在新生儿心率为80次/分,下一步该如何复苏?

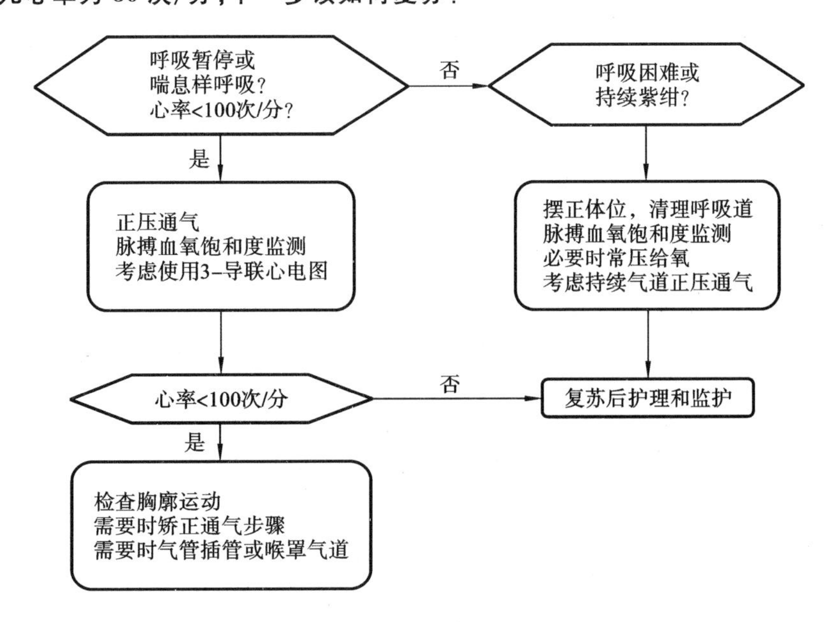

触觉刺激后新生儿没有呼吸或仅为喘息样呼吸，或心率<100 次/分，应立即给予正压通气。正压通气时要在新生儿的右手或腕部连接脉搏饱和度仪，有条件的可考虑使用3-导联心电监测。如正压通气无效，新生儿胸廓无起伏，则应做矫正通气。

1)正压通气的指征

(1)呼吸暂停或喘息样呼吸。

(2)心率<100 次/分。

(3)有呼吸、心率≥100 次/分，但呼吸困难或发绀，常压给氧后血氧饱和度不能维持目标值。

2)正压通气装置　用于新生儿正压通气的装置有三种，它们的工作原理不同。

(1)自动充气式气囊：在无压缩气源的情况下，可自动充气。如果不挤压，它一直处于膨胀状态。挤压后自动充气，将气体(空气、氧或两者混合气体)吸进气囊内，此装置最常用，可提供21%～100%氧，不能常压给氧。通气压力需要20～25 cmH_2O，自动充气式气囊有减压阀，压力大于35 cmH_2O时，阀门会被顶开。

(2)气流充气式气囊：当来自压缩气源的气体进入气囊，气体的出口通向密闭的模拟肺，或通过密闭的面罩或气管插管进入婴儿的肺时气囊才能充盈。

(3)T组合复苏器：一种由气流控制和压力限制的机械装置，对早产儿复苏更能提高效率和安全性。使用时需接上压缩气源，氧气由T组合复苏器的气体出口经一个管道输送到新生儿端，和面罩相连或与气管导管相连。预先设定吸气峰压(PIP)足月儿不超过30 cmH_2O，早产儿最高不超过25 cmH_2O、呼气末正压(PEEP)5 cmH_2O、最大气道压(安全压)40 cmH_2O。操作者用拇指或示指关闭或打开T形管的开口，控制呼吸频率及吸气时间，使氧气直接流入新生儿气道。

3)面罩的选择和放置　务必选择大小合适的面罩，面罩边缘覆盖住新生儿的下巴和口鼻，但不能覆盖眼睛。如果面罩太大会损伤眼睛，且无法保证其密闭性；面罩过小不能很好地覆盖口鼻，会影响通气效果。放置面罩时先覆盖下颌再覆盖口鼻，用拇指和食指环绕下压面罩边缘，其余三指将下颌抬起以保持气道通畅。

4)氧浓度

(1)足月儿和胎龄≥35 周的早产儿：起始复苏用21%氧浓度。

(2)胎龄<35 周的早产儿：21%～40%氧浓度。

(3)正压通气过程中，根据血氧饱和度，调整氧浓度，以达到目标值。

5)频率：正压通气频率为40～60 次/分；吸气和呼气的比例为1∶(1.5～2)。

2. 复苏步骤完成后，下一步该如何评估？

有效的正压通气30秒后应重新评估新生儿心率，正压通气超过2分钟，应经口插入胃管减轻胃胀气。

(1)心率≥100 次/分，逐渐减少正压通气的压力和频率。新生儿有效自主呼吸，则停止正压通气；若血氧饱和度未达目标值，可继续给予常压给氧。

(2)若心率为60～99 次/分，继续正压通气。

(3)心率<60 次/分，则应准备气管插管，同时将氧浓度调至100%，开始胸外按压。

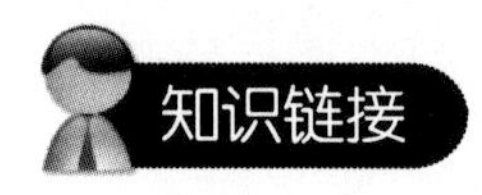

矫正通气步骤(MRSOPA)

正压通气时如无胸廓运动，听不到双肺呼吸音，则应进行矫正通气步骤(MRSOPA)，先做前两步(M到R)，然后做(S到O)，若胸廓起伏仍然不好，再考虑最后两步(P到A)。

M：调整面罩。检查面罩大小是否合适，面罩和面部之前是否密闭。

R：摆正体位。重新摆至鼻吸位(M和R后尝试通气，有起伏则通气30秒，无起伏则进行S)。

S：吸引口鼻。检查并吸引口鼻分泌物。

O：打开口腔。口腔轻微打开，下颌略向后抬(S和O后尝试通气，有起伏则通气30秒，无起伏则进行P)。

P：增加压力。每次呼吸逐渐增加压力，直到每次都能看到胸廓运动(P后尝试通气，有起伏则通气30秒，无起伏则进行A)。

A：替代气道。考虑气管插管和喉罩气道。

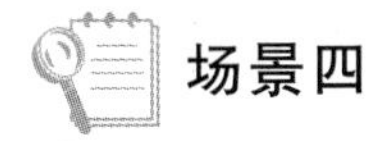

场景四

经矫正通气步骤后助产士实施 30 秒正压通气，此时 3-导联心电监测显示新生儿心率为 55 次/分，血氧饱和度 60%。麻醉科医生立即给予气管插管，插管成功后，复苏小组立即进行 1 分钟胸外按压和正压通气配合。

【思维启示】

经过 30 秒有效的正压通气后，需要重新评估新生儿心率和血氧饱和度。案例中的新生儿心率仍小于 60 次/分，血氧饱和度也低于目标值，则应实施胸外按压。建立有效的通气是新生儿成功复苏的关键，气管插管能更好地与胸外按压配合，并使每次正压通气取得最大效率。

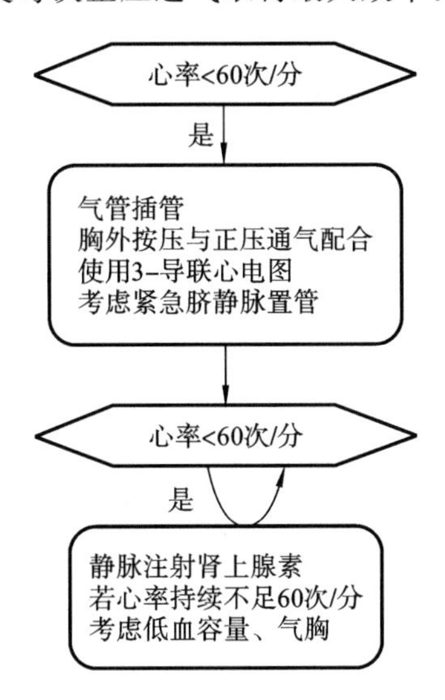

学生需思考以下问题。

(1)气管插管的指征是什么，如何进行气管插管？

(2)胸外按压的指征是什么？如何进行胸外按压？

【问题解析】

1. 气管插管的指征是什么，如何进行气管插管？

1)气管插管指征

(1)需要气管内吸引胎粪时。

(2)气囊面罩正压通气无效或需要延时时。

(3)胸外按压时。

(4)经气管注入药物时。

(5)特殊复苏的情况，如先天性膈疝或超低出生体重儿。

2)导管型号和深度　参照表 9-1。

表 9-1　不同体重、胎龄新生儿气管导管型号的选择

导管内径/mm	新生儿体重/g	胎龄/周
2.5	<1000	<28
3.0	1000～2000	28～34
3.5	2000～3000	34～38
3.5～4.0	>3000	>38

3)气管插管方法　关键在于暴露声门，操作时间不超过 30 秒。

(1)插入喉镜：左手持喉镜，选择合适型号的镜片(极度早产儿用 00 号、早产儿用 0 号，足月儿用 1 号)

进行经口气管插管。将喉镜柄夹在拇指与前3个手指间，镜片朝前。小指靠在新生儿颏部，提供稳定性。喉镜镜片应沿着舌面右边滑入，将舌头推至口腔左边，推进镜片直至其顶端达会厌软骨谷。

(2)暴露声门：采用一抬一压手法，轻轻抬起镜片，上抬时需将整个镜片平行朝镜柄方向移动，使会厌软骨抬起即可暴露声门和声带。如未完全暴露，操作者用自己的小指，或由助手用示指向下稍用力压环状软骨，使气管下移有助于看到声门。

(3)插管：插入有金属管芯的气管导管，将管端置于声门与气管隆凸之间，接近气管中点。

4)判断气管导管位置的方法　正压通气时导管管端应在气管中点，判断方法如下。

(1)声带线法：导管声带线与声带水平吻合。

(2)胸骨上切迹插管法：操作者或助手的小指尖垂直置于胸骨上切迹上，当导管在气管内前进时，小指尖触摸到管端，则表示管端已达气管中点。

(3)体重法：参照表9-2。

表9-2　不同体重的新生儿气管导管插入深度的选择

体重/g	插入深度/cm
1000	6～7
2000	7～8
3000	8～9
4000	9～10

注：唇端距离(cm)一般为，体重(kg)＋(5～6)；体重不足750 g的新生儿，仅插入6 cm。

5)确定插管成功的方法

(1)胸廓起伏对称。

(2)听诊双肺呼吸音一致，尤其是腋下，且胃部无呼吸音。

(3)无胃部扩张。

(4)呼气时导管内有雾气。

(5)心率、血氧饱和度和新生儿反应好转。

(6)有条件可使用呼出CO_2检测器，可快速确定气管导管位置是否正确。

喉罩气道

喉罩气道是一个用于正压通气的气道装置，是一个带有可膨胀边圈的软椭圆形面罩与弯曲的气道导管连接而成的装置。当气囊面罩正压通气无效及气管插管不成功时，气道喉罩可提供一个急救气道。用食指将喉罩气道插入新生儿口腔并沿其硬腭直到顶端接近食管。喉罩完全插入之后，充气囊扩张，扩张的喉罩覆盖喉口并使边圈与咽下部的轮廓一致，用低压封住食管。气道导管有一个15 mm连接管口，可连接复苏气囊、T组合复苏器等给氧设备，开始正压通气。喉罩气道有一定并发症，可能发生软组织损伤、喉痉挛或由于气体漏至喉罩周围发生胃膨胀。在新生儿建立有效的自主呼吸或气道导管能成功插入时，气道喉罩便应撤出。

2. 胸外按压的指征是什么？如何进行胸外按压？

新生儿在经过触觉刺激和30秒正压通气后心率低于60次/分，血氧饱和度仍为60%，此时新生儿处于低血氧水平和明显的酸中毒。心肌功能受抑制，心脏不能有力地收缩及泵血至肺并将正压通气中得到的氧运到全身。因此，需要在继续正压通气的同时用机械的方法将心脏的血泵出，直到心肌充分的氧合并恢复足够的自主功能。

(1)胸外按压指征：有效正压通气30秒后心率不足60次/分。在正压通气的同时需要进行胸外按压。

(2)要求:此时应立即经气管插管正压通气配合胸外按压,以使通气更有效。胸外按压时给氧浓度应增加至100%,连接3-导联心电监测。

(3)方法:胸外按压的位置为胸骨下1/3(两乳头连线中点下方),避开剑突。按压深度约为胸廓前后径的1/3,按压时间和放松时间的相对长短为按压时间稍短于放松时间,放松时拇指或其他手指应不离开胸壁。按压的方法推荐拇指法:双手拇指端压胸骨,根据新生儿体型不同,双拇指重叠或并列,双手环抱胸廓支撑背部。

(4)胸外按压和正压通气的配合:通气障碍是新生儿窒息的首要原因,胸外按压和正压通气的比例为3∶1,即90次按压和30次正压通气,达到每分钟约120个动作,每个动作约1/2秒,2秒内3次胸外按压加1次正压通气。45~60秒后重新评估心率,若心率不足60次/分,除继续胸外按压外,考虑使用肾上腺素。

场景五

气管插管成功后,经过1分钟正压通气和胸外按压配合,新生儿心率仍为55次/分,血氧饱和度为60%,未好转。脐静脉置管后,遵医嘱给予1∶10000肾上腺素0.45 mL。给药后新生儿心率逐渐加快,血氧饱和度达到80%。

【思维启示】

插管成功后进行1分钟的正压通气和胸外按压配合后,需要再次评估新生儿心率和血氧饱和度,因为案例中新生儿心率为55次/分,血氧饱和度为60%,需要使用药物。

学生需思考以下问题。

(1)常用的复苏药物有哪些?复苏过程中应如何给药?

(2)如何插入脐静脉导管?

(3)复苏成功后该如何处理?

【问题解析】

1.常用的复苏药物有哪些?复苏过程中应如何给药?

1)肾上腺素　这是一种兴奋剂,可增加心脏收缩的强度和速率,引起外周血管收缩,从而增加脑部和冠状动脉血流量。

(1)肾上腺素使用指征:45~60秒的正压通气和胸外按压后,心率持续不足60次/分。

(2)剂量:新生儿复苏用1∶10000的肾上腺素。静脉用量0.1~0.3 mL/kg;气管内用量0.5~1 mL/kg。必要时3~5分钟重复1次。

(3)给药途径:首选脐静脉给药,如脐静脉插管未完成或没有条件做脐静脉插管时,可气管内快速注射,重复给药则应选择静脉途径。

2)扩容剂　扩容剂须注入血液循环系统,脐静脉通常是最便利途径,常用的扩容剂有生理盐水和乳酸钠林格液。

(1)扩容剂使用指征:有低血容量、怀疑失血或休克的新生儿在对其他复苏措施无反应时可给予扩容剂,推荐生理盐水。

(2)方法:首次剂量为10 mL/kg,首选脐静脉给药,5~10分钟缓慢推入。必要时可重复扩容1次。

2.如何插入脐静脉导管?

脐静脉是静脉注射的最佳途径,用于注射肾上腺素以及扩容剂,可插入3.5 F或5 F的脐静脉导管。当新生儿复苏进行胸外按压时即可考虑开始脐静脉插管,为给药做准备。

插管方法:沿脐根部用线打一个较宽松的结,如果在切断脐带后出血过多,可将此结拉紧。在离皮肤线约2 cm处用手术刀切断脐带,可在11、12点位置看到大而壁薄的脐静脉。脐静脉导管连接三通和5 mL注射器,充以生理盐水,导管插入脐静脉2~4 cm,抽吸有回血即可。早产儿插入导管稍浅,若插入过深,则高渗透性药物和影响血管的药物可能直接损伤肝脏。

3. 复苏成功后该如何处理?

当新生儿心率升到60次/分以上时,即停止胸外按压,继续正压通气。心率升至100次/分以上,血氧饱和度达到90%时可以逐渐调低氧浓度。新生儿出现自主呼吸,面色红润即可转运至新生儿科进一步治疗。

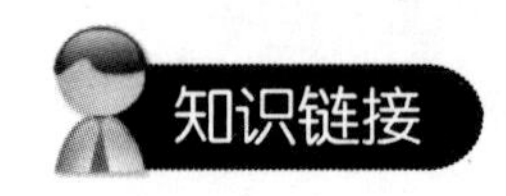

正常新生儿出生10分钟内动脉导管前血氧饱和度正常值

时间/分钟	血氧饱和度
1	60%~65%
2	65%~70%
3	70%~75%
4	75%~80%
5	80%~85%
10	85%~95%

四、主要参考文献

[1] 中国新生儿复苏指南(2016年北京修订)[J]. 中华围产医学杂志,2016,19(7):481-486.

[2] 中国新生儿复苏项目专家组,中华医学会围产医学分会新生儿复苏学组. 中国新生儿复苏指南(2021年修订)[J]. 中华围产医学杂志,2022,25(1):4-12.

[3] 梁镔,李熙鸿. 2020年美国心脏协会儿童基础、高级生命支持和新生儿复苏指南更新解读[J]. 华西医学,2020,35(11):1324-1330.

[4] 姜梅,庞汝彦. 助产士规范化培训教材[M]. 北京:人民卫生出版社,2017.

[5] 范玲,张大华. 新生儿专科护理[M]. 北京:人民卫生出版社,2020.

[6] 安立彬,陆虹. 妇产科护理学[M]. 北京:人民卫生出版社,2022.

[7] 叶鸿瑁,虞人杰,朱小瑜. 中国新生儿复苏指南及临床实施教程[M]. 北京:人民卫生出版社,2017.

[8] 韩彤妍,冯琪,王丹华,等. 中国新生儿复苏指南循证依据及推荐建议的解读[J]. 中华围产医学杂志,2022,25(2):92-98.

[9] 薛茹,倪黎明,牛彦朋,等. 3-导心电图与脉搏血氧饱和度仪在高危新生儿生后早期心率评估中的应用[J]. 中华围产医学杂志,2021,24(3):187-193.

[10] 中国新生儿早期基本保健技术专家共识(2020)[J]. 中华围产医学杂志,2020,23(7):433-440.

(赵　丽)

案例10　新生儿常见问题的护理实践

一、案例简介

孕妇李英,29岁,因"孕40周,G1P0,LOA,临产"入住产科。入院后顺产分娩一女婴(悠悠),出生后Apgar 1分钟、5分钟评分分别为9分和10分。进行即刻护理及身份确认后,查看悠悠外观无畸形,称重3280 g,测量身长50 cm,随即进行早接触、早吸吮。产后2小时,李英与悠悠生命体征平稳,助产士与病房护士、家属共同交接,再次身份确认后,将其送回母婴室病房。在院期间,悠悠出现了一系列新生儿常见的生理状态，如新生儿粟粒疹和红斑、生理性体重下降、生理性黄疸等。经过医护人员密切观察、耐心指导，以及家属细致的照护，李英母女于顺产后第 4 天顺利出院。

二、案例说明书

【教学目标】

本案例展示了新生儿常见生理现象及问题的临床表现、护理措施及健康指导等内容。通过本案例的学习，学生应达到以下学习目标。

(1)掌握新生儿常见生理现象及问题的种类及定义。

(2)掌握新生儿常见生理现象及问题的临床表现。

(3)掌握新生儿常见生理现象及问题的护理措施，熟练地实施健康指导和宣教。

【教学思路】

本案例讲解的是新生儿常见生理现象及问题，通过新手爸妈对于新生儿常见生理现象的不了解所产生的疑问，引导学生认识、了解新生儿常见生理现象及问题，引发学生思考并探索其发生原因及护理方法，从而可以解答新手爸妈的疑惑，指导其做好新生儿日常护理。

【关键要点】

新生儿期是从胎儿出生后断脐到满 28 天的一段时间。新生儿期是新生儿适应宫外环境的关键期，正确认识新生儿的生理、心理特点，有助于帮助其适应环境变化，满足其生理需求，维持正常生理心理状态，防止疾病发生，为后续新生儿健康奠定基础。

新生儿出生后，有些“症状”看起来像是病，但却是正常的生理状态，会不治而愈，短期内自然消失。还有些让新手爸妈焦虑、束手无策的症状，是正常生理需求的体现，会在新生儿得到相应满足后消失。因此，让照护者了解新生儿常见生理现象和问题尤为重要。新生儿常见生理现象主要包括生理性体重下降、生理性黄疸、乳腺肿大及假月经、新生儿红斑和粟粒疹、“马牙”和“螳螂嘴”等。新生儿常见问题主要包括四肢抖动、啼哭、呃逆等。

三、案例正文

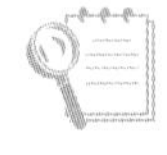

场景一

孕妇李英，29 岁，因“孕 40 周，G1P0，LOA，临产”入住产科 5 床。

入院后，于 2022 年 6 月 1 日 18:00 顺产分娩一女婴(悠悠)，出生后 Apgar 1 分钟、5 分钟评分分别为 9 分和 10 分。进行即刻护理及身份确认后，查看悠悠外观无畸形，称重 3280 g，测量身长 50 cm，随即进行了早接触、早吸吮。产后 2 小时，李英与悠悠生命体征平稳，助产士与病房护士、家属共同交接，再次身份确认后，将李英母女送回母婴同室病房。

悠悠爸爸：“小家伙真可爱，小脸粉粉的。睁开眼睛啦！悠悠，我是爸爸。医生，医生，她的鼻尖上怎么都是黄白色的小包呀，这是怎么回事啊？要不要紧啊？”

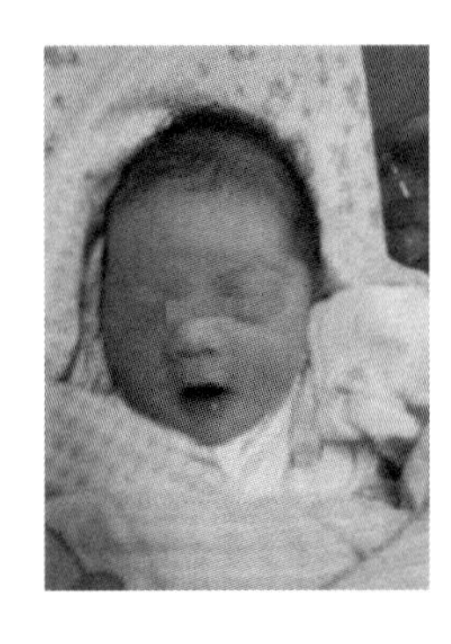

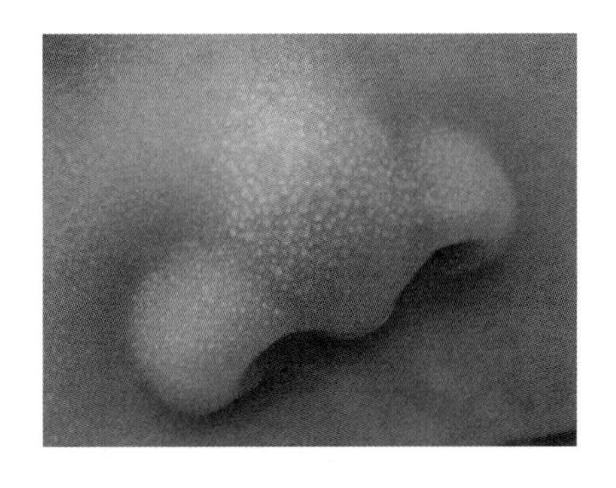

【思维启示】

悠悠在妈妈的辛苦付出和努力下顺利来到了这个世界，经过即刻护理及多次身份确认，2 小时后悠悠见到了爸爸。爸爸初见悠悠就被她鼻尖上黄白色的小包吸引住了。

学生需要思考以下问题。

(1)悠悠鼻尖上的黄白色小包是什么？怎么形成的？需要治疗吗？

(2)新生儿出生后即刻护理有哪些？身份确认包含什么？是怎么进行的？

【问题解析】

1. 悠悠鼻尖上的黄白色小包是什么？怎么形成的？需要治疗吗？

新生儿的鼻尖、鼻翼及颜面部常有针尖或粟米大小的黄白色皮疹，可高于皮肤，但周围无红晕，称为粟粒疹。它是皮脂腺分泌不畅，堆积所致，一般出生一周后自然消失，无需治疗。

2. 新生儿出生后即刻护理有哪些？身份确认包含什么？是怎么进行的？

(1)新生儿出生后的即刻护理：每一次分娩时，须有一名经培训的掌握新生儿复苏技术的医务人员在场。新生儿出生后立即用几秒钟的时间快速评估 4 项指标：是否足月、羊水是否澄清、是否有哭声或呼吸、肌张力是否良好。若以上 4 项均为"是"，则进行常规护理：保持体温，清理气道，擦干全身，进行 1 分钟、5 分钟 Apgar 评分，做好新生儿脐部护理，擦拭新生儿皮肤的胎脂、羊水、血迹，同时检查新生儿有无畸形。若 4 项中有 1 项为"否"，则进入新生儿复苏抢救阶段。

(2)新生儿身份确认：新生儿出生后立即告知产妇分娩时间及性别。新生儿即刻护理后让产妇亲自确认新生儿性别，交台下助产士测量新生儿体重、身长。与产妇核对姓名、ID 号及新生儿性别后，书写新生儿腕带(内容包括母亲姓名 ID 号，婴儿性别、出生时间等)，填写胸牌信息(内容包括母亲的床号、姓名、ID 号、分娩方式，新生儿的性别、出生时间、身长、体重)。双人核对无误，再次与产妇核对，在产妇的注视下将腕带佩戴于新生儿左、右脚上，同时在新生儿记录单上按母亲拇指印及新生儿脚印，做好原始记录，并双签名。将胸牌系在新生儿的衣服上抱至产妇身边进行早接触、早吸吮。

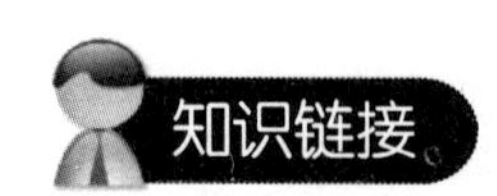

母婴同室

1. 定义：产后母亲与婴儿 24 小时在一起，婴儿的治疗、护理等处理需要离开母亲时不超过 1 小时。

2. 母婴同处一室的重要性如下。

(1)母婴同处一室可保证按需哺乳，促进乳汁分泌，增加母婴感情。

(2)母亲可以学到母乳喂养的知识，学会如何照顾孩子。

(3)保证 6 个月纯母乳喂养。

(4)有利于婴儿获得免疫力，提高防病能力。

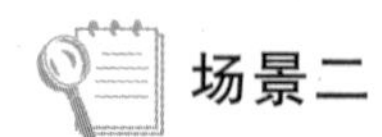

场景二

悠悠出生当晚 10:00，本已安静的病房内传来阵阵啼哭声。当班护士来到悠悠所在病房，看到悠悠父母手足无措，悠悠边哭边左右转动头部。

悠悠爸爸："护士姐姐，快帮我看看，悠悠怎么了？一直哭，是不是有什么不舒服？她之前一直很乖的，不哭也不闹！"

护士："悠悠爸爸，您别着急，看悠悠的表现是肚子饿了。您瞧，她的小嘴巴张着，小脑袋转来转去的，这是她在找寻食物。"

悠悠妈妈："你快给她冲奶，别把悠悠饿坏了！"

悠悠爸爸："亲爱的，你忘记了？护士说要先吃母乳啊！"

悠悠妈妈:“哎哟,我这还没奶呢,挤都挤不出来,你先冲奶粉给她喝吧。孩子哭得可怜!快快快,心痛死我了!”

【思维启示】

悠悠出生后4小时,开始了人生中的第一次哭闹,哭闹的同时伴有头部左右转动找寻的动作。

学生需要思考以下问题。

(1)新生儿哭闹正常吗?新生儿啼哭有哪些类型?

(2)根据场景描述,应采取哪些护理措施来缓解悠悠哭闹?

【问题解析】

1.新生儿哭闹正常吗?新生儿啼哭有哪些类型?

新生儿啼哭是一种本能反应。由于不会讲话,啼哭是他们语言表达的一种形式,是与父母交流的方式,以及对内外环境刺激与要求的反应。这是正常现象,也是主要的活动和锻炼方式。新生儿啼哭有利于肺部的扩张,可使其胸廓和腹部的活动加大,使喉部发育加快。新生儿啼哭分为生理性和病理性两种。生理性啼哭可包括“冷、热、饿、尿、便、困、怕”等。病理性啼哭是异常的啼哭,如感染、疼痛等。

新生儿常见生理性啼哭鉴别及应对措施

(1)对寒冷的反应:哭声低,乏力,皮肤花纹或发绀。严重时皮肤苍白、干燥,全身蜷曲,动作减少。此时,可将新生儿抱在自己温暖的怀中或加盖小被子。

(2)对热的反应:哭声响亮,有力,皮肤潮红,额面部可见轻度出汗,四肢活动多,严重者可出现轻度发热。此时,需将所盖或包裹的小被子松解或移开,出汗多者需擦汗换衣,还可以为新生儿沐浴增加其舒适感。

(3)对饥饿或口渴的反应:新生儿胃容量小,喂奶频率要高,距离前次喂奶2～3小时后,容易饥饿。这时哭声洪亮,音调高,而且有规律,同时头部左右转动找寻,口唇出现吸吮、伴伸舌和吞咽动作。此时应立刻给新生儿喂奶。

(4)对尿湿或解便后的反应:哭声常突然出现,有时很急,下肢的活动比上肢的活动要多。解便前有时可见面色涨红呈用力状。此时不用着急,稍等片刻待排便完成后,可更换尿布,并注意臀部的清洁与润肤,以防止尿布疹的发生。

(5)对困乏的反应:如果新生儿累了,却又不容易入睡,会出现啼哭。哭声响亮,双手揉搓面部,尤其是鼻子和眼睛。此时轻拍新生儿,注意拍的节律,可稍慢于心率,并随着新生儿哭声的时有时无,越来越轻,拍的节律也越来越慢,直至新生儿睡着。

(6)对惧怕的反应:对突然出现的声音或体位变化或其他外界刺激的反应,先出现受惊吓的表现,如双臂举起,拥抱状,或哆嗦一下等,哭声随后立即出现。哭声急,面部涨红,此时可给予搂抱或轻声安慰,啼哭一会儿就会消失。

(7)新生儿吃奶时边吃边哭,需注意是否母乳过少或奶嘴开口过小,此时可见新生儿吸吮几口才吞咽,数分钟后即出现啼哭,哭几声后再吃,反反复复。出现这种情况时,可在母乳后加喂牛奶,或适当将奶嘴开口开大,以挤压后奶汁流出顺畅为宜。母乳过多或奶嘴开口过大时,新生儿也会啼哭,此时新生儿每次吸吮后马上吞咽,偶有呛咳。可用拇指和示指轻轻捏住乳头使乳汁流得慢些,或更换奶嘴。

(8)其他生理性啼哭也可见于腹部胀气、衣服过紧、蚊虫叮咬、异物(如细线,小刺等)夹入衣物摩擦、体位不适等。可仔细观察,找出原因,及时帮助调整,使新生儿停止啼哭。

2.根据场景描述,应采取哪些护理措施来缓解悠悠哭闹?

目前,悠悠的哭闹是因为饥饿。因此,对其进行喂养即可。新生儿喂养方法有母乳喂养、人工喂养和混合喂养。

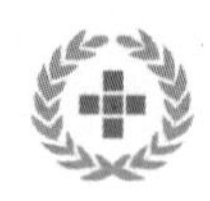

1)母乳喂养

(1)早吸吮:正常分娩、母婴健康状况良好时,生后 30 分钟即可哺乳。

(2)母婴同处一室:让母亲与婴儿 24 小时在一起。

(3)按需哺乳:哺乳的次数、间隔和持续时间由母、婴双方的需要决定,以婴儿吃饱为度,90%以上健康婴儿出生后 1 个月可建立自己的进食规律。一般开始时 1~2 小时哺乳 1 次,以后 2~3 小时哺乳 1 次,逐渐延长到 3~4 小时哺乳 1 次。

(4)判断乳汁分泌量是否充足的标准:每日 8 次左右满意的母乳喂养;新生儿每日排便 2~4 次,排尿 5~6 次;新生儿体重增加,睡眠情况好。

(5)母乳的储存:20~30 ℃保存不超过 4 小时,4 ℃不超过 48 小时,−15~−5 ℃可保存 6 个月。

2)人工喂养　由于各种原因不能进行母乳喂养,而选用配方奶或其他乳制品,如牛奶、羊奶和马奶等喂哺新生儿,称为人工喂养。一般人工喂养首选配方奶。配方奶是以牛奶为基础的改造奶制品,营养素成分尽量“接近”人乳,更适合新生儿的消化能力和肾功能。无条件选用配方奶的可选择羊奶等喂养,但必须经过加热、加糖、加水等改造后才可以喂养新生儿。人工喂养也要掌握正确的喂养技巧,如喂养姿势、新生儿的觉醒状态,选择适宜的奶瓶和奶嘴、奶液的温度、喂哺时奶瓶的位置等。

3)混合喂养　又称部分母乳喂养,当母乳不足不能纠正时,可以用母乳与配方奶或牛乳、羊乳等同时喂养新生儿。

成功促进母乳喂养的十项措施(2018 年)

(1)完全遵守《国际母乳代用品销售守则》和世界卫生大会相关决议;制定书面的婴儿喂养政策,并定期与员工及家长沟通;建立持续的监控和数据管理系统。

(2)确保工作人员有足够的知识、能力和技能以支持母乳喂养重要的临床实践。

(3)与孕妇及其家属讨论母乳喂养的重要性和实现方法。

(4)分娩后即刻开始不间断的肌肤接触,帮助母亲尽快开始母乳喂养。

(5)支持母亲开始并维持母乳喂养及处理常见的困难。

(6)除非有医学上的指征,否则不要为母乳喂养的新生儿提供母乳以外的任何食物或液体。

(7)让母、婴共处,并实践 24 小时母、婴同处一室。

(8)帮助母亲识别和回应婴儿需要进食的迹象。

(9)告知母亲使用奶瓶、人工奶嘴和安抚奶嘴的风险。

(10)协调出院,以便父母与其婴儿及时获得持续的支持和照护。

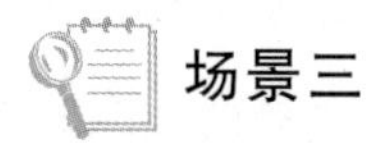

悠悠出生第二天,早上 9:00 沐浴后返回病房。面部及胸前有多处散在红斑。

悠悠爸爸:“护士,你来得正好,孩子身上怎么回事啊?是不是你们用的沐浴露质量不好啊,怎么孩子起了一身的疱啊?洗澡前身上好好的,一个疱都没有!”

邻床家属:“这会不会是什么过敏啊?”

悠悠爸爸:“过敏?不会吧!我跟她妈妈都不是过敏体质,她的衣服浴巾我们在家里都消过毒了。来之前还在太阳下晒了的。”

护士:“悠悠爸爸,您别着急。小宝宝洗完澡之后身上是会红润一些,也会有像悠悠身上的这种疹子,过一两天就会慢慢消散的。我过来是跟您说另外一件事的。悠悠今晨洗澡的时候称体重是 3100 g,血糖是 4.0 mmol/L,都是正常的。”

悠悠爸爸:“护士你刚才说体重是多少?3100 g?不会错了吧,我家悠悠生出来都有 3280 g,我记得很清楚!”

【思维启示】

出生第二天悠悠就出现了一些问题，身上的疹子以及体重与出生当天不一致，这引起了家属的质疑。学生需要思考以下问题。

(1)悠悠身上的红疹是怎么回事？应该如何处理？

(2)如何解释体重与出生当天不一样？针对该问题如何进行护理？

【问题解析】

1. 悠悠身上的红疹是怎么回事？应该怎么处理？

悠悠身上的红疹是新生儿红斑，不是过敏。有的新生儿出生后第1天内即会出现皮肤普遍发红，可伴有针尖大小的红点。多数发生在沐浴之后，多者可融合成片，面部和躯干、四肢都可能有，其中以躯干部位多见。2～3小时自然消失，但也有此起彼伏的，约1周可自愈。告知家长，这种现象多为新生儿受到光线、空气、洗涤剂、毛巾、花粉、温度等刺激所致。在新生儿逐渐适应生活环境后就能自愈，无需干预治疗。另外，不一定出现红斑的新生儿就是过敏体质，不能过早判定，也不必太早担心。

2. 如何解释体重与出生当天不一样？针对该问题如何进行护理？

悠悠体重下降属于生理性体重下降。几乎所有新生儿在生后2～4天，由于摄入量相对不足、胎便及尿的排出、肺及皮肤水分的蒸发、羊水的排出等，出现体重下降，低于出生体重的现象。体重下降程度占出生时体重的6%～9%，一般不超过10%。大多数新生儿在出生4～5天时体重开始回升，7～10天可恢复到出生时的体重。这并非疾病导致，属于新生儿的正常生理现象，故称为生理性体重下降。这种生理性的体重下降，对新生儿的正常生长发育没有任何不良影响。随着产妇乳汁的增多，新生儿吸吮能力的增强，在出生1周后，体重每日会以20～30 g的速度增长。

生理性体重下降的护理要点如下。

(1)评估新生儿的体重下降程度及每日出入量：监测新生儿体重下降程度，判断是否超过10%，是否属于生理性。通过查看新生儿进食情况，了解到新生儿是否按需哺乳，结合每日排尿的次数及大便的性质，判断新生儿出入量是否平衡。为了将体重下降的程度降到最低，建议产妇可将母乳喂养的次数增至每日10～12次，每次持续30分钟以上。

(2)评估产妇的乳头形状及泌乳情况：查看泌乳记录，产妇从第1天开始有少量的初乳产生，通过有效的吸吮，乳量会明显增加。到第3天时按压乳晕挤奶可见两侧乳房均有较多乳汁喷出形成乳汁线。评估乳头形态是否正常，有无凹陷皲裂。

(3)评估外部环境对新生儿体重的影响：新生儿出生后由于肺及皮肤水分的蒸发，经过呼吸道和皮肤的不显性失水，使体内组织和体液丢失造成体重下降。可评估新生儿皮肤暴露的程度及体表周围的气流速度，进而采取相应的护理措施。如新生儿生后立即保暖，包好襁褓，戴好帽子，身体不强行展开。母婴室室温保持在22～24 ℃，相对湿度保持在55%左右。出生后24小时之内不进行新生儿沐浴等护理措施。出院回家后，尽量选择朝南、光照好、室温高、整洁、空气清新的居室。在新生儿沐浴、抚触时，保持室温在26 ℃左右。

(4)评估宣教后家长焦虑情绪是否缓解：对于新生儿体重下降，家长非常担心，会产生焦虑情绪，可能要求为新生儿添加配方奶，这是因为家长缺乏新生儿生理性体重下降的相关知识。护士要及时宣教，让其知晓新生儿体重的相关知识，同时巩固母乳喂养的知识，促进坚持母乳喂养，并消除焦虑情绪。

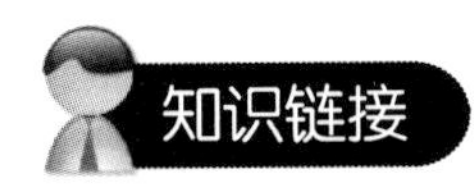

新生儿出生第1周体重变化

新生儿出生第1周，任何体重变化都代表体液的变化(亦即1 g体重=1 mL水)。

(1)由于新生儿皮肤角质层薄、毛细血管丰富、体表面积相对大，可使皮肤水分蒸发增加。

(2)新生儿体表周围(婴儿床周围)气流速度越大，不显性失水越多。

(3)吸入和呼出气的绝对湿度越低,不显性失水越多。

通过上述3条分析,我们应该从外部环境(新生儿居住的房间)的温度、湿度进行控制,并为新生儿保暖,减少新生儿处于伸展位,减少暴露,合理使用婴儿床(背风,远离门、窗),以减少体液的丢失。

场景四

悠悠出生第3天,早上8:00医生查房发现,悠悠面部皮肤呈柠檬黄色。查阅护理记录,早6:00经皮胆红素(TCB)测定值为11.5 mg/dL。

医生:"悠悠爸妈,你们发现悠悠这两天有什么变化吗?"

悠悠爸爸:"医生,我们正准备咨询你们呢,悠悠出生第一天是很乖的,不哭也不闹,这两天像变了个人,哭闹得很厉害,尤其是晚上。白天洗澡回来后倒是很乖。她是不是有什么不舒服啊?要不要做什么检查啊?"

悠悠妈妈:"她一哭啊,我们都心跳加速,手足无措。真是头痛!另外,我发现她的脸怎么没有刚出生那天白了啊?我们也没晒太阳,怎么就变黑了?难道是因为我孕期橘子吃多了?"

医生:"你们真不错,是细心的爸爸妈妈,可以发现悠悠皮肤颜色的变化。悠悠妈妈,你是什么血型?"

悠悠妈妈:"我们俩都是B型。"

医生:"悠悠这两天吃的母乳还是奶粉?吃得怎么样?多久吃一次?每次能吃多少?"

悠悠爸爸:"刚生那天吃的都是母乳,1~2小时吃一次,每次都是自己吃着就睡着了。后来总是没有大便,我们害怕她饿着,所以第二天开始就给她加了奶粉。现在差不多2~3小时吃一餐,一开始只能吃10 mL,昨天晚上已经可以吃30 mL了。她会不会撑着啊?"

医生:"真是个细致的爸爸,可以回答得这么详细。悠悠第一次大便是什么时候?现在的大便是什么颜色?小便次数多吗?"

悠悠妈妈:"第一次大便是在出生当天晚上,有好多,黑乎乎的,我老公帮她擦洗了半天。今天早晨大便颜色没那么深了,有点黄色了。小便的次数比大便多。医生,她没什么问题吧?怎么这两天肤色就变深了?"

医生快速给悠悠做了身体评估,前囟平软、张力不高,四肢肌张力正常,各种生理反射正常引出,腹软,肝脏肋下未触及。

【思维启示】

悠悠出生第3天,面部皮肤呈柠檬黄色,胆红素11.5 mg/dL。结合医生与悠悠爸爸妈妈的对话,学生需思考以下问题。

(1)悠悠目前喂养状况正常吗?判断依据是什么?

(2)悠悠面部皮肤呈柠檬黄色,这正常吗?判断依据有哪些?

(3)新生儿黄疸是什么?如何诊断或区分正常与异常?确诊后处理原则是什么?

(4)悠悠父母目前最主要的护理问题是什么?应采取哪些护理措施?

【问题解析】

1.悠悠目前喂养状况正常吗?判断依据是什么?

目前悠悠喂养情况属于正常。判断依据:悠悠初生当天母乳喂养,1~2小时吃1次,目前混合喂养,2~3小时吃一餐,每餐10~30 mL,大小两便情况良好。

2.悠悠面部皮肤呈柠檬黄色,这正常吗?判断依据有哪些?

正常。悠悠目前皮肤呈柠檬黄色考虑是生理性黄疸。判断依据如下。①悠悠目前出生满48小时,未满72小时,虽全身皮肤轻度黄染,但胆红素测定值为11.5 mg/dL,属于正常范围内的高值。②悠悠身体评估暂无异常:前囟平软、张力不高,四肢肌张力正常,各生理反射正常引出,腹软,肝脏肋下未触及。③悠悠目前哺乳频率正常,未发生嗜睡等不适。

3. 新生儿黄疸是什么？如何诊断或区分正常与异常？确诊后处理原则是什么？

新生儿黄疸(neonatal jaundice)是由胆红素在体内积聚引起的，分为生理性新生儿黄疸和病理性新生儿黄疸。生理性黄疸是新生儿期胆红素的代谢特点所致，大约50%的足月儿及80%的早产儿会发生，不需要特殊治疗，多可自行消退。病理性黄疸重者可以导致中枢神经系统受损，造成永久的后遗症，甚至死亡。故应加强临床观察，及时治疗。

1)黄疸的临床表现　黄染首先开始于面部，然后向下发展到胸部、腹部、大腿，最后到手心、脚心，发展到四肢一般也就是到了重度黄疸的水平，轻中度黄疸的皮肤黄染一般局限在颜面和躯干。

(1)生理性黄疸：多在出生后2～3天出现黄疸，第4～5天达到高峰，一般情况良好，足月儿在2周内消退。早产儿在3～4周消退。

(2)病理性黄疸：①黄疸在出生后24小时内出现。②黄疸程度重。③黄疸持续时间长(足月儿＞2周，早产儿＞4周)。④黄疸退而复现。⑤血清结合胆红素＞34 μmol/L(2 mg/dL)。引起病理性黄疸的主要原因有新生儿溶血症、新生儿肝炎、新生儿败血症、胆道闭锁、母乳性黄疸、遗传性疾病及药物性黄疸等。

2)病理性黄疸的诊断　新生儿出现黄疸后，首先应区分是生理性黄疸还是病理性黄疸。需注意的是，生理性黄疸影响因素众多，胆红素较难界定统一标准，尤其是针对早产儿而言，为排除性诊断。诊断黄疸时，胆红素虽然是重要的诊断依据，但必须结合临床资料，综合分析。

(1)传统胆红素诊断标准：胆红素峰值足月儿不超过12.9 mg/dL，早产儿不超过15 mg/dL；胆红素每天上升幅度＜5 mg/dL或每小时＜0.5 mg/dL。

(2)诊断时应仔细询问有关病史，包括母亲的妊娠史、分娩情况，母婴双方围生期用药史；同胞有无黄疸史或相关家族史；是否为早产儿或低出生体重儿；新生儿母亲是否患糖尿病；父母血型；喂养方式；新生儿食欲、呕吐、粪便排泄情况、大小便颜色、体重增加情况。应着重了解黄疸出现的时间及发展速度，动态监测黄疸浓度的变化。

(3)体格检查：应在光线明亮的环境下评估黄疸。观察黄疸的色泽和分布情况。检查新生儿一般情况：有无皮肤苍白、瘀点、瘀斑或皮疹；有无呼吸系统症状；有无肝脾大，脐部及周围有无红肿及分泌物。重度黄疸的患儿应着重检查有无神经系统表现，如有无精神萎靡或激惹、前囟紧张、凝视、肌张力异常、生理反射减弱或消失等异常体征。实验室检查包括胆红素检测、红细胞检测、血红蛋白检测、网织红细胞检测、血型(父母及患儿)检测、红细胞脆性试验、肝功能检测等，疑有感染时应行感染相关检测，寻找感染证据，必要时行基因、染色体等检查。影像学检查包括超声、CT、MRI、磁共振胰胆管造影等，其他特殊检查包括肝脏活检、呼气中一氧化碳测定及听视功能电生理检查等。

3)黄疸的处理原则

(1)生理性黄疸：通常无需特殊治疗，绝大多数可自行消退。早期喂养，充足奶量，可刺激肠道蠕动及建立正常的肠道菌群，减少肠肝循环，减轻黄疸。

(2)病理性黄疸。

①找出引起病理性黄疸的原因，采取相应的措施，治疗原发疾病。

②降低血清胆红素，采用蓝光疗法；提倡早期喂养，诱导建立正常菌群，减少肠肝循环；保持大便通畅，减少肠壁再吸收胆红素。

③保护肝脏，不用对肝脏有损害及可能引起溶血、黄疸的药物。

④控制感染，注意保暖，供给足够营养，及时纠正酸中毒和缺氧。

⑤根据病情，适当输入血浆和清蛋白，降低游离胆红素。

4. 悠悠父母目前最主要的护理问题是什么？应采取哪些护理措施？

1)护理问题　该患儿家长目前最主要的护理问题如下。

(1)知识缺乏　与患儿家长缺乏黄疸的护理相关知识有关。

(2)潜在并发症：胆红素脑病。

2)护理措施

(1)密切观察病情，预防胆红素脑病：注意皮肤、巩膜、大小便的色泽变化和神经系统的表现，观察患儿皮肤黄染的部位和范围。如患儿出现拒食、嗜睡、肌张力减退等胆红素脑病的早期表现,立即通知医生。

(2)健康教育:①告知家属,如何应对生理性黄疸:a.“多吃多拉”是退黄疸最行之有效的办法。因此,喂养一定要充足,只要宝宝愿意吃就喂,这样排便次数多,排出的胆红素就多,黄疸消退得也越快。b.适当晒太阳有一定的效果。晒太阳时要注意环境温度,并用深色眼罩遮挡宝宝的眼睛,充分暴露身体皮肤。注意不要隔着玻璃晒,那样是无效的。一般一天两次,每次 30 分钟为宜,以免晒伤宝宝皮肤。c.照蓝光和晒太阳的原理相同,只是挑选了阳光中最有效的蓝光波段,所以对宝宝来说是安全的,家长无需担忧。由医生根据实际情况综合考虑是否需要使用。d.喂糖水、吃药等方法,对退黄疸并无效果。生理性黄疸最主要的原因是宝宝肝脏功能发育不成熟,无法完全代谢过多的胆红素。因此,乱吃药反而会增加脏器负担,得不偿失。

②指导家长认识母乳性黄疸:母乳性黄疸是一种特殊的病理性黄疸,常发生在纯母乳喂养的宝宝中。可分为早发型和晚发型。前者又称为母乳喂养性黄疸,于出生后 3～4 天出现,多与母乳摄入不足,肠蠕动减少,胎粪排出延迟导致肠肝循环增加有关。而晚发型被认为是真正的母乳性黄疸,常为排除性诊断,通常发生在出生后第 1 周后期,两周左右达到高峰,如继续喂养,黄疸可持续至 3～12 周,停母乳 24～72 小时后总胆红素可明显下降。母乳性黄疸可能是β-葡萄糖醛酸酶含量及活性在母乳中均较高,可在肠道内水解结合胆红素为未结合胆红素,增加肠道对胆红素重吸收所致。糖尿病产妇的母乳中β-葡萄糖醛酸酶含量高于正常母乳,母乳喂养时更易发生黄疸。此外,母乳喂养儿肠道内缺乏转化结合胆红素的菌群,也会增加肠肝循环。

一方面,母乳性黄疸并不会对宝宝的健康产生损害,且随着肝脏发育的完善,会逐渐自行好转。另一方面,母乳是最适合宝宝的食物,它所带来的益处是其他食物无法替代的,因此,没有必要因为黄疸而停止母乳喂养。不仅如此,我们建议尽可能让宝宝多吃母乳,以增加排泄,降低总胆红素浓度。

③健康足月宝宝只要出生 5 天后,胆红素低于 17 mg/dL 就是安全的,只需正常喂养即可,无需治疗。超出安全值可到医院就诊,通过照蓝光等方法促进恢复正常,预后良好。总体来说,家长不必过于担忧生理性黄疸。

新生儿胆红素代谢特点

1.胆红素生成较多　新生儿红细胞较多(血细胞比容为 50%～60%),但寿命仅为成人的 2/3,因此,新生儿每天产生的胆红素量为成人的 2 倍。另外,还有来自血红素蛋白和尚未成熟就被破坏的红细胞。

2.运转胆红素的能力不足　刚娩出的新生儿常有不同程度的酸中毒,影响血中胆红素与白蛋白的联结。早产儿白蛋白的数量较足月儿低,因而运送胆红素的能力不足。

3.肝细胞对胆红素的摄取能力不足　新生儿肝细胞内摄取胆红素必需的蛋白质含量低,其活性到出生后 5 天才接近成人,因而肝细胞胆红素的摄取能力不足。

4.胆红素排泄能力差　未结合胆红素必须转化成结合胆红素才能从胆汁排泄到肠道然后被肠道细菌还原成尿胆素原和尿胆素排出体外。新生儿肠道菌群尚未建立,不能将肠道内的结合胆红素还原成尿胆素原和尿胆素排出体外。

5.肠肝循环的特点　新生儿肠壁有较多β-葡萄糖醛酸酶,可将结合胆红素水解为未结合胆红素,然后被肠道吸收进入血液循环,加重肝脏的胆红素负荷。

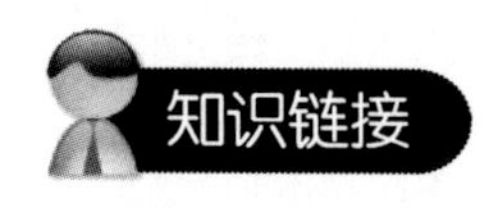

晒太阳的具体方法

秋、冬季节可选择阳光最充足的正午时晒太阳,每日 2 次,每次间隔 30 分钟至 1 小时。如上午11:00～12:30,下午 13:30～14:30,每次持续 20～30 分钟。可以先仰卧位,再俯卧位晒后背,注意宝宝的脸要偏向一侧。

春、夏季节可避开正午太阳最烈的时候。可选在上午9:00～10:30，下午14:30～15:30晒太阳2次，每次持续20～30分钟。晒时注意保护眼睛和会阴部，可用深色软布遮盖。注意监测体温，阳光照射时可因环境温度升高引起发热。此外，每次晒太阳结束时都要给宝宝喝少量温开水。阳光强烈时也可以在树荫下晒太阳。

四、主要参考文献

[1] 安力彬，陆红. 妇产科护理学[M]. 北京：人民卫生出版社，2022.

[2] 崔炎，仰曙芬. 儿科护理学[M]. 北京：人民卫生出版社，2017.

[3] 范玲，张大华. 新生儿专科护理[M]. 北京：人民卫生出版社，2020.

[4] 石晶，母得志，陈大鹏. 新生儿疾病症状鉴别诊断学[M]. 北京：科学出版社，2020.

[5] 彭程，侯新琳.《2018昆士兰产科与新生儿临床指南：新生儿黄疸》要点介绍[J]. 中华围产医学杂志，2020，23(4)：285-288.

（赵红艳）

案例11 母乳喂养的护理实践

一、案例简介

王女士，28岁，G1P1，顺产分娩一男婴，出生后Apgar 1分钟、5分钟评分分别为8分和9分。产妇是一位初中教师，母乳喂养依从性可，希望实现纯母乳喂养。产后第3天多次尝试母乳喂养，都遭到拒绝。产妇双侧乳房胀痛，乳房皮肤温度较高，微微发红，局部有硬块，乳头轻微内陷、破损，有疼痛感，体温正常。新生儿皮肤轻度黄染，大小便正常。照顾者是新生儿的父亲，其因担心母乳吃不饱，加配方奶粉，奶瓶喂养3次，每次约10 mL。产妇希望能尽快减轻乳房胀痛和乳头疼痛，实现亲喂。

出院后1个月电话随访时，产妇诉左侧乳房左下象限有硬结且发红发热伴随疼痛感，且多次哺乳后肿块仍未消失。告知产妇乳腺炎的可能性，需及时处理，必要时就医。

二、案例说明书

【教学目标】

本案例展示了母乳喂养过程中不同时期的重点护理措施及健康指导等内容。通过本案例的学习，学生应达到如下学习目标。

(1)熟悉乳房的解剖结构及泌乳生理。

(2)掌握判断母乳喂养充足的指标。

(3)掌握乳房胀痛的原因及解决方法。

(4)掌握乳头疼痛的原因及解决方法。

(5)掌握正确的哺乳姿势，并能够指导产妇正确哺乳。

(6)掌握判断婴儿含接姿势正确的方法。

(7)熟悉乳头凹陷母亲的母乳喂养方法。

(8)了解特殊情况下母乳喂养相关知识。

【教学思路】

本案例是一例典型的母乳喂养问题，通过介绍乳房的解剖结构及泌乳生理，理解乳汁是如何分泌的；

通过对本案例的思考,发现产妇发生乳房胀痛的原因及处理方法;通过学习正确的哺乳姿势和含接姿势,思考产妇发生乳头疼痛的原因;通过对母乳生理分期的理解,思考母乳是否充足以及促进乳汁分泌的方法;同时探讨乳头短小、乳头凹陷母亲的母乳喂养技巧。

【建议学习资料】

[1] 任钰雯,高海凤.母乳喂养理论与实践[M].北京:人民卫生出版社,2018.

[2] 高雪莲,孙瑜,张美华.母乳喂养与人类泌乳学[M].北京:人民卫生出版社,2021.

三、案例正文

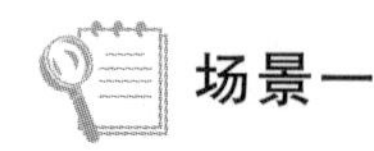

场景一

产妇王女士,28岁,中学教师。

孕产史:G1P1,顺产分娩一活男婴,出生后 Apgar 1分钟、5分钟评分分别为8分和9分,出生体重3.2 kg。

合并症:无。

产妇母乳喂养依从性可,希望实现纯母乳喂养。产后第3天多次尝试母乳喂养,都遭到拒绝。新生儿哭得撕心裂肺,产妇看上去非常疲惫沮丧。她告诉护士乳房胀痛。护士观察到产妇双侧乳房肿胀,乳房皮肤温度较高,微微发红,局部有硬块。产妇体温正常。

【引出问题】

产妇双侧乳房胀痛,乳房皮肤温度较高,微微发红,局部有硬块。乳房胀痛是目前急需解决的问题。学生需要思考以下问题。

(1)乳房的解剖结构。

(2)泌乳生理及分期。

(3)生理性乳房胀痛的原因及表现。

(4)解决乳房胀痛的方法。

(5)什么是纯母乳喂养?为何新生儿拒绝母乳?

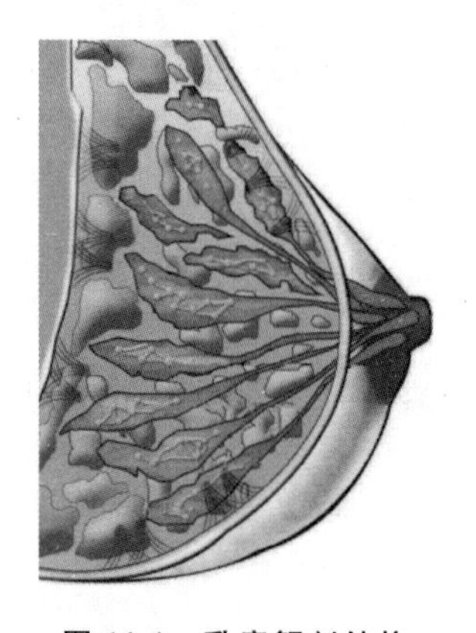

图 11-1 乳房解剖结构

【问题解析】

1.乳房解剖结构

乳房由皮肤、纤维组织、脂肪和腺体组织构成,乳房内有丰富的血管、神经和淋巴管。乳腺被结缔组织分隔成15～20个腺叶,每个腺叶内有20～40个腺小叶,每个腺小叶由10～100个腺泡组成,腺泡是最基本的分泌单位。每个腺叶有一输乳管,输乳管在乳晕处膨大为乳窦,其末端变细,开口于乳头(图11-1)。

2.泌乳生理及分期

孕期和整个哺乳期乳汁的分泌分为以下五个阶段。

(1)泌乳准备期:从怀孕到孕中期。当女性怀孕时,体内就发生着一系列内分泌变化,在雌激素、孕激素、泌乳素、胎盘泌乳素等激素的协同作用下,乳腺组织再次发育,为分娩后婴儿哺育做好准备。

(2)泌乳Ⅰ期:从孕中期开始到产后2天。乳房分泌细胞的活性启动,开始分泌乳汁。在雌激素、孕激素、泌乳素、生长激素、糖皮质激素等持续作用下,乳腺细胞在孕16周就已具备合成乳汁的能力,但由于孕期体内孕激素水平较高,抑制了泌乳素的作用,因此,孕期乳汁不会大量分泌。但部分孕妇在孕中晚期,乳头有少量透明或者黄色液体渗出,这就是初乳。由此可见,在婴儿娩出前,初乳就已经准备好了。

(3)泌乳Ⅱ期:产后3～8天。胎儿、胎盘娩出触发了泌乳Ⅱ期的启动。胎盘娩出后孕激素水平剧降,孕期被压制的泌乳素大量释放并维持在高水平,乳腺细胞分泌活跃。自泌乳Ⅱ期触发开始,泌乳量急剧升高,产妇会有大量、丰富的乳汁产生,乳房进入全能力产乳期。

(4)泌乳Ⅲ期:产后第9天。这一时期乳汁产生量从急剧上升变为缓慢增加最后到达平稳状态。在泌乳Ⅲ期,乳汁的产量从由内分泌控制转为自分泌调节,即乳汁的生成量由乳汁的移出量所决定,也就是吸出越多,乳汁产生就越多;吸出越少,乳汁产生就越少。

(5)复旧期:当停止哺乳时,乳腺组织逐渐恢复至未孕状态,乳腺上皮细胞逐渐凋亡然后被脂肪组织取代。

3. 生理性乳胀的原因及表现

由于胎盘娩出,孕激素撤退,触发泌乳Ⅱ期,乳房开始大量产奶,大量的水分进入乳腺腺泡,乳汁量增加,初期可能导致产妇感到乳房温热、胀满、沉重感。如不能及时排空乳房,会感觉乳房发烫、肿胀,甚至疼痛。这时产妇可能会陈述:乳房胀得像石头一样,不能碰也不敢动,疼痛明显。这就是生理性乳胀,乳房呈现短暂生理性的肿胀和水肿状态。水肿是组织液、淋巴液在乳房中堆积所致;肿胀是乳汁堆积所致。因此,生理性乳胀是"水"和"乳汁"两方面造成的。

4. 解决乳胀的方法

1)增加哺乳频次　乳房胀痛是由于分泌的乳汁量超过婴儿的哺乳量,可适当增加哺乳频次,根据婴儿的饥饿征兆按需哺乳,以减轻乳胀。

2)调整哺乳姿势　生物养育法,又称半躺式哺乳法,是一种新的促进早开奶的方法,有助于激发婴儿吃奶的潜能。产妇可半靠在床上或沙发上,使左右手肘部、头颈部、腰部有良好的支撑,婴儿趴在产妇胸前,利用重力作用使母婴身体紧密接触,自然激发婴儿先天性的哺乳行为。若哺乳后,乳房局部区域仍有肿胀,而其他部位松软,则提示该区域存在乳汁淤积。可尝试改变婴儿喂哺姿势,将婴儿鼻尖或下巴对准淤积肿块的方向进行喂哺,可有效移除淤积的乳汁。

3)缓解乳胀疼痛

(1)佩戴承托力强、包裹性好的内衣,以缓解肿胀引起的不适。

(2)采取冷敷等方法缓解疼痛和不适。冷敷可减缓乳汁的产生,同时缓解肿胀带来的疼痛感。可将冰块、冰袋包在毛巾里冷敷,不能耐受者可将卷心菜叶等外敷在乳房周围,避开乳头乳晕位置。

4)适当按摩乳房　在哺乳前和哺乳期间可轻柔地按摩乳房,刺激乳汁流出,避免暴力揉捏乳房。用一只手托住乳房,固定乳房,避免按摩过程中乳房摆动引起疼痛,另一只手的大鱼际肌,从乳房的根部到乳头方向,沿乳腺管方向螺旋式按摩,促进乳汁流出。

如果乳晕水肿发硬,乳头被牵拉短小,则会导致婴儿不易含接。此时可采用反向按压软化法,缓解乳晕区域的肿胀。具体步骤如下:①修剪指甲;②手指放置在乳头的两侧,朝着胸腔方向按压,缓慢地数到50;③乳房的每个方向都要按压到;④用力均衡,避免疼痛。

5. 什么是纯母乳喂养?为何新生儿拒绝母乳?

(1)纯母乳喂养:只给婴儿喂母乳,而不给其他任何液体(包括水)和固体食物。但可以服用维生素或矿物补充剂和药物。

(2)本案例中新生儿抗拒母乳,可能是由于频繁使用奶瓶,导致了乳头混淆。乳头混淆是指母乳喂养的过程中频繁使用奶瓶、乳头保护罩或安抚奶嘴,导致婴儿不愿吸吮母乳的现象。这是由于含接乳头和含接奶嘴吸吮的方式不同,若婴儿用含接奶嘴的方法吸吮乳头,会更费劲,而获得的乳汁也更少,从而使其感到困惑,进而拒绝母乳。纠正乳头混淆的方法:①停止使用奶嘴;②调整喂奶姿势和哺乳姿势,正确的含接姿势可帮助婴儿获得更多乳汁,当含接姿势不正确时,应重新含接;③当需要进行补充喂养时,可以用小药杯、勺子、滴管等;④增加母婴肌肤接触的时间。这个过程需产妇更多的坚持和耐心,当婴儿急躁不配合时,应照顾其情绪,及时安抚后再尝试。多与婴儿肌肤接触、拥抱、抚摸。这个过程不会很顺利,产妇可能会沮丧,因此,家庭的支持也非常重要。

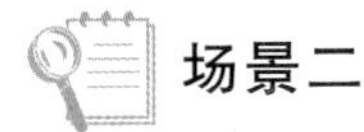

场景二

父亲:"宝宝今天测量体重是2.45 kg,出生体重是3.2 kg,体重下降了6.8%,会不会下降太多。是没有吃饱吗？母乳够吗？”

护士：“请问宝宝每天母乳喂养的次数是多少？每次吸吮时间有多久？”

父亲：“每天平均喂十几次，特别是今天喂得次数更多。每次吸吮时间不等，有时候十几分钟，有时候快一个小时。”

护士：“宝宝每天大便几次，小便几次？颜色如何？”

父亲：“大便每天有3～5次，是黑色的。小便每天2次左右，黄色。我的宝宝体重下降好多。对了，血糖也很低，刚才护士给宝宝测的血糖是2.6。用数尿片的方法来判断有没有吃饱靠谱吗？”

【引出问题】

父亲对母乳量是否能满足新生儿需求存在疑虑。学生应思考以下问题。

(1)新生儿血糖是否偏低？是否需要添加配方奶粉？

(2)如何判断新生儿是否摄入足够的乳汁？

(3)导致泌乳不足的风险因素有哪些？

【问题解析】

1. 新生儿血糖是否偏低？是否需要添加配方奶粉？

为了满足出生后的能量需要，孕晚期时，胎儿即开始储存糖原，堆积棕色脂肪。正常健康新生儿在出生后最初的2天，可利用这些能量储备维持体温、血糖的稳定，并通过利用棕色脂肪代谢，满足机体能量需要。初乳并非产后初期新生儿的主要能量来源，其主要作用在于免疫、促进肠道菌群活性等。

也有部分新生儿会发生低血糖，新生儿低血糖最大的危害是神经系统发育损害。目前普遍认为血糖<2.2 mmol/L(40 mg/dL)应诊断为新生儿低血糖。胎儿分娩后，随着与胎盘的分离，新生儿血糖水平在出生后最初数小时会降低，正常足月儿可通过内分泌调节补偿低血糖。有研究表明，对于高危新生儿，出生后早肌肤接触、早母乳喂养，可降低低血糖风险。正常健康足月儿通常不需要常规检测血糖，对有低血糖危险因素的新生儿和出现低血糖症状的新生儿应进行血糖监测。

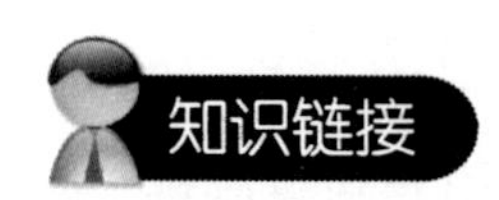

新生儿低血糖高危因素

(1)大于胎龄儿。

(2)小于胎龄儿。

(3)糖尿病母亲新生儿(包括妊娠期糖尿病)。

(4)早产儿(不足37周)或过期产儿(超过41^{+6}周)。

(5)低血糖症状(易激惹，青紫，惊厥发作，呼吸暂停发作，呼吸急促，哭声微弱或高亢，烦躁或嗜睡，喂养困难，翻白眼)。

(6)先天性代谢异常的家族病史，可能与低血糖有关。

(7)可能与低血糖有关的先天性综合征(如Beckwith-Wiedemann综合征)，异常体征(如面部畸形、小阴茎)。

(8)围产期的应急(窒息)。

2. 如何判断新生儿是否吃到足够的乳汁？

健康新生儿出生后会发生生理性体重下降。这是因为母乳有轻泻作用，有利于胎粪的排出；由于大小便、水分挥发等，出量大于乳汁的摄入量，因此，几乎所有婴儿都会出现生理性体重下降，一般不超过出生体重的10%。

可用新生儿大小便排出情况快速判断新生儿的摄入量(表11-1)。有的新生儿可能尽管摄入不足也有排尿和大便；也有的新生儿即使母乳喂养的量足够，但是排尿和大便仍较少。因此，在评估新生儿摄入量时，也应重视新生儿体重，每日称重并详细了解哺乳情况，胎便排出时间等，从而综合评估新生儿的摄入量。

表 11-1 通过大小便判断新生儿喂养情况

日龄	小便次数	大便次数	大便颜色
第 1 天(出生日)	1	1	黑色
第 2 天	2	2	黑色或墨绿色
第 3 天	3	3	棕色、黄绿色、黄色
第 4 天	4	4	棕色、黄绿色、黄色
第 5 天	5	4	黄色
第 6 天	6	4	黄色
第 7 天	6	4	黄色

注：产后 1～7 天，主要观察小便次数及颜色(无色或浅黄色，尿片上有红棕色晶体可提示婴儿脱水)和大便次数及颜色，低于上述次数或颜色明显偏离者，应及时与医护人员联系。

3. 导致泌乳不足的风险因素有哪些?

(1)母亲病史：①既往哺乳困难或婴儿体重增长慢；②内分泌失调，如甲状腺疾病、糖尿病或胰岛素抵抗、多囊卵巢综合征(PCOS)、垂体功能减退；③肥胖；④饮食障碍；⑤自身免疫性疾病；⑥精神疾病；⑦肾衰竭；⑧不良习惯、吸烟、喝酒史；⑨其他社会问题，如压力大、缺乏母乳喂养支持、产假短等。

(2)母亲乳房解剖结构异常：①怀孕期间无明显乳房增大；②原发性乳腺组织发育不足(管状乳房)；③乳房手术史(隆胸或缩乳术)；④乳头异常，如凹陷乳头和异常大乳头。

(3)产前、产时、产后因素：①先兆子痫；②孕前和妊娠期糖尿病；③卵泡膜叶黄素囊肿；④产程延长；⑤产程使用可导致新生儿嗜睡的药物(阿片类和苯二氮䓬类药物)；⑥早产；⑦产后出血；⑧胎盘滞留；⑨感染。

(4)胎儿、新生儿情况：①过敏；②舌系带过短；③胆道闭锁；④多胎妊娠；⑤唐氏综合征、囊性纤维化等遗传疾病；⑥先天发育异常，如中枢神经系统异常、先天性心脏缺陷、胃肠异常、小颌畸形、唇腭裂；⑦先天性代谢疾病；⑧新生儿败血症或感染；⑨医疗相关问题，如低血糖、呼吸窘迫、产伤、新生儿窒息等。

(5)母亲症状：①自感母乳不足；②乳头疼痛或哺乳时乳头变形；③泌乳Ⅱ期失败(超过产后 72 小时未下奶)；④母亲无法手挤初乳；⑤出院时需要哺乳辅助工具(如乳盾、吸奶器或乳旁加奶器)；⑥住院期间使用代乳品。

(6)婴儿表现与症状：①婴儿持续嗜睡；②难以含住一侧或两侧乳房；③无效哺乳，或难以持续哺乳；④新生儿体重评估曲线(NEWT)显示婴儿体重下降过度，出生后 48 小时内超过 7%或超过对应时龄或分娩方式的 75 百分位；⑤早期使用安抚奶嘴；⑥婴儿存在脱水迹象(早期迹象如排便不足、尿布上的尿酸盐结晶、黏膜干燥、皮肤张力弱、眼睛凹陷、前囟门凹陷；晚期迹象如桡动脉脉搏微弱、四肢冰冷)；⑦黄疸。

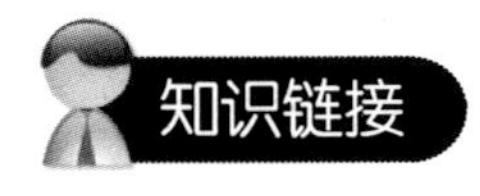

如何判断新生儿是否需要补充喂养

选择补充喂养时，应综合考虑婴儿的年龄、所需喂养量以及对母乳喂养的影响。补充喂养的方法包括勺喂、杯喂、注射器喂养和可控流速奶瓶喂养。可根据医疗机构工作人员的培训情况和婴儿家庭的偏好而定。有证据表明：晚期早产儿使用奶瓶时，更易出现喂养问题；与奶瓶喂养相比，杯喂的婴儿纯母乳喂养持续时间更长。作为泌乳的关键时期，为了保证乳汁的有效排出，婴儿每接受一次补充喂养，产妇应相应地完成一次挤奶。

1. 补充喂养的指征

(1)皮肤接触、母乳喂养支持后仍持续无症状低血糖。

(2)有症状的低血糖。

(3)体重丢失 10%以上,伴泌乳Ⅱ期延迟(超过 72 小时)。

(4)使用 NEWT 曲线,体重丢失 75%以上。

(5)大便排出不足(第 3 天不足 4 次),伴泌乳Ⅱ期延迟。

(6)摄入不足的临床或生化变现(如皮肤张力下降、黏膜干燥、血钠升高、第 5 天时大便未变为金黄色母乳便)。

(7)胆红素接近换血指征,伴随神经毒性危险因素或尝试泌乳干预但胆红素继续升高。

2. 选择的补充喂养的优先顺序

(1)婴儿母亲挤出的母乳。

(2)巴氏杀菌的捐赠母乳。

(3)适合月龄的婴儿配方奶。

场景三

护士在床边观察母乳喂养的情况。产妇侧躺哺乳,其乳头短小,有轻微内陷、破损。新生儿出生时,舌系带评分为 8 分,舌系带正常。刚才新生儿啼哭时护士也观察到舌系带没有问题。护士发现新生儿吸吮时将乳头反复地吸进吐出,判断产妇乳头破损、疼痛主要是因为含接不当,乳头皮肤与新生儿口腔不断摩擦导致的。

【引出问题】

母乳喂养时,产妇觉得乳头疼痛,且乳头有损伤。护士判断新生儿舌系带正常,产妇乳头轻微内陷,导致乳头疼痛的主要原因是含接不当。请学生思考以下问题。

(1)什么是舌系带?为何舌系带短会影响母乳喂养?如何进行舌系带评估?

(2)母乳喂养姿势。

(3)正确的含乳姿势。

(4)乳头凹陷母乳喂养。

【问题解析】

1. 什么是舌系带?为何舌系带短会影响母乳喂养?如何进行舌系带评估?

舌系带,即翘起舌头时,在舌头和口底之间的一细长的黏膜组织,通俗地讲就是舌筋。母乳喂养时,正确的含接姿势是用舌头垫在牙床上吸奶,舌、上颚、乳头形成良好的密闭,并形成一定的负压将乳汁吸出。而舌系带过短时,舌头伸不长,抬高受限,导致牙床直接咬到母亲的乳头上,出现乳头疼痛。含接时的乳头疼痛,会导致泌乳不足,婴儿能够吃到的乳汁减少,导致更用力地吮吸,进一步加重乳头疼痛,如此恶性循环,有可能会导致过早停止母乳喂养。有研究表明,中、重度的舌系带过短,母乳喂养困难的发生率分别为 25%和 37.9%。因此,在排除喂养姿势不良、母乳不足,但产妇存在乳头疼痛的现象时,需考虑是否存在舌系带过短情况。

可使用舌系带评估工具(bristol tongue assessment tool,BTAT)评估舌系带情况。舌系带评估工具(表 11-2)包含 4 个评估条目,每个条目得分 0~2 分,共 8 分。8 分表示舌头功能正常,6~7 分考虑临界状态,5 分及以下提示舌头功能有影响。如果选择做舌系带切开术,需进行母乳喂养评估。所有得分 4 分及以下的婴儿,建议与专科医生咨询,知情同意进行舌系带切开术。

表 11-2 舌系带评估工具

	得分		
	0	1	2
舌尖的形状	心形	轻微裂开或缺口	圆形
口底黏膜侧的附着	牙龈嵴顶	牙龈嵴顶舌侧	口底黏膜

续表

	得分		
	0	1	2
舌的上抬	完全不能上抬	舌边缘上抬至口腔中部	舌体上抬至口腔中部
舌的前伸	舌尖不能伸出下牙龈	舌尖伸出不超过下牙龈	舌尖伸出下唇

2. 母乳喂养姿势

正确的哺乳姿势：产妇和婴儿都采用舒适放松的姿势；婴儿头高臀低，产妇能看到婴儿的面部；母婴胸腹部紧贴；婴儿的头、颈、肩及髋部呈一直线。常用的哺乳姿势有摇篮式、交叉式、橄榄球式、侧躺式、半躺式等。

(1)摇篮式：将婴儿抱在怀中，头部枕于产妇前臂，产妇环抱住婴儿的腿或臀部，婴儿较低侧的手臂置于产妇腹部侧(图 11-2)。

(2)交叉式：用对侧的手臂托住婴儿的身体，手托住婴儿的头颈肩部，同侧手托起乳房。适用于早产或者吃奶有困难的婴儿(图 11-3)。

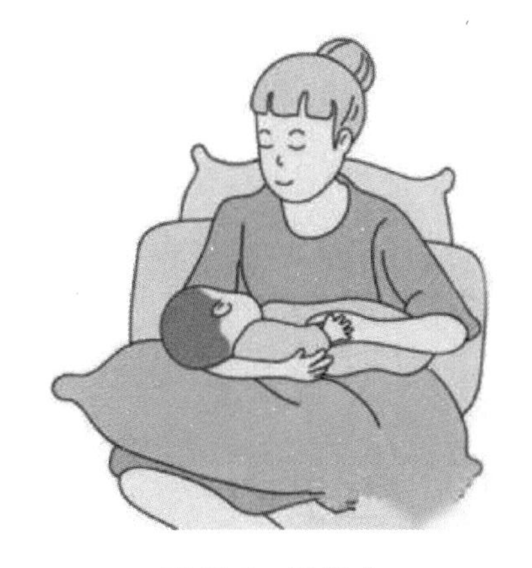

图 11-2　摇篮式

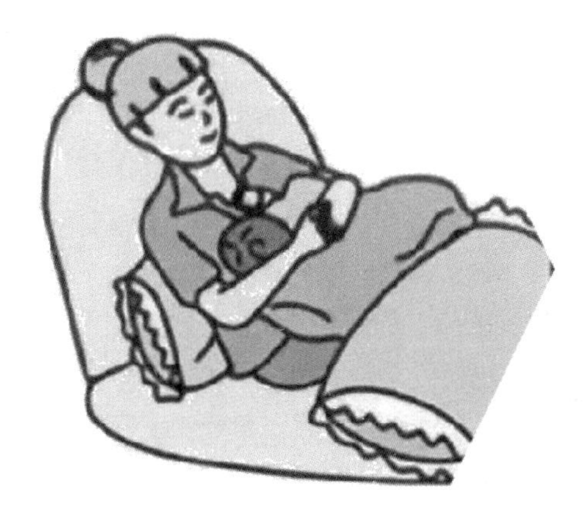

图 11-3　交叉式

(3)橄榄球式：将婴儿放于产妇一侧，像夹橄榄球一样将婴儿夹在腋下；产妇同侧手掌托住婴儿的头、颈、肩部，婴儿背部置于产妇前臂上；用另一只手托起乳房(图 11-4)。

(4)侧躺式：产妇取舒适的侧卧位，背后放置靠垫作为支撑，在两腿之间也可放置靠垫，膝盖处弯曲，下侧手臂放在头侧。将婴儿放在侧面，面对产妇，鼻子处于乳头水平的位置，在婴儿背后放置一个卷起的毯子作为支撑，并将婴儿移向产妇。侧卧位适用于疾病原因而不能垂直坐起的产妇，有助于休息(图 11-5)。

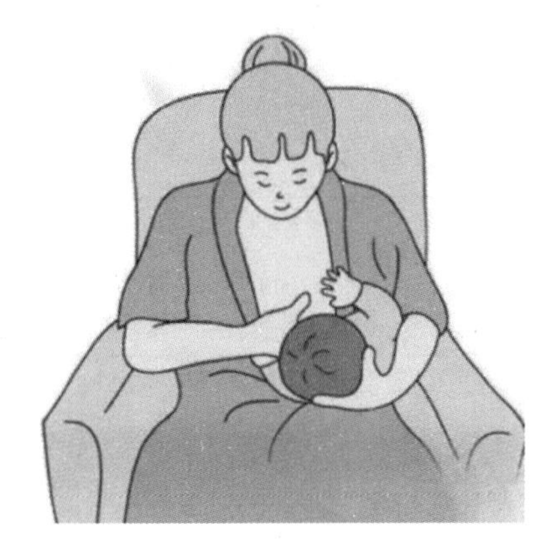

图 11-4　橄榄球式

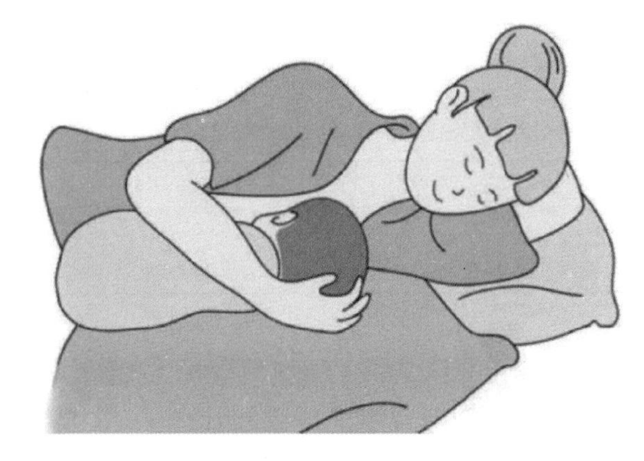

图 11-5　躺卧式

3. 正确的含接姿势

哺乳时错误的含接姿势是导致乳头疼痛的主要原因。可在哺乳前将乳头轻轻触及婴儿口唇，诱发觅

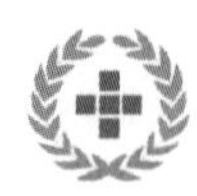

食反射，当婴儿张大嘴巴时，将乳头和乳晕一起柔和地含入婴儿口中。

（1）良好的含接和体位指标：①嘴大张；②婴儿下巴下面可见的乳晕比乳头上面的少；③婴儿下巴紧贴乳房，下唇向下卷起，暴露鼻子；④无疼痛。

（2）成功哺喂婴儿的指标：①听得见和看得见的吞咽动作；②持续有节奏的吸吮；③胳膊和手放松；④嘴巴湿润；⑤有规律地浸湿、变重的尿布。

（3）产妇成功哺喂母乳的指标：①乳房变软；②喂奶后乳头无压缩感；③感到放松和昏昏欲睡。

4. 乳头内陷的母乳喂养

1）乳头内陷的判断　可以依据外观、乳头能否用手拉出、乳头凸出的维持程度，将乳头内陷分成三度（图 11-6）。

一度内陷：乳头部分内陷，乳头低平或回缩，乳头颈部存在，轻微挤压乳晕皮肤即可轻松地拉出乳头。乳头突出可保持几分钟时间，然后恢复内陷状态。

二度内陷：乳头完全内陷，乳头没有颈部，乳头需要用力拉出，但是很快就会恢复内陷状态。

三度内陷：乳头没有突出，且埋于皮肤水平之下。用最大力气也不能将乳头拉出，即内套叠，也就是真性凹陷。

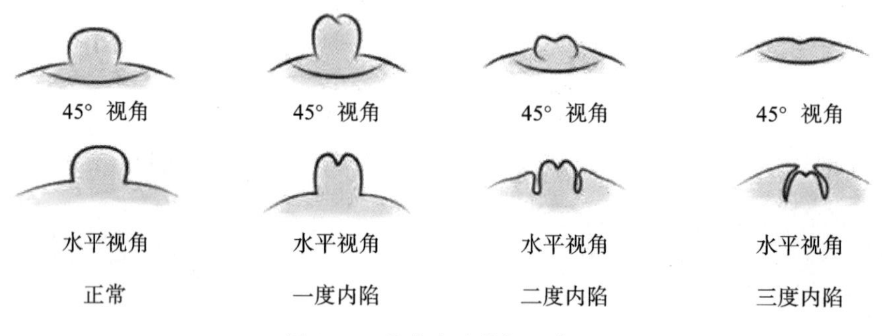

图 11-6　乳头内陷分级示意图

2）乳头内陷的母乳喂养方法

（1）产前矫正：一般乳头内陷的产妇仍可母乳喂养。首选非手术矫正，保证并维持正常的哺乳功能。①使用各种乳头矫正器，通过负压吸引装置（如吸奶器或注射器），对内陷的乳头造成牵拉，达到延长乳腺导管及纤维条索的目的。②手法牵引训练。洗净双手，将两拇指分别平行放在乳头两侧，慢慢地由乳头向两侧外方拉开，牵拉乳晕皮肤及皮下组织，使乳头向外突出。以同样的方法由乳头向上、向下纵行牵拉（图 11-7），每日 2 次，每次每侧乳房 5 分钟。③手术治疗。可以改善外观，但存在乳头缺血坏死以及损伤乳管的可能，继而影响哺乳功能，因此并不推荐。

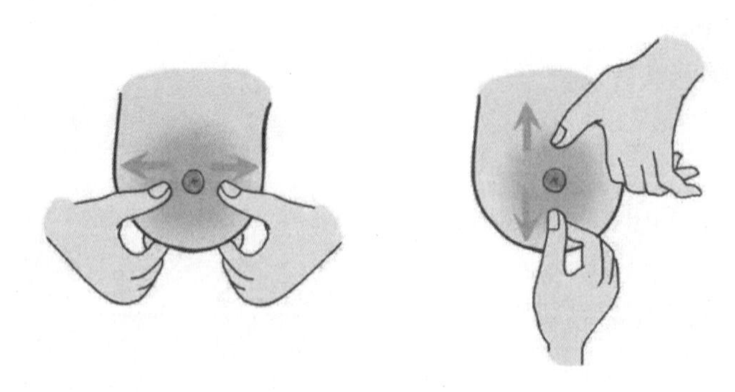

图 11-7　手法牵引

（2）尽可能保证母婴接触：越早开始母婴接触越有利于母乳喂养，肌肤接触时给予充足的时间让婴儿自主觅乳，产妇耐心引导，帮助其慢慢地含住乳头及大部分乳晕，以有效地吸出乳汁。

（3）尝试调整哺乳姿势，同时配合“三明治”手法，即将乳房捏成扁的三明治形状，让乳晕向外凸起，以便婴儿含接。

(4)借助乳头保护罩(又称乳盾)帮助婴儿含接。乳头保护罩应首选薄的、亲肤感强的、异物感弱的、大小合适的乳头保护罩,保护罩大小以“乳头直径+4 mm”为宜。需注意的是,乳头保护罩只作为过渡到亲喂的工具,每天要留一些时间给婴儿吸吮乳房。必要时手挤奶或者使用吸奶器吸出乳汁进行补喂。

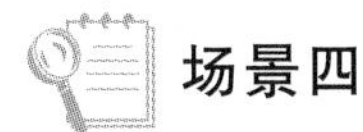

场景四

产后1个月,护士进行电话随访。

护士:“王女士您好!母乳喂养过程还顺利吗?”

王女士:“还挺好的,经过你们的指导,宝宝出生一周后能明显感受到乳房充盈的感觉,现在都是纯母乳喂养了。但是昨天晚上开始,发现左侧乳房左下方摸起来有硬结,而且发红发热,我还觉得痛,多次哺乳后肿块也没有消失。”

护士:“您这个很可能是急性乳腺炎。可以尝试:①手挤奶,主要按压轻揉硬结部位;②改变宝宝吸吮姿势,使下巴正对着左下方的硬结部分;③哺乳结束后局部冷敷。如果超过24小时症状还未缓解,或者期间发热,一定要及时就医,避免炎症进一步加重哦。”

王女士:“好的,谢谢你们。”

护士:“没事的,您也不要忘了产后42天来复查,再见!”

【引出问题】

产妇左侧乳房局部硬结,皮温升高,发红疼痛。考虑乳腺炎的可能。学生应思考以下问题。

(1)乳腺炎好发时间。

(2)乳腺炎的原因。

(3)乳腺炎母亲的母乳喂养支持。

(4)乳腺炎的预防。

【问题解析】

1. 乳腺炎好发时间

哺乳期乳腺炎好发于初产妇,且常发生于产后4～6周。

2. 乳腺炎的原因

(1)细菌感染:包括经破损皮肤的外源性细菌感染和乳汁内菌群失调的内源性细菌感染。

(2)机体抵抗力:母亲营养不良、精神压力大、疲惫等因素均易造成抗感染能力减弱,也会造成菌群失调。

(3)乳汁淤积:乳汁量过多、漏喂、定时哺乳而非按需哺乳、突然断奶、外力导致的乳房损伤、乳房受压、无效含接等,均易造成乳汁淤积。

3. 乳腺炎母亲的母乳喂养支持

哺乳母亲如果出现乳房局部红肿热痛,经哺乳及一般家庭护理24小时内未缓解,需及时到医院就诊,避免乳房遭受外力损伤。

乳汁移出在乳腺炎的治疗过程中起到重要作用,有效排出感染乳汁是治疗的关键。亲喂是乳汁移出的最佳方式,哺乳同时用手轻轻按压炎症部位可协助排出感染乳汁。若亲喂无法进行,也可配合手挤奶或吸奶器,切忌患侧乳房停止排乳。通过调整哺乳姿势,采取婴儿下巴正对硬结的姿势,更有利于局部淤积乳汁的移出。

此外,可在医生指导下使用抗生素。医生需根据病情尽量选择哺乳期安全药物,并告知利弊,请母亲知情选择。

4. 乳腺炎的预防

①正确的含接姿势;②不设限制,按需哺乳;③避免因担心涨奶过度移出乳汁,确保乳汁产量与婴儿正常移出量相匹配。

特殊情况下的母乳喂养

1. 甲肝感染　甲肝的传播途径是粪口传播，甲肝病毒几乎不通过胎盘屏障。婴儿接种丙种球蛋白，母亲勤洗手，可继续母乳喂养。如果是急性期，暂停母乳喂养。

2. 乙肝感染　研究表明乙肝病毒(HBV)感染的母亲进行母乳喂养并不增加子女HBV感染率，HBV母婴传播大多数发生于分娩过程中，与喂养方式无关。同时，通过乙肝免疫球蛋白(出生时)与乙肝疫苗(出生时，1月龄和6月龄)的联合免疫预防能显著减少HBV母婴传播，因此，鼓励母乳喂养。

3. 丙肝感染　与乙型肝炎相似，丙肝母婴传播与母乳喂养无关，可以母乳喂养。目前新生儿出生后没有特异性预防，乳头破裂时患侧暂停母乳喂养，伤口恢复后可再行母乳喂养。

4. HIV感染　在婴儿未感染HIV或感染状态未知时，已知HIV感染的母亲应当在婴儿6月龄之内只喂母乳，之后应适当引入辅食直至能够提供营养足够的非母乳安全膳食，哺乳能够预防腹泻、肺炎及营养不良造成的死亡，这种效益在婴儿12月龄之内最为显著。在进行抗病毒药物干预的情况下，通过哺乳将HIV传播给婴儿的风险很低。

5. 巨细胞病毒(CMV)感染　应平衡母乳的益处和巨细胞病毒感染的风险，对有高危因素的早产儿应早预防，密切监测，早期诊断，积极治疗。

6. 单纯疱疹病毒感染　乳房上有感染病变部位，暂时中断患侧哺乳，挤出乳汁喂养。如果乳房无疱疹，可直接喂养，但应避免婴儿接触其他部位的疱疹，口唇疱疹的母亲请勿亲吻婴儿。

7. 水痘病毒感染　水疱处皮肤已经结痂可以正常母乳喂养。若未结痂母婴隔离，婴儿需注射水痘免疫球蛋白，乳房无疱疹可挤出乳汁进行喂养。乳房有水痘，应挤出乳汁，消毒后进行喂养。

8. 流感　流感最初2～3天建议母婴隔离，可挤出乳汁进行喂养。流感恢复期，做好个人防护可直接母乳喂养。

9. 梅毒感染　经过规范抗病毒治疗，排除胎儿感染后，可以母乳喂养。未经过规范性治疗，不能母乳喂养；乳头有破损或有病灶时不能哺乳。

10. 预防接种　哺乳期妈妈接种灭活疫苗和减毒疫苗时可以母乳喂养，如接种活疫苗需停止母乳喂养。婴儿接种疫苗均可进行母乳喂养。

四、主要参考文献

[1] 任钰雯，高海凤. 母乳喂养理论与实践[M]. 北京：人民卫生产出版社，2018.

[2] Danielle Mazza. 澳大利亚 Danielle Mazza 教授全科医疗案例分析——常见的母乳喂养问题[J]. 中国全科医学，2015，18(7)：736-739.

[3] 霍亭竹，毛萌. 母乳喂养中的常见问题及解决方案[J]. 中华儿科杂志，2019，1(57)：75-77.

[4] 杨晓敏，朱玮. 母乳喂养及常见问题护理概述[J]. 上海护理，2020，1(20)：62-65.

[5] 钱援芳. 母乳喂养相关性乳头疼痛护理的研究进展[J]. 护理与康复，2018，17(7)：34-37.

[6] 首都医科大学附属北京妇产医院北京妇幼保健院，北京预防医学会妇女保健分会. 哺乳期乳腺炎诊治专家建议[J]. 中国临床医生杂志，2019，47(11)：1276-1281.

[7] 李群辉，李在村，孙丽君，等. 人类单纯疱疹病毒的研究及治疗进展[J]. 中国艾滋病性病，2017，23(5)：468-470.

(王　颖)

第二篇　妇科高级护理实践临床案例

案例 12　排卵障碍性异常子宫出血女性的护理实践

一、案例简介

张女士，45 岁，已婚，因“月经不规则伴间断经量增多 1 年，阴道出血 2 周以上”，于 2021 年 9 月 5 日来我院就诊。行急诊血常规及妇科彩超后，以“重度贫血、异常子宫出血”收住入院。

入院后完善相关检查，纠正贫血后行宫腔镜检＋诊刮术。病理结果：宫腔增殖期子宫内膜。术后予以抗感染、抗贫血等治疗，阴道流血症状消失。9 月 13 日为病人放置曼月乐环调整月经周期，追问病史，病人不伴有更年期相关症状，暂不予替代治疗。考虑病人目前病情好转，行出院指导后予以出院。

二、案例说明书

【教学目标】

本案例展示了排卵障碍性异常子宫出血的急诊处置、辅助检查、不同时期的重点护理措施及健康指导等内容。通过本案例的学习，学生应达到如下学习目标。

(1)熟悉异常子宫出血的分类及病因。

(2)掌握异常子宫出血病人的急救处理及护理要点。

(3)熟悉排卵障碍性异常子宫出血的评估要点和常见检查内容。

(4)熟悉排卵障碍性异常子宫出血的病因及其特点。

(5)掌握排卵障碍性异常子宫出血的治疗原则及方法。

(6)掌握排卵障碍性异常子宫出血病人的围手术期健康教育。

(7)掌握排卵障碍性异常子宫出血病人的调经方法。

(8)根据病人病情，能正确提出护理诊断，给予恰当的护理措施。

【教学思路】

本案例是一例典型的围绝经期排卵障碍性异常子宫出血病人，通过分析其临床表现，引导学生掌握急性异常子宫出血病人的急救措施，提出恰当的护理诊断及护理措施，并且引出本节教学内容——排卵障碍性异常子宫出血。同时，通过分析主诉、病史、辅助检查和妇科 B 超结果等，引出排卵障碍性异常子宫出血的诊断和鉴别诊断，使学生熟悉异常子宫出血分类，了解排卵障碍性异常子宫出血的概念、病因及特点，掌握其治疗原则及方法，对于需手术治疗的病人能够给予恰当的围手术期护理及长期管理指导。

【关键要点】

2014 年中华医学会妇产科学分会妇科内分泌学组将排卵障碍性异常子宫出血定义为：因稀发排卵、

无排卵及黄体功能不足，主要由下丘脑-垂体-卵巢轴功能异常引起的异常子宫出血。排卵障碍性异常子宫出血可发生于月经初潮至绝经间的任何年龄，其中 50%的病人发生于绝经前期，30%发生于育龄期，20%发生于青春期。围绝经期异常子宫出血是指女性从 40 岁开始直至绝经后的 1 年内出现的与正常月经周期及月经量不符的子宫腔的异常出血。

围绝经期卵巢功能的衰退，孕雌激素水平紊乱，使围绝经期异常子宫出血成为围绝经期的典型症状。据报道，在围绝经期女性的所有妇科疾病咨询中，异常子宫出血约占 70%。异常子宫出血多表现为绝经后出血、月经量过多或淋漓，以及性生活出血等，严重者可诱发子宫内膜癌变或继发性出血症状，由于早期症状不明显，导致容易出现误诊、漏诊等情况，影响病人的生活质量及生命健康。因此，对异常子宫出血病人应给予恰当的急救处理，快速正确评估，结合恰当辅助检查以明确诊断，及时给予正确的处理措施及护理，并提供长期随访及管理。

【建议学习资料】

[1] 安力彬，陆虹. 妇产科护理学[M]. 7 版. 北京：人民卫生出版社，2022.

[2] 任建华，胡娟，向洁，等. 妇产科护理案例汇编与循证[M]. 成都：四川大学出版社，2021.

三、案例正文

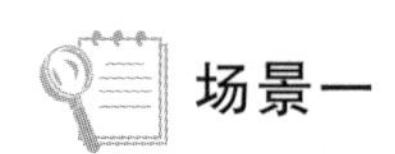

场景一

张女士，45 岁，已婚，主诉月经不规则伴间断经量增多 1 年，阴道出血 2 周以上来我院就诊。平素月经规则，28～30 天一次，每次持续 4～6 天。病人 1 年前出现月经不规则，30～60 天一次，每次持续 6～10 天，间断经量增多，未予以重视。2 个月前阴道出血淋漓不尽，且伴有头晕，在当地医院口服"中药、黄体酮胶囊"治疗，症状好转后自行停药。14 天前开始出现阴道出血，量同月经量，2 天前阴道出血量突然加大，且有大血块，并再次出现头晕症状，活动量稍增加后感双下肢乏力，于当地医院检查血常规提示血红蛋白浓度为 60 g/L，建议到上级医院就诊。

来我院妇科门诊就诊时，见病人贫血面貌，心率快，急查超声提示子宫前位，大小 108 mm×98 mm×106 mm，肌层回声均匀。子宫内膜厚 12 mm，血常规提示血红蛋白浓度为 50 g/L，以"重度贫血，异常子宫出血"收住入院。

入院时：体温 36.8 ℃，脉搏 124 次/分，呼吸 24 次/分，血压 121/73 mmHg，予告病重，Ⅰ级护理；开放两路静脉通道，心电监测，吸氧，急诊输注 5 U 悬浮红细胞、琥珀酰明胶注射液、蔗糖铁静滴补充血容量，纠正贫血；氨甲环酸注射液静滴止血治疗。

【引出问题】

由案例可知，该病人属于重度贫血状态。补充血容量，预防出血性休克，确保生命体征平稳是首要处理的问题。学生需思考以下问题。

(1)针对病人目前急诊情况，应如何进行处理？

(2)目前首要的护理诊断及措施有哪些？

(3)什么是异常子宫出血？

(4)异常子宫出血的分类有哪些？

(5)为明确诊断，病人后续应完善什么相关检查？

【问题解析】

1. 针对病人目前急诊情况，应如何进行处理？

病人出血量较多时须进行急救护理。应立即采取平卧位，给予吸氧，注意保暖，密切观察生命指征；迅速建立静脉通道，做好输血前的准备，并配合医生进行输血、输液治疗，注意掌握输血速度；密切观察病情变化及治疗效果。

2. 目前首要的护理诊断及措施有哪些?

(1)有组织灌注不足的危险　与失血性贫血有关。

护理措施如下。

①快速建立两路静脉通路。

②输血能恢复血容量,适用于有血管性虚脱危险的严重出血。

③持续心电监护,记录每小时尿量,严密观察生命体征和尿量的变化。

④给予氧气吸入,注意观察面色、皮肤、黏膜、四肢末梢的循环状况,如有异常,及时报告医生。

⑤严密观察病人阴道出血量,准确评估出血量(推荐称重法),并及时记录。

(2)有输血反应的危险　与大量输血有关。

护理措施如下。

①严格遵医嘱输入浓缩红细胞,以减轻贫血,缓解机体的缺氧症状。

②严格按照《临床输血技术规范》等进行操作。

③输血过程应先慢后快,根据病情和年龄调整输注速度,密切观察有无输血反应。在输血前、输血开始时、开始输血后15分钟、输血过程中每1小时、输血结束后4小时,都应严密观察并记录有无输血反应。

(3)活动无耐力　与贫血导致机体组织缺氧有关。

护理措施如下。

①嘱病人卧床休息,做好生活护理。

②做好防跌倒措施,嘱病人坐起或站立时动作要慢,活动后如有头晕一定要扶物蹲下或坐下,以防摔伤;上厕所时由家属或护士陪同;做检查由专人陪同。

③合理安排各项治疗,减少或去除增加疲劳的因素。

④指导病人进食高蛋白质、高热量、高维生素、富含铁钙饮食,纠正贫血。

(4)知识缺乏:缺乏疾病、治疗等相关知识。

护理措施如下。

①向病人及其家属介绍疾病知识,介绍治疗措施,让其对疾病有初步了解。

②加强宣教,解释药物及输血的治疗作用及注意事项,使病人积极配合治疗。

③告知引起活动能力下降的原因,出血止住及贫血症状改善后活动能力可逐渐提高。

④使用简短易懂语言与病人有效交流,主动关心和帮助病人及其家属,耐心解答其疑问,消除其顾虑。

3. 什么是异常子宫出血?

月经周期频率、周期规律性、经期长度、经期出血量四要素之一出现异常即为异常子宫出血(abnormal uterine bleeding,AUB)。国际妇产科联盟(FIGO)和国内的指南,将异常子宫出血限定于生育期非妊娠妇女,因此排除了妊娠和产褥相关的出血,也不包含青春期前和绝经后出血。国际妇产科联盟建议弃用术语“功能失调性子宫出血”,推荐使用“急性异常子宫出血”替代“大出血”的概念,并将异常子宫出血的常见病因分为两大类九个亚型。

4. 异常子宫出血的分类有哪些?

既往分类:将异常子宫出血病因分为器质性疾病、功能失调、医源性病因。

新指南:2011年国际妇产科联盟将异常子宫出血病因分九个类型,按英文字母首写缩写为PALM-COEIN(图12-1)。有结构性改变的异常子宫出血可采用影像学技术和(或)组织病理学方法进行诊断;无结构性改变的异常子宫出血中,因排卵障碍产生的异常子宫出血最为常见,约占50%。

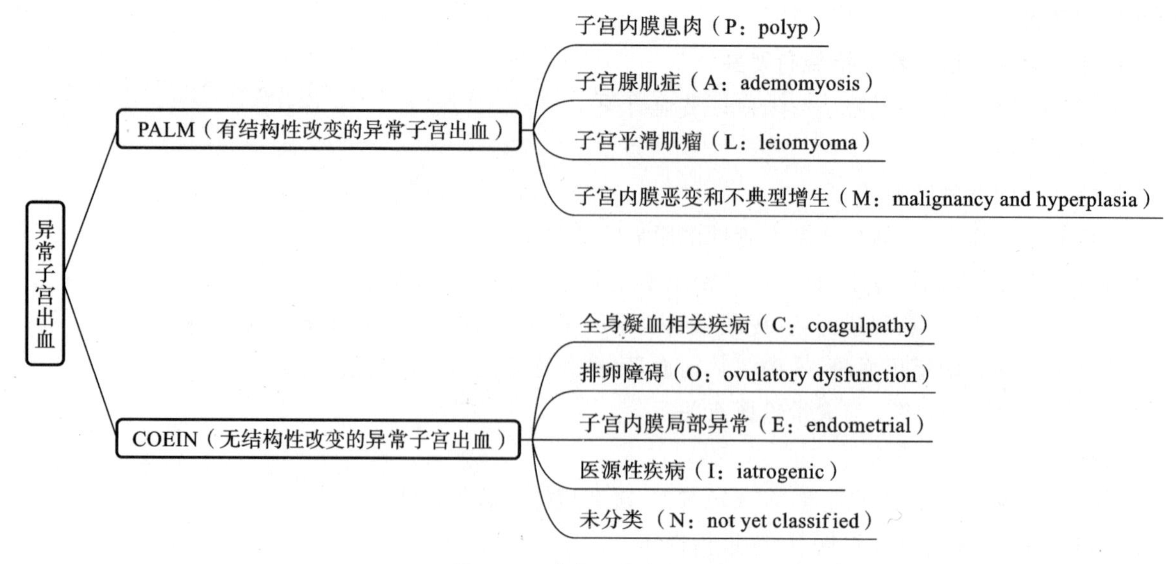

图 12-1　异常子宫出血分类

正常子宫出血和异常子宫出血术语

正常子宫出血即月经，规范的月经指标至少包括周期的频率和规律性、经期长度、经期出血量 4 个要素，我国暂定的术语标准见下表，其他还应有经期有无不适，如痛经、腰酸、下坠等。基于正常的月经要素，2014 年中华医学会妇产科学分会妇科内分泌学组规范了异常子宫出血术语的范围(表 12-1)。

表 12-1　异常子宫出血相关术语

月经的临床评价指标	术语	范围
月经频率	月经频发	<21 天
	月经稀发	>35 天
月经规律性（近 1 年的周期之间的变化）	规律月经	<7 天
	不规律月经	≥7 天
	闭经	≥6 个月无月经
经期长度	经期延长	>7 天
	经期过短	<3 天
经期出血量	月经过多	>80 mL
	月经过少	<5 mL

5. 为明确诊断，病人后续应完善哪些相关检查？

目前，排卵障碍性异常子宫出血的诊断需结合病史、体格检查和辅助检查(如血常规、B 超)，并排除导致异常子宫出血的其他病因。

(1)病史：询问出血史，至少记录近 3 次的子宫出血情况；询问性生活情况和避孕措施以排除妊娠或产褥相关的出血；询问体重、情绪、日常生活的变化；询问异常出血的诱因；询问既往药物治疗史及其效果。

(2)体格检查：及时发现相关线索，如肥胖、消瘦、多毛、泌乳、皮肤淤斑或色素沉着、有无盆腹腔包块、腹部压痛及反跳痛等。

(3)辅助检查：至少完成血常规检查及 B 超检查，评估出血严重程度。

(4)其他检查：有条件时应尽量选择早卵泡期检测卵泡刺激素(FSH)、黄体生成素(LH)、催乳激素

(PRL)、雌二醇(E2)、睾酮和促甲状腺素(TSH),有助于分析无排卵的病因;但在获得检测结果前不必等待,应及时给予病人必要的治疗,尤其是对急性异常子宫出血的病人。诊断排卵障碍性异常子宫出血最常用的手段是基础体温测定(BBT)以及估计下次月经前5~9天(相当于黄体中期)的血清孕酮水平测定。

场景二

急救处理后,病人目前生命体征平稳,完善相关检查,查体及辅助检查结果如下。

既往体健。无吸烟史、手术史、外伤及输血史;无药物及食物过敏史。

月经史:14岁初潮,28~30天一次,每次持续4~6天,末次月经不详,量中,色暗红,有少量凝血块,无痛经。

婚育史:20岁结婚,2-0-1-2,分别于2000年、2003年足月顺产1男婴1女婴,2007年药流一次,工具避孕。

体格检查:身高155 cm,体重66 kg,体质指数(BMI) 27.47;贫血貌,皮肤无出血点、淤斑等,甲状腺无肿大。妇科检查:外阴婚产式;阴道通畅、黏膜光滑,有血迹;宫颈光滑、常大、无举痛;子宫体前位,常大、质中,无压痛;双侧附件扪及肿块,无压痛。

辅助检查:血常规提示血红蛋白76 g/L;凝血功能、肝功能正常,血脂、血糖正常。血人绒毛膜促性腺激素(hCG)阴性。激素检测:卵泡刺激素(FSH)22.02 IU/L,黄体生成素(LH)9.13 IU/L,催乳激素(PRL)16.99 μg/L;雌激素(E)2.76 pmol/L;孕激素(P)0.87 nmol/L;雄激素(T)0.44 nmol/L。甲状腺功能检查正常。妇科超声提示:子宫大小正常,内膜12 mm回声欠均匀;附件区未见异常。

考虑诊断:重度贫血;排卵障碍性异常子宫出血(AUB-O)。

【引出问题】

通过病史采集可排除医源性异常子宫出血(AUB-I)、未分类的异常子宫出血(AUB-N)。结合体格检查及B超,可进一步排除阴道裂伤、流产、宫颈病变及子宫肌瘤、子宫腺肌瘤等器质性改变导致的异常子宫出血;通过血常规,可排除全身凝血相关疾病引起的异常子宫出血(AUB-C)。综合以上资料判断病人为无排卵性异常子宫出血。

学生需思考以下问题。

(1)什么是排卵障碍性异常子宫出血?

(2)排卵障碍性异常子宫出血的病因及发病机制是什么?

(3)排卵障碍性异常子宫出血有哪些临床表现?

(4)排卵障碍性异常子宫出血的处理原则是什么?

(5)针对该病人,应给予的治疗方法是什么?

【问题解析】

1. 什么是排卵障碍性异常子宫出血?

排卵障碍性异常子宫出血(AUB-O),又称为功能失调性子宫出血(DUB),简称功血,是指生殖内分泌轴功能紊乱造成的异常子宫出血,而全身及内外生殖器官无明显器质性病变存在。病人常表现为月经周期长短不一、经期延长,经量过多或不规则阴道出血。排卵障碍性异常子宫出血可分为无排卵性异常子宫出血和排卵性异常子宫出血两类,其中无排卵性异常子宫出血约占85%。排卵障碍性异常子宫出血可发生于月经初潮至绝经间的任何年龄,50%的病人发生于绝经前期,30%发生于育龄期,20%发生于青春期。

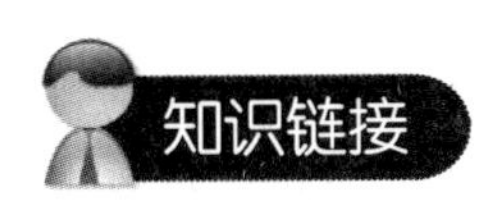

排卵障碍性异常子宫出血的鉴别诊断

为明确诊断排卵障碍性异常子宫出血,关键需排除下列情况。

(1)妊娠相关疾病:怀疑或不能排除妊娠、流产、滋养细胞疾病时,建议检查血或尿人绒毛促性腺激素

(hCG)。

(2)无结构性改变的异常子宫出血:酌情选择盆腔B超、MRI、凝血功能检查,必要时行宫腔镜、腹腔镜检查,进行子宫内膜活检及病理检查。怀疑子宫动静脉瘘时需行子宫动脉造影,以明确诊断。子宫内膜局部异常可用抗纤溶药物或孕激素内膜萎缩法进行治疗,有确定的效果。

(3)甲状腺、肾上腺、肝肾功能异常等全身疾病:可结合病史、酌情选择相关的内分泌功能测定与肝肾功能检测。

2. 排卵障碍性异常子宫出血的病因及发病机制是什么?

月经周期的调节主要通过下丘脑垂体和卵巢的激素作用,称为下丘脑-垂体-卵巢轴。正常情况下,该轴会周期性地分泌雌激素、孕激素等,作用于子宫内膜,使子宫内膜出现规律的增殖期、排卵期、分泌期、月经期的改变,从而形成规律的子宫出血。

1)无排卵性异常子宫出血

(1)青春期:青春期时下丘脑-垂体-卵巢轴激素间的反馈调节尚未成熟,未建立稳定的周期性调节,大脑中枢对雌激素的正反馈作用存在缺陷,卵泡刺激素(FSH)持续低水平,无促排卵性黄体生成素(LH)峰形成,而无排卵。

(2)绝经过渡期:因卵巢功能下降,卵巢内剩余卵泡对垂体促性腺激素的反应低下,雌激素分泌量锐减,导致促性腺激素水平升高,FSH常比LH更高,不形成排卵前期LH高峰,故不排卵。

(3)生育期:有时因内、外环境刺激,如劳累、应激、流产、手术和疾病等引起短暂的无排卵,也可因肥胖、多囊卵巢综合征、高催乳素血症等引起持续无排卵。

各种因素造成的无排卵,均可导致子宫内膜仅受雌激素的作用,呈现不同程度的增殖改变。之后,可因雌激素量的不足,子宫内膜发生突破性出血,抑或因雌激素持续作用的撤退,子宫内膜发生出血自限机制异常,从而出现月经量增多或经期延长。

2)排卵性异常子宫出血

(1)黄体功能不足:可由多种因素造成,如卵泡期FSH缺乏、LH脉冲峰值不高、排卵峰后LH低脉冲缺陷、卵巢本身发育不良等。

(2)子宫内膜不规则脱落:下丘脑-垂体-卵巢轴调节功能紊乱,或溶黄体机制失常,可引起黄体萎缩不全,内膜持续受孕激素影响而不能如期完整脱落。

(3)子宫内膜局部异常所致的异常子宫出血:因子宫内膜局部凝血纤溶调节机制异常、子宫内膜修复机制异常、子宫内膜血管生成异常等原因引起。

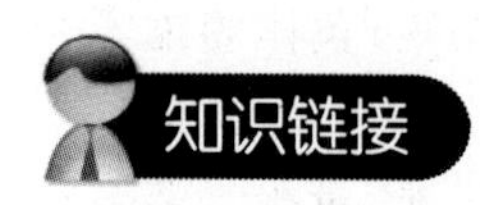

月经周期调节及子宫内膜周期性变化

月经周期是指两次月经第一天间隔的天数。按照标准化28天来计算,前14天为卵泡期(follicular phase),后14天为黄体期(luteal phase)。卵泡期前7天为月经期(menses),后7天为生长期(proliferative phase)。生长期完成即发生排卵(ovulation),排卵后的黄体期也是子宫内膜的分泌期(secretory phase)。

一、下丘脑-垂体-卵巢轴之间的相互调节

月经周期的调节主要通过下丘脑、垂体和卵巢的激素作用,此三者互相依存又彼此制约,构成了完整而协调的神经内分泌系统,即下丘脑-垂体-卵巢轴(HPOA)。

月经中期黄体萎缩后,体内雌、孕激素水平降至最低,对下丘脑和垂体的抑制解除,下丘脑的神经细胞分泌促性腺激素释放激素(GnRH),通过下丘脑与垂体之间的门静脉系统进入垂体前叶,垂体在其作用下分泌并释放FSH,促进卵泡发育,分泌雌激素,子宫内膜发生增殖期变化。随着雌激素水平增高,它对下丘脑的负反馈作用增强,抑制下丘脑分泌GnRH,垂体分泌并释放FSH也减少。随着卵泡发育,成熟卵泡分泌雌激素达200 pg/mL,并持续48小时以上,对下丘脑和垂体产生正反馈,形成FSH与LH高峰,促使成熟卵泡排卵。

排卵后，FSH与LH水平急剧下降，黄体逐渐发育成熟，主要分泌孕激素及少量雌二醇，子宫内膜转化为分泌期内膜，排卵后第7～8天孕激素水平达高峰，雌激素也达到又一高峰，雌、孕激素的共同负反馈作用促使垂体FSH与LH的分泌减少，黄体逐渐萎缩，雌、孕激素分泌减少，子宫内膜功能层发生剥脱而出现月经来潮。雌、孕激素水平降至最低水平，对下丘脑和垂体的负反馈抑制解除，开始下一个月经周期，如此周而复始。

二、子宫内膜的变化

卵巢激素的周期性变化，导致生殖器官发生相应的变化，其中子宫内膜的变化最为明显。现以一个正常月经周期28天为例，将子宫内膜的连续性变化分期说明如下。

(1)增殖期：月经周期的第5～14天。月经期子宫内膜功能层剥落，随月经血排出，仅留下子宫内膜的基底层。在雌激素影响下，内膜很快修复，逐渐生长变厚，细胞增生。子宫内膜的增生与修复在月经期即已开始。

(2)分泌期：月经周期的第15～28天，与卵巢周期中的黄体期对应。排卵后，卵巢内形成黄体，分泌雌激素与孕激素，使子宫内膜在增殖期的基础上，出现分泌期的变化。子宫内膜继续增厚，血管迅速增加，更加弯曲，间质疏松、水肿，腺体增大，腺体内的分泌上皮细胞分泌糖原，为孕卵着床做准备。至月经周期的第24～28天，子宫内膜可厚达10 mm，呈海绵状。

(3)月经期：月经周期的第1～4天。体内雌激素水平降低，已无孕激素存在。内膜螺旋小动脉开始节段性和阵发性收缩、痉挛，血管远端的管壁及所供应的组织缺血、缺氧，继而发生缺血性局灶性坏死，于是坏死的内膜剥落，与血液相混排出，表现为月经来潮。

3. 排卵障碍性异常子宫出血的临床表现有哪些？

1)无排卵性功血　临床表现为子宫不规则出血。特点是月经周期紊乱，经期长短不一，出血量时多时少，量可少至点滴淋漓，或可多至大量出血，有时有数周至数月停经。然后出现不规则出血，血量往往较大，持续2～3周甚至更长时间，不易自止。少数表现为类似正常月经的周期性出血，但量较多。出血期不伴有下腹疼痛或其他不适，出血多或时间长的病人常伴贫血甚至休克。

2)排卵性功血

(1)月经过多：月经周期规则，月经期正常，但月经量＞80 mL，常因子宫内膜纤溶酶活性过高或前列腺素等血管舒缩因子分泌失调所致。

(2)月经间期出血：①黄体功能异常所致，又分为黄体功能不全和黄体萎缩不全。黄体功能不全表现为月经周期缩短，月经频发，有时月经周期虽在正常范围内，但是卵泡期延长，黄体期缩短；黄体萎缩不全表现为月经周期正常，但经期延长，常在点滴出血后才有正式的月经来潮，以后又常淋漓数日。黄体功能异常者常合并不孕或流产。②围排卵期出血：出血期不超过7天，出血停止后数天又出血，量少。多数持续1～3天，时有时无。出血原因不明，可能与排卵前后激素水平波动有关。

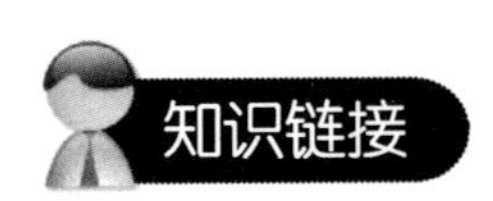

雌激素突破性出血与撤退性出血

雌激素突破性出血(breakthrough bleeding)有两种类型：一种是低水平雌激素维持在阈值水平，可发生间断性少量出血，出血时间延长，子宫内膜修复较慢；另一种是高水平雌激素维持在较高水平，子宫内膜持续增厚，但因无孕激素作用，脆弱脱落而局部修复困难，可出现少量出血淋漓不断或一段时间闭经后的大量出血。

雌激素撤退性出血(withdrawal bleeding)是在单一雌激素的刺激下子宫内膜持续增生，因大量雌激素对卵泡刺激素(FSH)的负反馈作用，或若有一批卵泡退化闭锁，导致雌激素水平突然急剧下降，内膜失去激素支持而脱落，造成异常出血。

4. 排卵障碍性异常子宫出血的处理原则是什么？

无排卵性异常子宫出血：青春期以止血、调整周期为主；生育期有生育要求需促排卵治疗；绝经过渡期以止血、调整周期、减少经量，防止子宫内膜病变为主。常用性激素药物止血和调整月经周期，必要时可手术治疗。

排卵性异常子宫出血：①黄体功能不足：针对发生原因，调整性腺轴功能，促使卵泡发育和排卵，以利于正常黄体的形成。②子宫内膜不规则脱落：促进黄体功能，使黄体及时萎缩，内膜按时完整脱落。③子宫内膜局部异常所致异常子宫出血：使用药物，减少经量。无生育要求者可考虑保守性手术。

不同年龄段排卵障碍性异常子宫出血病人的治疗方法

1. 出血期止血

(1)青春期推荐孕激素内膜脱落法或短效口服避孕药止血法。

(2)生育期各种常用的止血方法均可使用。

(3)绝经过渡期应警惕子宫内膜病变，对怀疑有子宫内膜病变者，推荐将诊刮或宫腔镜检查、子宫内膜病理检查作为首次止血的治疗选择，但对病理结果未见异常者不必反复刮宫；止血治疗推荐使用孕激素内膜脱落法、高效合成孕激素内膜萎缩法。

2. 调整周期

(1)天然孕激素或地屈孕酮适用于各年龄段的排卵障碍性异常子宫出血病人。

(2)短效口服避孕药适用于除有禁忌证之外的各期排卵障碍性异常子宫出血的周期调整，尤其是合并经量多、痛经、痤疮、多囊卵巢综合征、有避孕要求的病人。

(3)宫内节育器可作为长期无生育要求病人的长效、安全、简便的选择，尤其适用于经量过多者。

5. 针对该病人，应给予怎样的治疗方法呢？

该病人属于绝经过渡期排卵障碍性异常子宫出血，应以止血、调整周期、减少经量，防止子宫内膜病变为主。

1)出血期止血　推荐使用孕激素内膜脱落法、高效合成孕激素内膜萎缩法，相对较安全。不推荐大剂量(2～3片/天)短效口服避孕药止血，因可能增加绝经过渡期病人血栓发生的风险。对于怀疑有子宫内膜病变准备首次进行止血治疗的病人，推荐进行诊刮或宫腔镜检查、子宫内膜病理检查；对于近期已行子宫内膜病理检查者，除了恶性情况外不必反复刮宫。

2)调整周期

(1)宫内节育器：可长期、有效保护子宫内膜，显著减少月经出血量，并有安全可靠的避孕效果，全身的副作用较少。1次放置可维持5年，可达到长期管理的效果，可作为绝经过渡期病人的长期、安全、简便的选择，尤其适用于经量过多的病人。对于绝经过渡期较常合并的子宫内膜息肉、子宫肌瘤、子宫腺肌病、子宫内膜增生等有额外的治疗益处。

(2)孕激素定期撤退法：推荐使用天然孕激素或地屈孕酮，不增加心血管疾病和乳腺癌的风险或风险较低。方法同青春期、生育期，但需长期管理，定期撤退出血，直至使用孕激素不能撤退出血、自然绝经为止。

(3)伴有明确雌激素缺乏症状者，无性激素治疗禁忌证，可启动激素补充治疗(hormone replacement therapy，HRT)，推荐使用天然雌激素与孕激素或地屈孕酮进行序贯治疗，使其有规律地撤退性出血，可同时缓解围绝经期症状。

(4)短效口服避孕药：慎用，适用于经量多、有避孕需求、无使用禁忌证的病人。1片/天，疗程21～24天，规范使用。

3)其他治疗　其他治疗对于维持一般状况和生命体征非常重要，配合性激素治疗可达到更好的止血效果，可酌情同时进行。

(1)一般止血药:如抗纤溶药物氨甲环酸(又称妥塞敏),每次 1 g,每天 2～3 次,每月 5～7 天。

(2)丙酸睾酮:具有对抗雌激素的作用,可减少盆腔充血和增加子宫张力,减少子宫出血速度,并有协助止血、改善贫血的作用,每个周期肌内注射 75～300 mg,酌情平分为多天多次使用。

(3)出血严重时需输血、补充血红蛋白及凝血因子,如浓缩红细胞、纤维蛋白原、血小板、新鲜冻干血浆或新鲜全血。

(4)对于中、重度贫血病人在上述治疗的同时,酌情选择口服或静脉注射铁剂、促红细胞生成素、叶酸治疗。

(5)对于出血时间长、贫血严重、抵抗力差并有感染征象者,应及时使用抗生素。

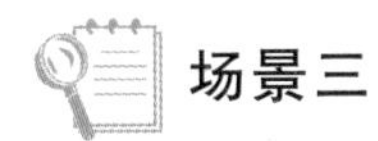

场景三

通过检查,暂时考虑该病人为绝经过渡期卵巢储备功能降低导致的无排卵性异常子宫出血。入院后给予去白细胞悬浮红细胞 5 U 输注,琥珀酰明胶注射液、蔗糖铁静滴补充血容量,纠正贫血,氨甲环酸注射液静滴止血治疗。复查血常规提示血红蛋白 76 g/L,病人自觉乏力、头晕等不适消失。后每日予以遵医嘱口服地屈孕酮每次 10 mg,每 8 小时一次,蔗糖铁 100 mg 静脉滴注。但在使用性激素治疗过程中,仍有不规则出血。考虑到病人为围绝经期女性,病程长、肥胖,怀疑可能存在子宫内膜病变。经与病人沟通后,同意行宫腔镜检+诊刮术。拟明日行相应手术。

【引出问题】

排卵障碍性异常子宫出血涉及从初潮到绝经前的各年龄段,不同年龄段的常见病因不同,临床表现多样,病人需求也不同,涉及发育、生殖和避孕等,因此治疗措施需全面考量。绝经过渡期排卵障碍性异常子宫出血的主要原因是卵巢功能减退直至卵巢功能衰竭,导致稀发排卵或无排卵。绝经过渡期的持续时间为 4～5 年,绝经过渡期排卵障碍性异常子宫出血易反复发生,且子宫内膜增生、子宫内膜癌的风险增加。刮宫术既可迅速止血,同时也具有诊断价值,可了解子宫内膜病理变化排除恶性病变。该病人拟行宫腔镜检+诊刮术。

学生需思考以下问题:针对该病人,围手术期应给予什么样的护理和指导。

【问题解析】

1. 针对该病人,围手术期应给予什么样的护理和指导?

1)术前护理要点

(1)术前准备:①应该严格掌握手术适应证和禁忌证,不要盲目首先选择手术治疗的方法;②向病人及其家属讲明手术方法、过程及目的;③查看术前相关检查与检验结果,做好护理风险评估(跌倒、压疮、深静脉血栓、心理等);④协助医生做好各项术前准备,如指导术前禁食 6～8 小时,嘱病人手术日取下活动义齿、首饰,贵重物品妥善保管;⑤做好身份核对,进入手术室时需核对姓名、住院号、所属科室、手术名称及手术带药等。

(2)症状护理:①病情观察。观察并记录病人生命体征、阴道出血情况、有无贫血相关症状(贫血面貌、口唇及甲床有无发绀、有无头晕、眼花、气促、心悸、乏力不适),嘱保留出血期间使用的会阴垫及内裤,以便更准确地估计出血量。出血量多时督促其卧床休息,避免过度疲劳和剧烈活动。贫血严重者,遵医嘱做好配血、输血、止血措施,执行治疗方案维持病人正常血容量。②预防感染。严密观察与感染有关的征象(如体温升高、脉搏增快、子宫压痛),同时指导病人做好会阴部护理,保持局部清洁。如有感染征象,应及时与医生联系,遵医嘱使用抗生素。

(3)用药护理:遵医嘱予以相应药物并做好用药护理。按时、按量口服药物,不得随意停服漏服。静脉输注蔗糖铁时,应选择粗直血管,并选用留置针;穿刺时留置针连接生理盐水,以免蔗糖铁溶液影响静脉穿刺,或穿刺失败导致药液渗出;输注过程中加强巡视,嘱病人及其家属勿擅自调节滴速,有异常及时告知医护人员。

(4)心理护理:主动和病人及其家属沟通,教育疾病相关知识,手术目的与方法,麻醉方法等;及时为病

人解答疑难；讲解手术前后的配合与注意事项；有经济顾虑者应告知手术所需的费用；关心、鼓励和支持病人；指导亲属对其关心与照料。

2)术后护理要点

(1)手术结束，返回病房时，协助病人过床，观察病人是否清醒，去枕平卧 6 小时。

(2)及时测量生命体征及血氧饱和度，有条件者行心电监护。血压：术后每 30 分钟测量 1 次，测量 6 次。体温：每日测体温 4 次，术后体温升高不应超过 38 ℃。

(3)观察有无恶心、呕吐、腹胀等情况，症状明显者报告医生协助处理。

(4)心理-社会支持：加强巡视，与病人及其家属沟通，使之了解术后注意事项。伤口疼痛时，鼓励和支持病人，指导减轻疼痛的方法。

(5)注意阴道出血及腹痛等情况。

(6)注意水电解质、酸碱平衡。

(7)禁食 2 小时，慎防呕吐时造成误吸。

(8)注意并发症的观察：器官损伤、出血、腹痛、感染等。

(9)活动：尽早拔除尿管，鼓励病人早期下床活动；术后未能下床活动者，于床上进行肢体活动，预防深静脉血栓。

场景四

宫腔镜检查显示宫腔形态正常，内膜不厚，色粉红，可见充血血管，未见赘生物，双侧输卵管开口可见，行诊刮术后病理送检。术后遵医嘱予以抗感染、抗贫血等治疗，病理结果提示增殖期子宫内膜，无子宫内膜癌病变。术后 3 天复查血常规提示血红蛋白 92 g/L。止血后为病人行内分泌治疗调整月经周期，考虑病人为绝经过渡期，无生育要求且病情易反复，建议放置宫内节育器曼月乐环(左炔诺孕酮宫内缓释系统)进行长期管理。病人知情同意。追问病史，病人不伴有更年期相关症状，暂不予替代治疗。病情好转后出院。嘱出院后继续口服多糖铁，健脾生血片等抗贫血药物，定期门诊复查，不适随诊。

【引出问题】

绝经过渡期排卵障碍性异常子宫出血的主要原因是卵巢功能减退直至卵巢功能衰竭，导致稀发排卵或无排卵。围绝经期异常子宫出血易反复发生，且子宫内膜增生、子宫内膜癌的风险增加，需要长期管理。

学生需思考以下问题：对于放置宫内节育器的绝经前期病人，应给予什么样的指导？

【问题解析】

1. 对于放置宫内节育器的绝经前期病人，应给予什么样的指导？

1)调整周期的长期管理　告知病人曼月乐环为一种新型的宫内激素避孕系统，放入宫腔后，左炔诺孕酮以每天微量剂量释放入宫腔内，可长期、有效保护子宫内膜、显著减少月经出血量，1 次放置可维持 5 年，可达到长期管理的效果，在放置后前几个月中不规则出血、点滴出血很常见，嘱病人不必过分担心。放置期间，仍需定期进行随访。定期复查 B 超，关注子宫内膜增生及子宫内膜癌风险。当出现发热、盆腔疼痛加重、腹痛、晕厥、不规则出血、怀疑宫内节育器脱落、阴道分泌物异味或妊娠时及时复诊。嘱病人关注更年期症状，若有更年期相关症状，应及时就诊。

2)围绝经期综合征指导

(1)生活方式指导：介绍绝经前后减轻症状的方法，以及预防围绝经期综合征的措施。如养成良好的生活习惯，规律作息和饮食，进行适量运动。适当地摄取钙和维生素 D，可减少因雌激素降低所致的骨质疏松；多吃富含铁、维生素 C 和蛋白质的食物；规律运动如散步、骑自行车等可以促进血液循环，维持肌肉良好的张力，延缓老化的速度，还可以刺激骨细胞的活动，延缓骨质疏松症的发生；正确对待性生活等。

(2)心理护理：针对不同病人，护理人员应采取恰当沟通方法，缓解其紧张、焦虑等不良情绪，增强对疾病的治疗信心，保持良好心情。同时使其家属了解绝经期妇女可能出现的症状并给予同情、安慰和鼓励。

(3)健康教育:向围绝经期妇女及其家属介绍绝经是一个生理过程,绝经发生的原因及绝经前后身体将发生的变化,帮助病人消除因绝经变化产生的恐惧心理,并对将发生的变化做好心理准备。若出现潮热、睡眠困难、泌尿生殖道等相关更年期症状需及时就诊,调经同时补充雌激素,进行雌孕激素联合治疗。

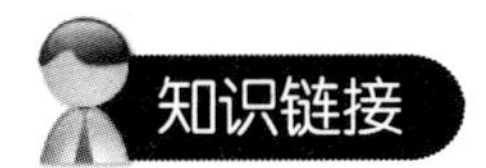

排卵障碍性异常子宫出血(AUB-O)的诊治路径总结

中华预防医学会生育力保护分会生殖内分泌生育保护学组对排卵障碍性异常子宫出血诊治路径的总结见图 12-2。

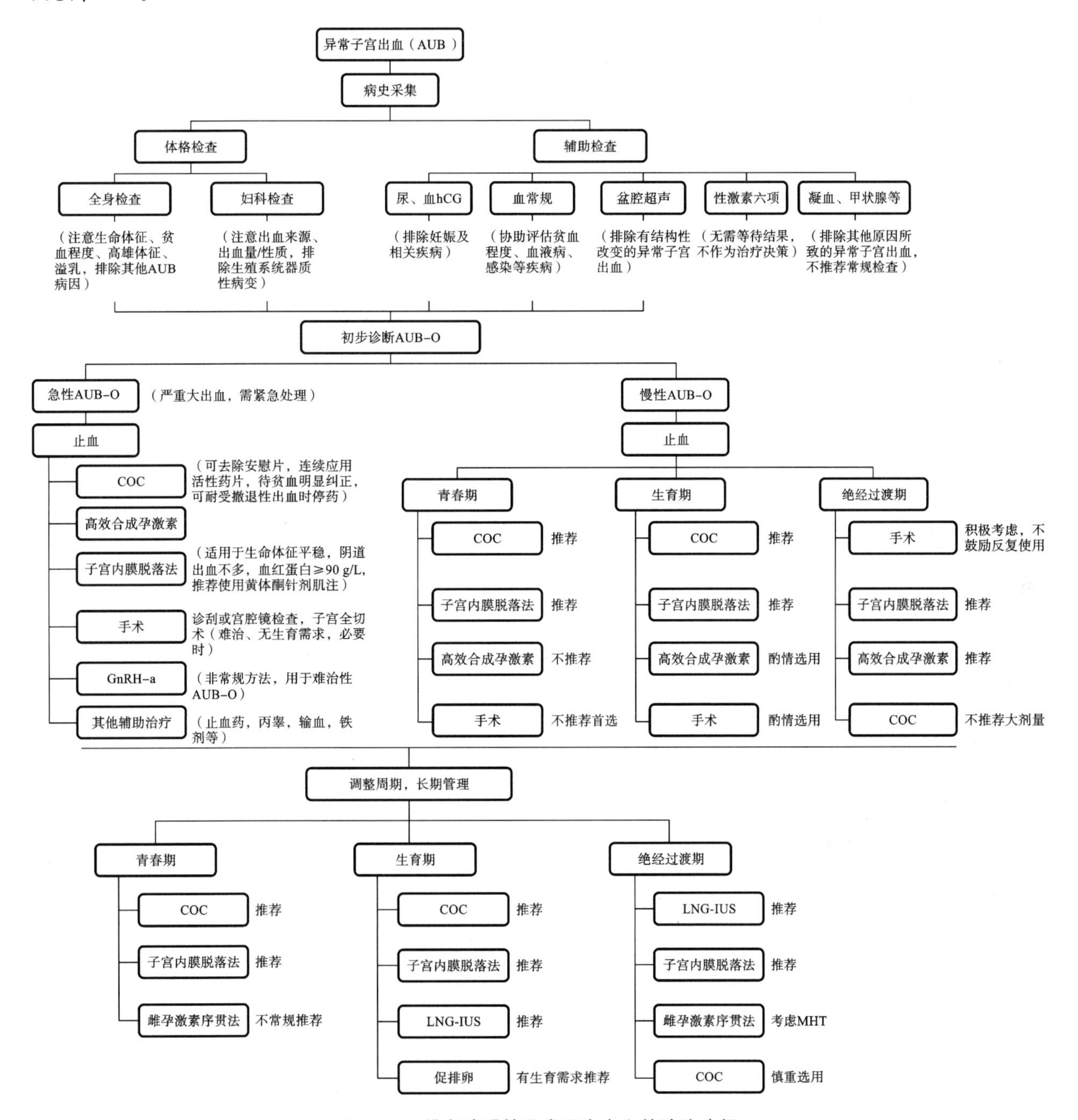

图 12-2 排卵障碍性异常子宫出血的诊治路径

注:COC,短效复方口服避孕药;GnRH-a,促性腺激素释放激素类似物;LNG-IUS,左炔诺孕酮宫内缓释系统;MHT,组蛋白甲基转移酶素。

四、主要参考文献

［1］ Fraser I S, Critchley H O, Broder M, et al. The FIGO recommendations on terminologies and definitions for normal and abnormal uterine bleeding[J]. Semin Reprod Med, 2011, 29(5): 383-390.

［2］ Munro M G, Critchley H O, Fraser I S, et al. The FIGO classification of causes of abnormal uterine bleeding in the reproductive years[J]. Fertil Steril, 2011, 95(7): 2204-2208, e1-e3.

［3］ 中华预防医学会生育力保护分会生殖内分泌生育保护学组. 排卵障碍性异常子宫出血诊治路径[J]. 生殖医学杂志, 2020, 29(6): 703-715.

［4］ 中华医学会妇产科学分会妇科内分泌学组. 排卵障碍性异常子宫出血诊治指南[J]. 中华妇产科杂志, 2018, 53(12): 801-807.

［5］ 中华医学会妇产科学分会绝经学组. 围绝经期异常子宫出血诊断和治疗专家共识[J]. 中华妇产科杂志, 2018, 53(6): 396-401.

［6］ 胡燕军, 朱依敏, 黄荷凤. 功能失调性子宫出血诊治规范[J]. 国际生殖健康计划生育杂志, 2011, 30(4): 319-321.

［7］ 乔林, 徐克惠. 长效避孕药具非避孕的临床应用[J]. 实用妇产科杂志, 2019, 35(10): 731-734.

（居红英）

案例 13　围绝经期综合征女性的护理实践

一、案例简介

张女士，45 岁，十余日前突发心慌胸闷，夜间入睡困难，情绪焦虑紧张，兴趣降低。首次就诊于心血管内科门诊，常规和动态心电图、心脏 B 超检查排除了心血管相关性疾病后，转至妇产科围绝经期门诊。妇产科医生详细询问月经史发现已闭经 3 个月，有明显的围绝经期症状，实验室检查也提示卵巢功能减退。最终诊断为围绝经期综合征，并对病人进行围绝经期心理护理、生活方式指导、激素补充治疗指导以及骨质疏松症预防指导。

二、案例说明书

【教学目标】

本案例展示了围绝经期综合征的定义、常见症状、病史采集、辅助检查和健康指导等内容。通过本案例的学习，学生应达到如下学习目标。

(1)掌握围绝经期综合征定义和特点。

(2)掌握围绝经期综合征常见的症状。

(3)熟悉围绝经期综合征女性病史采集和常见检查内容。

(4)熟悉围绝经期综合征的诊断依据。

(5)熟悉女性闭经的常见原因及其特点。

(6)掌握围绝经期综合征女性生活方式指导和心理护理措施。

(7)熟悉激素补充治疗的适应证、禁忌证、常见方案和给药途径。

(8)掌握激素补充治疗随访管理。

(9)掌握围绝经期综合征女性骨质疏松预防管理。

【教学思路】

本案例是一例典型的围绝经期综合征案例，教师分析病人的月经史、血管舒缩症状、自主神经症状、精神神经症状和泌尿生殖道症状，引导学生思考围绝经期综合征常见症状、病史采集要点。教师分析病人的妇科内分泌激素检验、甲状腺激素检验和妇科B超结果，引导学生讨论围绝经期综合征的诊断和鉴别诊断及激素补充治疗的适应证和禁忌证。教师呈现病人得知围绝经期综合征诊断后与医生的对话，引发学生对围绝经期综合征病人心理护理、生活方式指导、激素补充治疗随访管理、骨质疏松预防指导的讨论。

【关键要点】

围绝经期是女性卵巢功能开始减退直至完全消退的过渡阶段。由于卵巢功能减退、雌激素分泌减少，引起下丘脑-垂体-性腺轴功能失调，导致女性出现月经周期紊乱以及血管舒缩、自主神经失调、精神神经、泌尿生殖道症状的发生，如心慌胸闷、阵发性潮热出汗、睡眠障碍及阴道干涩等，而此种不适症状被称为围绝经期综合征，也称为更年期综合征。其发生率高达42.4%～79.3%，且可持续10～20年，易对围绝经期女性身体健康造成影响。

围绝经期综合征的管理重在早期预防和及时、科学、规范的干预。因此，围绝经期综合征症状识别和生活方式指导非常重要。激素补充治疗已成为目前临床指南推荐的首选治疗方案。对于接受激素补充治疗的病人，应注意对其进行长期随访管理，并重视围绝经期综合征病人远期并发症如骨质疏松的预防。

【建议学习资源】

[1] 谢幸，孔北华，段涛.妇产科学[M].9版.北京：人民卫生出版社，2018.

[2] 王世宣.卵巢衰老[M].北京：人民卫生出版社，2021.

[3] 安力彬，陆虹.妇产科护理学[M].7版.北京：人民卫生出版社，2022.

三、案例正文

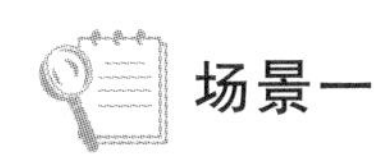

场景一

张女士，45岁，最近十余日突发心慌胸闷，夜间入睡困难，每天凌晨三四点早醒后感到烦躁心慌，无法再次入睡。病人很苦恼，心慌胸闷症状一天天加重，导致情绪越来越紧张和焦虑，以至于无法继续从事原先非常熟练的工作，每天待在家里什么事也不想做，吃不下、睡不好。老公和孩子觉得她像变了一个人似的，家庭关系也越来越差……

病人就诊于心血管内科门诊，心内科医生询问其症状后，开具了常规心电图和心脏B超检查：心电图结果提示，窦性心律，心电图在正常范围；心脏B超结果提示，心脏形态结构及瓣膜活动未见明显异常。心内科医生遂建议病人行24小时动态心电图检查（Holter），结果提示，窦性心律，偶发房性早搏20个/全程，监测中未见ST-T异常改变。因此，心内科医生认为病人出现的心慌胸闷症状与心脏相关的可能性不大，建议病人到妇产科围绝经期门诊就诊。

【思维启示】

45岁女性在无明显外在诱因刺激情况下，突然出现心悸、失眠、焦虑等症状，就诊于心血管内科门诊进行一系列检查排除了心血管相关性疾病。学生需思考以下问题。

(1)该病人应考虑哪方面问题？有何特点？

(2)什么是围绝经期综合征？围绝经期综合征有哪些临床表现？

(3)为进一步确诊，还应补充哪些病史？接下来应该做哪些检查？

【问题解析】

1.该病人应考虑哪方面问题？有何特点？

该病人在排除了心血管疾病之后，应考虑围绝经期相关疾病。

围绝经期(menopause)又被称为更年期，指女性绝经前后的一段时期，包括临床特征上、内分泌学与生物学开始出现绝经趋势的迹象(40岁左右)，一直持续到最后一次月经后一年。围绝经期是女性一生中一个自然、健康的阶段。如同初潮和青春期预示着生育期的到来，而绝经代表此期的结束，两者都是正常、自然的。

围绝经期的本质是卵巢功能衰竭。卵巢除了产生卵子外，还是女性最重要的内分泌器官。卵巢分泌的激素主要包括雌激素、孕激素和雄激素。其中雌激素在人体中的作用包括：调节女性月经、促进排卵孕育生命、促进乳房发育；保持头发生长茂密亮泽、皮肤光滑水润；强壮骨骼；调节脂肪分布及水钠潴留，控制体重；预防血脂升高及心脑血管疾病；调节精神情绪等。

围绝经期最明显的变化是卵巢功能减退导致的体内激素水平发生变化，可通过抽血检测体内卵巢性激素水平来判断。

(1)雌激素：围绝经期由于卵巢功能衰退，雌激素分泌减少。在整个围绝经期雌激素水平不呈逐渐下降趋势，而只是在卵泡停止生长发育时，雌激素水平才下降。绝经后卵巢不再分泌雌激素。

(2)孕酮：围绝经期卵巢尚有排卵功能，但因卵泡期延长，黄体功能不全，导致孕酮分泌减少。绝经后无孕酮分泌。

(3)雄激素：绝经后雄激素来源于卵巢间质细胞及肾上腺，总体雄激素水平下降。

(4)促性腺激素：围绝经期卵泡刺激素(FSH)水平升高，呈波动型，黄体生成素(LH)仍可在正常范围，但 FSH/LH<1。绝经后垂体释放 FSH 和 LH 增加，FSH 升高比 LH 更显著，FSH/LH>1，绝经后2～3年达最高水平，约持续 10 年，然后下降。

(5)促性腺激素释放激素(GnRH)：绝经后 GnRH 的分泌增加，与 LH 相平衡。

(6)抑制素：绝经后女性血抑制素浓度下降，较雌二醇下降早且明显，可能成为反映卵巢功能衰退的敏感指标。

2. 什么是围绝经期综合征？围绝经期综合征有哪些临床表现？

围绝经期综合征(menopausal syndrome，MPS)是指女性绝经前后出现性激素波动或减少所致的一系列躯体及精神心理症状。临床表现如下。

1)近期症状

(1)月经紊乱：月经紊乱是绝经过渡期的常见症状，由于稀发排卵或无排卵，表现为月经周期不规则、经期持续时间长及经量增多或减少。

(2)血管舒缩症状：主要表现为潮热，为血管舒缩功能不稳定所致，是雌激素降低的特征症状。其特点是反复出现短暂的面部、颈部和胸部皮肤阵阵发红，伴有轰热，继而出汗。一般持续 1～3 分钟。轻者每日发作数次，严重者发作十余次或更多，夜间或应激状态易复发。该症状可持续 1～2 年，有时长达 5 年或更久。潮热严重时可影响女性的工作、生活和睡眠。

(3)自主神经失调症状：常出现心悸、眩晕、头痛、失眠、耳鸣等自主神经失调症状。

(4)精神神经症状：常表现为注意力不易集中，记忆力减退，并且情绪波动大，如激动易怒、焦虑不安或情绪低落、抑郁、不能自我控制等情绪症状。

2)远期症状

(1)泌尿生殖道症状：表现为泌尿生殖道萎缩症状，出现阴道干燥、性交困难及反复阴道感染，排尿困难、尿痛、尿急等反复发生的尿路感染。

(2)骨质疏松：绝经后女性雌激素缺乏使骨质吸收增加，导致骨量快速丢失而出现骨质疏松，一般发生在绝经后 5～10 年，最常发生在椎体。

(3)阿尔茨海默病(Alzheimer's disease)：绝经后女性比老年女性患病风险高，可能与绝经后内源性雌激素水平降低有关。

(4)心血管病变：绝经后女性糖脂代谢异常增加，动脉硬化、冠心病的发病风险较绝经前明显增加。

改良 Kupperman 评分表

改良 Kupperman 评分表(表 13-1)是目前国际上通用的评估围绝经期症状的工具，能较好地识别绝经相关症状。该量表共 13 个条目，涉及 13 种最常见的围绝经期症状，包括潮热及出汗、感觉障碍、失眠、易激动、抑郁及疑心、眩晕、疲乏、骨关节痛、头痛、心悸、皮肤蚁行感、性生活状况和泌尿系统感染。每个条目根据选项得分进行加权后相加得出总分，总分 0～63 分。评分≤6 分为正常，7～15 分为轻度，16～30 分为中度，评分＞30 分为重度，总分越高代表绝经相关症状越严重。

表 13-1 改良 Kupperman 评分表

症状	基本分	程度评分			
		0	1	2	3
潮热、出汗	4	无	＜3 次/天	3～9 次/天	≥10 次/天
感觉障碍	2	无	与天气有关	平时冷、热、痛、麻木感	冷、热、痛感丧失
失眠	2	无	偶尔	经常，服安眠药有效	影响工作、生活
情绪激动	2	无	偶尔	经常，能克制	自知，不能克制
抑郁、疑心	1	无	偶尔	经常，能控制	失去生活信心
眩晕	1	无	偶尔	经常，不影响生活	影响生活
疲乏	1	无	偶尔	上四层楼困难	日常生活受限
骨关节痛	1	无	偶尔	经常，不影响功能	功能障碍
头痛	1	无	偶尔	经常，能忍受	需服药
心悸	1	无	偶尔	经常，不影响生活	需治疗
皮肤蚁行感	1	无	偶尔	经常，能忍受	需治疗
性生活	2	正常	性欲下降	性生活困难	性欲丧失
泌尿系统感染	2	无	偶尔	＞3 次/年，可自愈	＞3 次/年，需服药

3. 该病人还应补充哪些病史和完善哪些检查来明确诊断？

1)补充病史

(1)围绝经期症状评估：月经周期、持续时间、出血情况；潮红潮热情况；泌尿生殖道症状，性生活情况；骨关节症状。

(2)其他一般情况：二便、体力、体重、婚育史、既往史、个人史及家族史。

2)应做的检查

(1)专科检查：妇科检查。

(2)检查与检验：妇科 B 超、卵巢性激素六项。

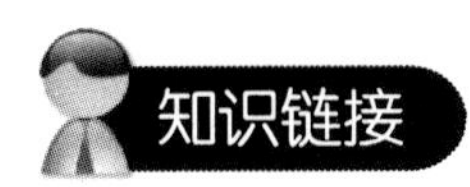

卵巢性激素六项

常用的卵巢性激素六项即促卵泡生成激素(FSH)、黄体生成激素(LH)、雌二醇(E2)、孕酮(P)、睾酮(T)、催乳激素(PRL)，通过测定性激素水平可了解女性内分泌功能和诊断与内分泌失调相关的疾病。

卵巢性激素六项检查最好在月经来潮后的第 3～5 天，这一段时间属于卵泡早期，可以反映卵巢的功能状态，早 9 点空腹抽血检查，效果最为精准。但对于月经长期不来潮而且又急于了解检查结果者，则随时可以检查，这个时间就默认为月经前的时间，其结果也可参照黄体期的检查结果。

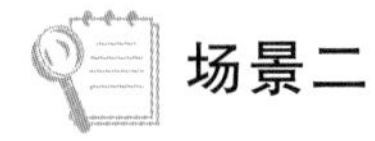

场景二

病人在心内科医生的建议下来到妇产科围绝经期门诊。

妇产科医生详细询问了病人的月经史：月经初潮 14 岁，经期 4～5 天，周期 28～35 天。一年前开始出现月经不规律，月经量少，月经周期不稳定，间隔1～3个月来一次。末次月经(LPM)为2022年3月5日。目前已有三个月没来月经了。

经进一步询问了解到病人每天晚上睡觉时，半夜醒来全身燥热出汗，出汗后又有畏寒，持续时间1～3分钟。目前暂无骨关节疼痛等症状，大小便正常，体质指数(BMI)在正常范围。

既往史：否认手术、外伤、药物及食物过敏史。

个人史：出生于湖北武汉，长期居住地为湖北武汉；无不良生活习惯，大学本科毕业，职业为事业单位职员。

家族史：父母亲身体健康，否认家族遗传史。母亲绝经年龄46岁。

婚育史：25岁结婚，G3P2A1，即怀孕3次，顺产2次，人工流产1次。

妇科检查：外阴已婚型，伴有阴道干涩；宫颈正常大小、光滑；子宫正常大小，无压痛，双侧附件区未见异常。

妇科B超结果：子宫形态、大小正常，肌壁回声均匀，内膜清晰居中，厚1.0 cm，子宫肌壁未见异常血流信号。左右卵巢大小正常，双侧附件区未见明显异常回声。

卵巢性激素六项结果如下。①血清泌乳素(PRL)：6.07 ng/mL。②卵泡刺激素(FSH)：109.64 mIU/mL。③黄体生成素(LH)：64.54 mIU/mL。④睾酮(TSTII)：20.98 ng/dL。⑤孕酮(PRGE)：0.13 ng/mL。⑥雌二醇(E2)：13.48 pg/mL。

血清人绒毛膜促性腺激素(hCG)<2.00 mIU/mL。

甲状腺功能全套检查结果如下。促甲状腺激素：1.560 μIU/mL。游离T3：3.87 pmol/L。游离T4：13.90 pmol/L。甲状腺过氧化物酶抗体：13.48 IU/mL。

【思维启示】

妇产科围绝经期门诊医生在该病人病史采集过程中，发现病人已经闭经3个月了，出现了一些围绝经期症状，妇科检查和B超检查提示卵巢、子宫大小形态正常，无器质性异常。采血检测发现病人血清hCG水平和甲状腺激素水平正常，促甲状腺激素水平偏高、雌二醇和孕酮水平偏低。基于以上结果，学生需思考以下问题。

(1)什么是闭经？女性闭经的常见原因是什么？

(2)该病人得了什么病？诊断依据是什么？

(3)在诊断围绝经期综合征之前，应与哪些疾病进行鉴别诊断？

【问题解析】

1.什么是闭经？女性闭经的常见原因是什么？

闭经(amenorrhea)为常见的妇科症状，表现为无月经或月经停止。根据既往有无月经来潮，分为原发性闭经和继发性闭经两类。任何闭经诊断前都要首先排除妊娠，可通过检测尿液中或血液中β-hCG快速鉴别诊断。

1)原发性闭经(primary amenorrhea) 年龄超过13岁，第二性征未发育，或年龄超过15岁，第二性征已发育但月经还未来潮。原发性闭经多为遗传原因或先天性发育缺陷引起。

2)继发性闭经(secondary amenorrhea) 正常月经建立后月经停止6个月，或按自身原有月经周期计算停止了3个周期以上。继发性闭经发生率明显高于原发性闭经，病因较复杂，根据控制月经周期的5个主要环节，分为下丘脑性闭经、垂体性闭经、卵巢性闭经、子宫性闭经，以及下生殖道发育异常的闭经。

(1)下丘脑性闭经：最常见，指中枢神经系统及下丘脑各种功能和器质性疾病引起的闭经，如精神应激、体重下降和神经性厌食、运动性闭经、药物性闭经及颅咽管瘤等。此类闭经的特点是下丘脑合成和分泌促性腺激素释放激素(GnRH)缺陷或下降导致卵泡刺激素(FSH)特别是黄体生成素(LH)的分泌功能低下，属低促性腺激素性闭经，治疗及时时可以逆转。

(2)垂体性闭经：腺垂体器质性病变或功能失调，均可影响促性腺激素分泌，继而影响卵巢功能引起闭经，如垂体梗死(常见的为希恩综合征)、垂体肿瘤(常见的为分泌催乳激素的腺瘤)和空蝶鞍综合征等。

(3)卵巢性闭经:卵巢分泌的性激素水平低下,子宫内膜不发生周期性变化而导致闭经。这类闭经促性腺激素水平升高,属于性腺激素升高性闭经,如卵巢衰老、卵巢功能性肿瘤和多囊卵巢综合征等。

(4)子宫性闭经:因感染、创伤导致宫腔粘连引起的闭经,如 Asherman 综合征、手术切除了子宫或放疗等。

(5)其他:内分泌功能异常,甲状腺、肾上腺、胰腺等功能紊乱也可引起闭经,常见的有甲状腺功能减退或亢进、肾上腺皮质功能亢进、肾上腺皮质肿瘤等。

2. 该病人得了什么病? 诊断依据是什么?

该病人诊断为围绝经期综合征。诊断依据如下。

(1)病史:年龄 45 岁,在女性围绝经期年龄范围之内。表现出明显的围绝经期症状。①月经失调:月经周期紊乱、闭经。②血管舒缩症状:潮热盗汗。③自主神经失调症状:心悸、胸闷、失眠。④精神神经症状:焦虑不安、情绪低落。⑤泌尿生殖道症状:阴道干涩。

(2)实验室检查:卵泡刺激素(FSH)109.64 mIU/mL;雌二醇(E2)13.48 pg/mL,提示卵巢功能衰竭;孕酮(PRGE)0.13 ng/mL。符合围绝经期因黄体功能不良所致的孕酮水平特征。

3. 在诊断围绝经期综合征之前,应于哪些疾病进行鉴别诊断?

对于月经周期不规律的 40～45 岁女性,无论是否有绝经症状,都建议进行与月经稀发、闭经女性一样的内分泌评估,包括进行实验室检查以排除下列情况。

(1)妊娠:围绝经期诊断之前首先要排除妊娠,可通过检测尿液中或血液中人绒毛膜促性腺激素(hCG)快速鉴别诊断。

(2)高催乳素血症:腺垂体器质性病变或功能失调,均可影响人绒毛膜促性腺激素的分泌,继而影响卵巢功能,可通过检测血清催乳素进行快速鉴别诊断。

(3)甲状腺功能亢进:月经不规律、出汗(虽然不同于典型的潮热)和情绪改变也均为甲状腺功能亢进的潜在临床表现,可通过检测血液中促甲状腺激素进行鉴别。

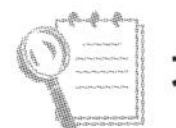

场景三

检查结果全部出来后,病人再次来围绝经期门诊复诊。

医生:(仔细看完病人所有的检查结果)"你这是进入围绝经期了,心慌、胸闷、潮热盗汗、月经失调、阴道干涩、焦虑不安、情绪低落这些都是围绝经期综合征的表现。"

张女士:"啊,不会吧! 我才 45 岁,这么年轻就要绝经了吗?"

医生:"女性从 40 岁开始出现绝经相关迹象都是有的,你这在正常年龄范围。"

张女士:"哦。那我不来月经后,身体是不是会加速变老呢?"

医生:"身体衰老跟来不来月经没有必然联系,最主要的是卵巢衰老后导致激素水平分泌降低才是最主要的影响因素。"

张女士:"医生,既然你之前告诉我说更年期是一个自然、正常的过程,那么我的这些更年期症状是不是不用管了呢? 是不是熬一熬就会过去了呢?"

医生:"女性到了围绝经期,许多疾病的发生率均会增加,建议出现症状的女性要有科学的应对态度,不要'熬着',尽早来医院就诊。"

张女士:"好的。那我应该如何应对这些症状呢? 听说绝经后很容易发生骨质疏松,我可不想老了摔一跤躺在床上拖累孩子。"

医生:"首先,应建立健康的生活方式。其次,激素补充治疗也是目前推荐的一个比较好的缓解症状的治疗方法。"

张女士:"太好了,我适合用这个激素补充治疗吗? 有没有什么副作用呀? 下次是什么时候再来找您复诊呀?"

……

医生给病人开具了乳腺 B 超检查,结果提示:左、右侧乳腺实质回声不均,呈豹纹样改变,双侧乳腺内未见局限性异常回声。双侧腋窝未见明显肿大淋巴结。彩色多普勒血流显像(CDFI):上述部位内未见异常血流信号。

【思维启示】

围绝经期门诊医生告知病人疾病诊断为围绝经期综合征后,病人起初表现出有点难以接受,认为不来月经就代表女性加速衰老,并觉得自己的表现既然是围绝经期症状,是不是熬过了绝经过渡期就会自愈?也对医生提出的激素补充治疗很感兴趣,但是又担心会有副作用。学生需思考以下问题。

(1)围绝经期综合征女性应如何进行心理护理?

(2)围绝经期综合征女性应提倡什么样的科学管理方式?

(3)哪些病人可用激素补充治疗?

(4)如何对激素补充治疗病人进行随访管理?

(5)如何预防围绝经期综合征女性发生骨质疏松?

【问题解析】

1. 围绝经期综合征女性应如何进行心理护理?

1)健康科普　采用健康讲座、海报宣传等途径,向围绝经期女性科普围绝经期的生理及心理方面的变化,使女性了解到围绝经期是正常的生理阶段,以解除其不必要的顾虑,纠正错误的认知,帮助女性正确认识围绝经期的健康问题,使其学会自我调控心态,进而保持乐观情绪,提高自我保健的知识水平,做到早认识、早注意、早保健。

2)社会支持　围绝经期是女性生命中最脆弱的时期,容易出现很多生活事件,如孩子和父母分居,单位同事间的矛盾问题,以及不良生活方式相关的疾病多发等,均易引起严重的不良生理心理变化。此时,来自社会、家庭的关心、帮助和支持有助于她们缓解压力,平稳度过围绝经期。

(1)鼓励主要家庭成员了解围绝经期相关知识,了解围绝经期内分泌的改变带来的生理、心理的不适,为女性创造支持和帮助的良好氛围。

(2)鼓励围绝经期女性积极参加社区、单位组织的活动,积极融入到社会活动中。

(3)鼓励围绝经期女性学习围绝经期女性心身减压课程等心理保健方法。

世界更年期关怀日

根据联合国世界卫生组织估计,到2030年,全世界会有12亿以上的更年期女性人口,我国的更年期女性超过2.1亿,约占总人口的1/7。而且随着寿命的延长,女性会有30年以上的岁月在更年期以后度过。更年期也正是许多疾病明显增加的时候,糖尿病、骨质疏松症、心脑血管疾病,老年性痴呆症、妇科肿瘤等众多疾病集中向女性袭来。因此,世界更年期医学会选定每年的10月18日为"世界更年期关怀日",并召集全世界49个国家,期望共同重视中老年女性的健康,并采取行动进行更年期教育保健活动。

2. 围绝经期综合征女性应提倡什么样的科学管理方式?

鼓励围绝经期女性建立健康的生活方式,具体如下。

(1)均衡饮食:更年期女性代谢速度减慢,要以低脂肪(25～30 g/d)、低糖(不超过50 g/d)、低热量食物为主,限制盐的摄入(不超过6 g/d),适当增加膳食纤维摄入;戒烟、限酒(不超过20 g/d);为增加骨密度,预防骨质疏松,饮食中应摄入足够的钙和维生素D,50岁以上和绝经后女性钙的推荐摄入量为1000 mg/d,可耐受最高摄入量为2000 mg/d;中国成年人维生素D推荐摄入量为400 IU/d,65岁以上老年人推荐摄入量为600 IU/d。

(2)适度运动:适宜的运动可以改善脂质代谢,对维持正常血压、降低血清胆固醇水平,提高心肺功能都有积极作用。运动还可以改善人体的心理状态,有助于减轻焦虑。每周至少坚持150分钟中等强度的有氧运动，如走路、慢跑、骑车、游泳、跳舞、打太极拳等；每周至少进行 2～3 次肌肉张力锻炼，以增强肌力；多进行户外运动和晒太阳。

(3)充足睡眠：良好的睡眠有利于消除疲劳、保护大脑、增强免疫力、延缓衰老、维护心理健康。更年期女性每天适宜的睡眠时间为 7～8 小时，午睡 20～30 分钟；应选择遮光窗帘，保持屋内灯光柔和；睡前听舒缓音乐或者做冥想放松训练；睡前不宜剧烈运动、减少电子屏幕使用时长，尽量减少咖啡、酒精摄入；有影响睡眠的原发疾病者，应治疗影响睡眠的原发疾病(如呼吸暂停综合征、膀胱过度活动症、情绪焦虑等)。必要时选用适量镇静药以助睡眠。

3. 哪些病人可用激素补充治疗?

激素补充治疗(menopause hormone therapy，MHT)是治疗绝经相关症状及预防相关疾病最有效的方法。激素补充治疗是一种医疗措施，当机体缺乏性激素而产生或将产生健康问题时，外源性补充具有性激素活性药物，可纠正性激素不足带来的相关健康问题。激素补充治疗在临床上已有 60～70 年历史，经过艰难曲折发展至今仍存在争议，尤其是获益和风险。

启动激素补充治疗应在有适应证、无禁忌证、绝经女性本人有通过激素补充治疗改善生活质量的主观意愿前提下尽早开始。

1)适应证　①绝经相关症状，月经紊乱、潮热、多汗、睡眠障碍、疲倦、情绪障碍(如易激动、烦躁、焦虑、紧张、低落)等。②生殖泌尿道萎缩相关问题：阴道干涩、外阴阴道疼痛、瘙痒、性交痛、反复发作的萎缩性阴道炎、反复下尿路感染、夜尿、尿频、尿急等。③低骨量及骨质疏松症：存在骨质疏松症的危险因素及绝经后骨质疏松症，激素补充治疗可作为预防 60 岁以下及绝经 10 年以内女性骨质疏松性骨折的一线选择。

2)禁忌证　①已知或怀疑妊娠；②原因不明的阴道出血；③已知或可疑患乳腺癌；④已知或可疑患性激素依赖性恶性肿瘤；⑤最近 6 个月内患活动性静脉或动脉血栓栓塞性疾病；⑥严重肝肾功能不全；⑦血卟啉症、耳硬化症；⑧现患脑膜瘤(禁用孕激素)。

3)慎用情况　①子宫肌瘤；②子宫内膜异位症；③子宫内膜增生史；④未控制的糖尿病及严重高血压；⑤有血栓形成倾向；⑥胆囊疾病、癫痫、偏头痛、哮喘、高催乳素血症；⑦系统性红斑狼疮；⑧乳腺良性疾病和乳腺癌家族史。

4)方案选择

(1)单孕激素补充方案：适用于绝经过渡期早期，调整卵巢功能衰退过程中的月经问题，如口服地屈孕酮、微粒化黄体酮、醋酸甲羟孕酮，或宫腔内放置左炔诺孕酮宫内系统。

(2)单雌激素补充方案：适用于子宫已切除的女性，通常连续使用，如口服戊酸雌二醇、17β雌二醇、结合雌激素，或经皮于手臂、大腿、臀部等皮肤(避开乳房和会阴)涂抹雌二醇凝胶。

(3)雌孕激素序贯方案：适用于有完整子宫、围绝经期或绝经后仍希望有月经样出血的女性，如连续用口服或经皮雌激素 28 天后 10～14 天加用孕激素。

(4)雌孕激素连续联合方案：适用于有完整子宫、绝经后不希望有月经样出血的女性。可采用每日雌激素(口服或经皮)加孕激素连续给药，也可采用复方制剂如雌二醇/屈螺酮片 1 片/天，连续给药。

5)给药途径　口服、经皮、局部用凝胶和洗剂，以及阴道环。在部分国家，还可通过皮下植入给予雌激素。给药途径的最终选择取决于病人意愿、药物的可获得性及费用。

4. 如何对激素补充治疗病人进行随访管理?

激素补充治疗的定期随诊非常重要，复诊的主要目的在于了解治疗效果，解释可能发生的乳房胀痛和非预期出血等副反应，关注激素补充治疗获益和风险，个体化调整方案，鼓励适宜对象坚持治疗，规范用药和定期随访。

(1)随访时间：开始用药 1 个月、3 个月、6 个月、12 个月各随访 1 次，以后每 12 个月随访 1 次。

(2)随访内容：了解最新病史和家族史、相关的实验室和影像学检查、治疗效果，解释可能发生的乳房胀痛和非预期出血等不良反应，鼓励适宜对象坚持治疗，讨论生活方式和预防慢性病策略。

5. 如何预防围绝经期综合征女性发生骨质疏松症?

骨质疏松症是绝经后妇女的常见代谢病之一，严重影响了女性的生活质量。因此，对围绝经期女性进行骨质疏松预防与保健指导是必不可少的。首先，要合理摄入高钙、高维生素（每日通过饮食和补充剂摄取 1000 mg 钙和 600 IU 维生素 D_3）、适量优质蛋白质食物，调整饮食结构不仅是最简单易行的措施，也是预防此病的基础。其次，规律进行负重锻炼和体力活动，达到正常体重、避免过度节食和体重大幅波动，戒烟以及饮酒适度。适量户外活动与日照，促进维生素 D 与钙的合成、吸收也是预防该病的重要举措。最后，要积极树立健康信念，提高预防保健行为的落实率，以真正达到预防骨质疏松症的目的。

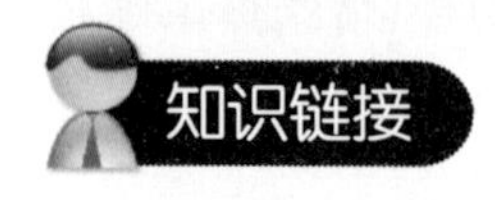

骨质疏松风险筛查工具

亚洲人骨质疏松自我筛查工具是一个非常简便、易操作的筛查工具。计算方法：OSTA 指数＝〔体重(kg)－年龄(岁)〕×0.2。OSTA 指数＞－1 为骨质疏松低风险，OSTA 指数为－4～－1 是骨质疏松中风险，OSTA 指数＜－4 为骨质疏松高风险。

国际骨质疏松基金会（International Osteoporosis Foundation，IOF）骨质疏松风险一分钟测试题（表 13-2）：由 19 个与骨质疏松相关的测试题组成，由病人判断是与否，只要其中有一题回答结果为“是”，即为阳性，提示存在骨质疏松症的风险，建议进行骨密度检查。

表 13-2 国际骨质疏松基金会骨质疏松风险一分钟测试题

1	父母是否曾被诊断有骨质疏松症或曾经轻摔后骨折？	是□否□
2	父母中是否有一人驼背？	是□否□
3	实际年龄是否超过 60 岁？	是□否□
4	是否成年后因轻摔后发生骨折？	是□否□
5	是否经常摔倒（过去超过一次），或因身体较虚弱而担心摔倒？	是□否□
6	40 岁后的身高是否减少超过 3 cm 以上？	是□否□
7	体重是否过轻（体质指数(BMI)小于 19）？	是□否□
8	是否曾服用类固醇激素（如可的松、泼尼松）连续超过 3 个月？（可的松通常用于治疗哮喘、类风湿关节炎和某些炎性疾病）	是□否□
9	是否患有类风湿关节炎？	是□否□
10	是否被诊断出有甲状腺功能亢进（或者甲状旁腺功能亢进、Ⅰ型糖尿病、克罗恩病、乳糜泻等胃肠疾病、营养不良）？	是□否□
11	女性回答：是否在 45 岁或以前就停经？	是□否□
12	女性回答：除了怀孕、绝经或子宫切除外，是否曾停经超过 12 个月？	是□否□
13	女性回答：是否在 50 岁前切除卵巢又没有服用雌激素或孕激素补充剂？	是□否□
14	男性回答：是否出现过阳痿、性欲减退或其他雄激素过低的相关症状？	是□否□
15	是否经常大量饮酒（每天饮用超过两单位的乙醇（相当于啤酒 1 斤、葡萄酒 3 两或烈性酒 1 两））？	是□否□
16	是否目前习惯吸烟或曾经吸烟？	是□否□
17	是否每天运动量少于 30 分钟（包括做家务、走路和跑步等）？	是□否□
18	是否不能食用乳制品、又没有服用钙片？	是□否□
19	是否每天从事户外活动时间少于 10 分钟，又没有服用维生素 D？	是□否□

四、主要参考文献

［1］ 中国营养学会．中国居民膳食营养参考摄入量［M］．北京：科学出版社，2014．
［2］ 梁开如，蒋成刚．更年期女性心理健康管理专家共识［J］．中国妇幼健康研究，2021，32（8）：

1083-1089.

[3] Carmody J F, Crawford S, Salmoirago-Blotcher E, et al. Mindfulness training for coping with hot flashes: results of a randomized trial[J]. Menopause, 2011, 18(6): 611.

[4] Teng Y C, Tao, Shao, et al. Correlation between the modified Kupperman Index and the Menopause Rating Scale in Chinese women[J]. Patient Preference & Adherence, 2013, 7(3): 223-229.

[5] 中华医学会妇产科学分会绝经学组. 绝经管理与绝经激素治疗中国指南(2018)[J]. 中华妇产科杂志, 2018, 53(11): 729-739.

（刘　双）

案例 14　妊娠滋养细胞肿瘤病人化疗的护理实践

一、案例简介

方女士，36 岁，已婚，2022 年 4 月 28 日以“妊娠滋养细胞疾病”收入我科。

2022 年 2 月，方女士因恶心在当地妇幼保健院就诊。彩超提示宫内异常回声，尿妊娠试验阳性。3 月 28 日查血 β-hCG 为 181454.22 mIU/mL。3 月 29 日行清宫术，病检提示（宫内物）为水泡状胎块，部分性，建议定期复查血 β-hCG。4 月 5 日外院住院期间偶有轻微咳嗽，彩超提示子宫内膜厚 5 mm，子宫右侧壁探及 33 mm×31 mm 稍高回声，边界欠清，侵蚀性葡萄胎可能。4 月 6 日胸部 CT 显示双肺高密度灶，请结合临床排除转移瘤。血 β-hCG 为 70678.22 mIU/mL。4 月 8 日至 4 月 16 日外院给予“放线菌素 D＋氟尿嘧啶”方案化疗 1 个疗程，期间口腔黏膜溃疡明显，无明显恶心、呕吐。4 月 16 日查血 β-hCG 为 110382.07 mIU/mL。4 月 25 日查血 β-hCG 为 633498.09 mIU/mL。4 月 28 日于我院住院治疗，5 月 5 日全麻下行腹腔镜直视下宫腔镜下宫腔组织电切及子宫内膜诊刮术。5 月 9 日盆腔三维超声检查见子宫形态正常，宫体切面内径 5.8 cm×4.4 cm×5.3 cm，肌壁回声均匀，未见局限性光团，宫腔右底部可见 2.8 cm×1.5 cm 稍高回声，与子宫前壁之间可见条状血流信号显示，血管阻力指数(RI)0.4。术后结合我院影像学检查，请相关科室会诊。外院胸部 CT，考虑双肺多发结节，左肺下叶磨玻璃影，建议治疗后复查。5 月 10 日查血 β-hCG 为 3611.00 mIU/mL，5 月 23 日查血 β-hCG 为 1555 mIU/mL，6 月 17 日查血 β-hCG 为 1887 mIU/mL。遂于 6 月 23 日至 7 月 1 日在我院行第一次 EMA-CO 化疗方案：依托泊苷＋甲氨蝶呤＋放线菌素 D＋环磷酰胺＋长春新碱。化疗后无严重不良反应，7 月 4 日给予重组粒细胞刺激因子注射液（立生素）后予以出院。

二、案例说明书

【教学目标】

本案例呈现了妊娠滋养细胞肿瘤的确诊过程、常规化疗方案，以及化疗引起的常见毒副反应和处理措施，通过本案例的学习，学生应达到如下学习目标。

(1)熟悉妊娠滋养细胞疾病的临床表现、诊断、治疗方法。

(2)熟悉常用化疗药物的分类及常见毒副反应。

(3)掌握化疗后重度骨髓抑制病人的治疗及护理。

(4)掌握化疗后口腔黏膜炎的评估、治疗及预防。

(5)掌握妊娠滋养细胞肿瘤病人的出院随访。

【教学思路】

本案例是一位典型的妊娠滋养细胞肿瘤病人。教师分析入院前病人的基本情况、病史资料，引导学生了解妊娠滋养细胞疾病的临床表现、诊断、治疗方法。教师介绍常见的滋养细胞肿瘤的化疗方案及其严重不良反应，引发学生思考化疗后重度骨髓抑制的治疗及护理措施，掌握化疗期间口腔黏膜炎的集束化管理措施。教师介绍病人治疗期间血 hCG、双肺 CT 的一系列变化，引发学生思考妊娠滋养细胞肿瘤常见的转移部位、随访内容及定期随访的重要性等问题。

【关键要点】

妊娠滋养细胞疾病(gestational trophoblastic disease，GTD)是一组来源于胎盘滋养细胞的疾病，包括良性的葡萄胎及恶性滋养细胞疾病等。妊娠滋养细胞疾病在组织学上分为以下四种。①葡萄胎妊娠，包括完全性葡萄胎、部分性葡萄胎和侵蚀性葡萄胎(或转移性葡萄胎)。②妊娠滋养细胞肿瘤(gestational trophoblastic neoplasia，GTN)，包括绒毛膜癌、胎盘部位滋养细胞肿瘤(placental site trophoblastic tumor，PSTT)、上皮样滋养细胞肿瘤(epithelial trophoblastic tumor，ETT)。③非肿瘤病变(non-neoplastic lesions)。④异常(非葡萄胎)绒毛病变。不同地区妊娠滋养细胞疾病发病率有差异，亚洲、中东和非洲报道的发病率较高，其中葡萄胎的发生率为(0.57～2)/1000 次妊娠，绒毛膜癌发生率为(1～9.2)/40000 次妊娠。

虽然侵蚀性葡萄胎在组织学分类中属于交界性或不确定行为肿瘤，但在临床上仍将其归类于恶性肿瘤，与绒毛膜癌合称为妊娠滋养细胞肿瘤。妊娠滋养细胞肿瘤独特的组织学来源及生物学行为，使其成为可以通过化疗治愈的实体肿瘤。因此，预防和管理化疗相关不良反应，提高病人治疗耐受性是护理的工作重点。同时，化疗结束后应严密随访，指导病人掌握随访的时间及内容，进行自我管理也至关重要。

【建议学习资源】

[1] 中国抗癌协会妇科肿瘤专业委员会. 妊娠滋养细胞疾病诊断与治疗指南(2021 年版)[J]. 中国癌症杂志，2021，31(6)：520-532.

[2] 中国临床肿瘤学会抗肿瘤药物安全管理专家委员会，中国临床肿瘤学会肿瘤支持与康复治疗专家委员会. 抗肿瘤治疗引起急性口腔黏膜炎的诊断和防治专家共识[J]. 临床肿瘤学杂志，2021，26(5)：449-459.

三、案例正文

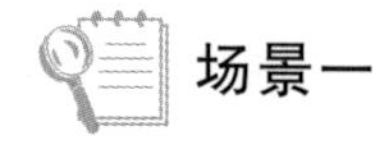

场景一

2022 年 6 月 21 日，方女士入院后，首先完善病史收集、各项检查及护理评估。

既往史：体健。否认结核、乙肝病史；否认高血压、心脏病及糖尿病病史；否认外伤、输血及药物、食物过敏史。

婚育史：13 岁月经来潮，30 天一次，每次持续 10 天，量多，无痛经。末次月经(LMP)为 2022 年 6 月 3 日。22 岁结婚，G3P1，丈夫体健。

家族史：否认家族遗传病史。

现病史：2022 年 2 月，因恶心在当地医院首次就诊，彩超提示宫内异常回声，尿妊娠试验阳性。3 月 28 日查血 β-hCG 为 181454.22 mIU/mL，3 月 29 日行清宫术。4 月 5 日外院住院期间偶有轻微咳嗽，彩超提示侵蚀性葡萄胎可能。胸部 CT 显示双肺高密度灶，请结合临床排除转移瘤。4 月 6 日查血 β-hCG 为 70678.22 mIU/mL。4 月 8 日至 4 月 16 日外院给予"放线菌素 D＋氟尿嘧啶"方案化疗 1 个疗程，期间口腔黏膜溃疡明显，无明显恶心、呕吐。4 月 16 日查血 β-hCG 为 110382.07 mIU/mL，4 月 25 日查血 β-hCG 为 633498.09 mIU/mL。5 月 5 日全麻下行腹腔镜直视下宫腔镜下宫腔组织电切及子宫内膜诊刮术。5 月 9 日盆腔三维超声检查：子宫形态正常，宫体切面内径 5.8 cm×4.4 cm×5.3 cm，肌壁回声均匀，未见局限性光团，宫腔右底部可见 2.8 cm×1.5 cm 稍高回声，与子宫前壁之间可见条状血流信号，血管阻力指数(RI)0.4。5 月 10 日查血 β-hCG 为 3611.00 mIU/mL，5 月 23 日查血 β-hCG 为 1555 mIU/mL，6 月 17 日查血 β-hCG 为 1887 mIU/mL。

体格检查：体温 36 ℃；脉搏 100 次/分；呼吸 20 次/分；血压 116/78 mmHg；神志清楚，发育良好，主动体位，未发现明显异常。

专科检查：外阴已婚已产型，未行内诊。

各类风险评估：跌倒风险评估：20分，低危。Caprini 评估：3分，低危。营养风险评估（NRS2002）：1分，低危。心情温度计评分：3分，心理适应、状况良好。

【思维启示】

根据该病人的现病史描述，学生可巩固以下知识。

（1）妊娠滋养细胞肿瘤的类别、临床分期及临床表现。

（2）妊娠滋养细胞肿瘤的诊断依据及常用辅助检查。

（3）妊娠滋养细胞肿瘤的处理原则。

【问题解析】

1. 妊娠滋养细胞肿瘤的类别、临床分期及临床表现

1）类别：临床上将侵蚀性葡萄胎和绒毛膜癌合称为妊娠滋养细胞肿瘤。

（1）侵蚀性葡萄胎：又称恶性葡萄胎，与良性葡萄胎有所不同。良性葡萄胎的病变局限于子宫腔内，而侵蚀性葡萄胎的病变则已侵入肌层或达子宫外，可累及阴道、外阴、阔韧带或盆腔。若葡萄胎组织穿破子宫壁，可引起腹腔内大出血，也可侵入阔韧带内形成宫旁肿物。侵蚀性葡萄胎可经血液循环转移至阴道、肺，甚至脑部，形成转移性葡萄胎。根据转移部位的不同可引起相应症状，预后不良。

（2）绒毛膜癌：简称绒癌，是一种高度恶性的滋养细胞肿瘤，其特点是滋养细胞失去了原来的绒毛或葡萄胎结构，浸润子宫肌层，造成局部严重破坏，并可转移至其他任何部位。绝大多数绒癌继发于正常或不正常的妊娠之后，称为“妊娠性绒癌”，主要发生于育龄妇女。

2）临床分期　目前采用国际妇产科联盟（International Federation of Gynecology and Obstetrics，FIGO）妇科肿瘤委员会于2000年审定通过的解剖学分期（表14-1）及预后评分系统（表14-2）。

表14-1　妊娠滋养细胞肿瘤解剖学分期（FIGO，2000年）

分期	病变范围
Ⅰ	病变局限于子宫
Ⅱ	病变扩散，但仍局限于生殖器官（附件、阴道、阔韧带）
Ⅲ	病变转移至肺，有或无生殖系统病变
Ⅳ	所有其他转移

表14-2　妊娠滋养细胞肿瘤预后评分系统（FIGO，2000年）

评分	0分	1分	2分	4分
年龄/岁	<40	≥40	—	—
前次妊娠	葡萄胎	流产	足月产	—
距前次妊娠时间/个月	<4	4～<7	7～12	>12
治疗前血hCG/（IU/L）	$\leqslant 10^3$	$>10^3 \sim 10^4$	$>10^4 \sim 10^5$	$>10^5$
最大肿瘤大小（包括子宫）	—	3～<5 cm	≥5 cm	—
转移部位	肺	脾、肾	胃肠道	肝、脑
转移病灶数目/个	—	1～4	5～8	>8
先前失败化疗	—	—	单药	两种或两种以上药物

预后评分系统可以客观地反映妊娠滋养细胞肿瘤病人的实际情况，在疾病诊断的同时更加简明地指出除分期之外的疾病程度及预后危险因素，规定预后评分≤6分者为低危，预后评分≥7分者为高危。诊断时分期与评分系统的结合，更有利于病人治疗方案的选择及对预后的评估。此病人的诊断应为“滋养细胞肿瘤（Ⅲ：8）”。

3）临床表现

（1）阴道出血：本病最常见的症状。

(2)腹痛及腹部包块:子宫病灶增大明显时,可出现下腹疼痛及腹部包块。若病灶突破子宫浆膜层,可引起急性腹痛,甚至发生内出血性休克。

(3)其他侵袭转移症状:与转移部位密切相关。最常见的转移部位是肺,若发生肺转移,可出现咳嗽、咯血、胸痛及呼吸困难等症状。若阴道转移瘤破裂可发生阴道大出血;若发生脑转移,可表现为头痛、呕吐、抽搐、偏瘫甚至昏迷等。

2. 妊娠滋养细胞肿瘤的诊断依据及常用辅助检查

根据葡萄胎排空后或流产、足月分娩、异位妊娠后出现阴道出血和(或)转移灶及其相应症状和体征,应考虑妊娠滋养细胞肿瘤可能。血β-hCG水平变化是临床诊断的主要依据。妊娠滋养细胞肿瘤可以没有组织学诊断,而仅根据临床表现及实验室检查结果作出诊断。

葡萄胎后妊娠滋养细胞肿瘤诊断标准:①血β-hCG水平呈高水平平台状态(±10%)达4次(第1、7、14、21日),持续3周或更长;②血β-hCG水平连续上升(10%以上)达3次(第1、7、14日),持续2周或更长;③组织学诊断为侵蚀性葡萄胎或绒癌。

非葡萄胎后妊娠滋养细胞肿瘤(绒癌)诊断标准:①流产、足月产、异位妊娠终止后4周以上,血β-hCG水平持续在高水平,或曾经一度下降后又上升,已排除妊娠物残留或排除再次妊娠;②组织学诊断为绒癌。

影像学证据是重要的辅助诊断方法,但不是必需的。当可以获取组织时,应进行组织学诊断,若在子宫肌层内或子宫外转移灶组织中见到绒毛或退化的绒毛阴影,则诊断为侵蚀性葡萄胎,若仅见成片增生的滋养细胞浸润及出血坏死,未见绒毛结构,则诊断为绒癌。

诊断时需注意排除妊娠物残留和再次妊娠。不能排除者,建议再次清宫,必要时可行宫腔镜检查。对于有可疑转移者,应当行盆腔B超、MRI检查、肺部CT、胸片检查,当肺部有较大转移病灶时进行头部及腹部CT、MRI或B超检查评估病变转移范围,以确定FIGO分期和预后评分。PET-CT在临床分期的评价中没有明显的优势,不推荐作为常规检查,但在仅有血β-hCG升高而诊断不清的病人中可协助诊断。

3. 妊娠滋养细胞肿瘤的处理原则

采用以化疗为主,手术和放疗为辅的综合治疗。只有当肿瘤浸润导致致命性出血以及化疗产生耐药病灶时才行手术。放疗作为化疗的补充,主要用于脑转移和胸部、盆腔残存病灶或耐药病灶的治疗。治疗方案的选择根据FIGO分期、预后评分、对生育的要求和经济情况等综合考虑,实施个体化治疗。

(1)低危妊娠滋养细胞肿瘤的治疗:可以采用单药化疗。单药方案在下列病人中成功率更高:预后评分0~4分、末次妊娠为葡萄胎、病理学诊断为非绒癌病人。常用的一线药物有甲氨蝶呤(MTX)和放线菌素D(Act-D)。

(2)高危妊娠滋养细胞肿瘤的治疗:以联合化疗为主,必要时结合手术、放疗等其他治疗。高危妊娠滋养细胞肿瘤的化疗方案首选EMA-CO方案或以氟尿嘧啶(5-Fluorouracil,5-FU)-氟尿苷(floxuridine,FUDR)为主的联合化疗方案。EMA-CO方案(依托泊苷(VP-16)、甲氨蝶呤、放线菌素D、环磷酰胺和长春新碱(VCR))初次治疗高危转移病例的完全缓解率及远期生存率均在90%以上。

滋养细胞肿瘤常用联合化疗方案

(1)FAEV方案

药物	剂量	给药方式及时间
VCR	2 mg+NS 20 mL	静脉注射,化疗前3小时(只用1日)
VP-16	100 mg/(m^2·d)	静脉滴注,每日1次(1小时)
NS	500 mL	
Act-D	200 μg/(m^2·d)	静脉滴注,每日1次(1小时)
5%GS	200 mL	

续表

药物	剂量	给药方式及时间
5-FU 或 FUDR	800～900 mg/(m^2 · d)	静脉滴注，每日 1 次(匀速，8 小时)
5%GS	500 mL	

(2)FAV 方案

药物	剂量	给药方式及时间
VCR	2 mg+NS 20 mL	静脉注射，化疗前 3 小时(第 1 天用)，床旁化疗
5-FU 或 FUDR	24～26 mg/(kg · d)	静脉滴注，每日 1 次(匀速，8 小时)
5%GS	500 mL	
Act-D	4～6 μg/(kg · d)	静脉滴注，每日 1 次(1 小时)
5%GS	250 mL	

(3)EMA-CO 方案

时间	药物	剂量	给药方式及时间
EMA 部分			
第 1 天	Act-D	500 μg (体重小于 40 kg 用 400 μg)	静脉滴注 1 小时
	5%GS	250 mL	
	VP-16	100 mg/m^2	静脉滴注 1 小时
	NS	500 mL	
	MTX	100 mg/m^2	静脉注射
	NS	30 mL	
	MTX	200 mg/m^2	静脉滴注 12 小时
	NS	1000 mL	
	水化 2 天，日补液总量 2500～3000 mL，记尿量，尿量应大于 2500 mL/d		
第 2 天	Act-D	500 μg	静脉滴注 1 小时
	5%GS	250 mL	
	VP-16	100 mg/m^2	静脉滴注 1 小时
	NS	500 mL	
	CF	15 mg	静脉注射，每 12 小时 1 次(从静脉推 MTX 开始 24 小时后开始，共 4 次)
	NS	4 mL	
CO 部分			
第 8 天	VCR	2 mg+NS 20 mL	静脉注射，化疗前 3 小时
	CTX	600 mg/m^2	静脉滴注 2 小时
	或 IFO	1600～1800 mg/m^2	
	NS	500 mL	
注意事项	补液 1500～2000 mL(用 CTX 者不需大量补液)；用 IFO 时用美司钠解救 用法：20% IFO 的量(一般为 400 mg)，0、4、8 小时用药		
第 15 天	重复下一个疗程		

注：VCR—长春新碱；VP-16—依托泊苷；Act-D—放射菌素 D；5-FU—氟尿嘧啶；FUDR—氟脲苷；MTX—甲氨蝶呤；CF—四氢叶酸；CTX—环磷酰胺；IFO—异环磷酰胺；NS—生理盐水；GS—葡萄糖注射液

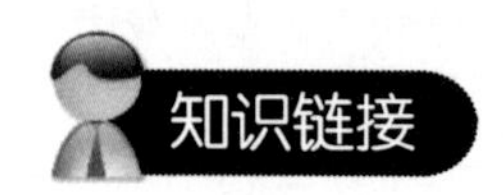

常见化疗药物的分类

化疗药物根据来源及作用机制可分为以下六类。

(1)烷化剂(如环磷酰胺):直接作用于DNA,防止癌细胞再生。此类药物对慢性白血病、恶性淋巴瘤、霍奇金病、多发性骨髓瘤、肺癌、乳腺癌和卵巢癌具有疗效。

(2)抗代谢药(如氟尿嘧啶):干扰DNA和RNA的合成,用于治疗慢性白血病、乳腺癌、卵巢癌、胃癌和结直肠癌。

(3)抗肿瘤抗生素(如阿霉素):通过抑制酶的作用和有丝分裂或改变细胞膜来干扰DNA。抗肿瘤抗生素为细胞周期非特异性药物,广泛用于对癌症的治疗中。

(4)植物类抗癌药(如长春新碱):植物碱和天然产品,可抑制有丝分裂或酶的作用,从而防止细胞再生必需的蛋白质合成。植物类抗癌药常与其他抗癌药合用于多种癌瘤的治疗中。

(5)激素:皮质类固醇用于治疗淋巴瘤、白血病和多发性骨髓瘤等癌症。当激素用于杀死癌细胞或减缓癌细胞生长时,可以把它们看成化疗药物。性激素用于减缓乳腺癌、前列腺癌和子宫内膜癌的生长。性激素的作用方式不同于细胞毒素药物,属于特殊的化疗范畴。

(6)其他类:如顺铂、卡铂。影响DNA模板功能进而抑制DNA合成。

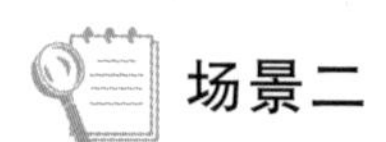

6月22日遵医嘱行中心静脉置管PICC。6月23日至7月1日病人行EMA-CO化疗方案:依托泊苷+甲氨蝶呤+放线菌素D+环磷酰胺+长春新碱。

鉴于病人外院化疗期间曾发生过口腔黏膜溃疡,且本次化疗方案中有易造成口腔溃疡的化疗药物,故在EMA-CO化疗期间,每日行口腔黏膜炎风险评估,给予冰盐水漱口,自查口腔黏膜有无异常,病人住院期间未发生口腔黏膜炎。

【思维启示】

病人首次行EMA-CO化疗方案。由于此前化疗发生过口腔黏膜炎,病人对此较为担心、焦虑。需要学生思考以下问题。

(1)哪些化疗药物易引起口腔黏膜炎(oral mucositis,OM)?对于化疗引起的口腔黏膜炎如何正确地评估分级(评估时机和评估工具)?

(2)对于发生口腔黏膜炎病人应如何实施治疗?

(3)如何预防化疗病人口腔黏膜炎的发生?

【问题解析】

1.哪些化疗药物易引起口腔黏膜炎?对于化疗引起的口腔黏膜炎如何正确地评估分级(评估时机和评估工具)?

口腔黏膜因增殖活跃对化疗毒性极为敏感。化疗的细胞毒副作用可直接导致口腔黏膜炎,治疗后中性粒细胞减少也可间接引起口腔黏膜炎。一般认为可抑制口腔黏膜细胞内DNA复制和细胞增生,导致基底细胞更新障碍的抗癌药物,如氟尿嘧啶、甲氨蝶呤等,易引起黏膜萎缩、胶原断裂,出现口腔黏膜炎。

1)评估时机　准确的口腔黏膜炎分级是正确选择治疗策略的前提,责任护士必须每日检查化疗病人的口腔情况,严格落实标准化护理评估。

2)评估工具

(1)临床常用的口腔黏膜炎分级标准包括WHO口腔毒性量表、RTOG急性放射性黏膜炎分级标准、NCI-CTCAE标准(表14-3)。

表 14-3 癌症病人口腔黏膜炎常用评估工具

分级标准	0级	1级	2级	3级	4级
WHO	无症状	疼痛±红斑	红斑、溃疡，能进食固体	溃疡，只能进食流质	无法进食
RTOG	无症状	黏膜红斑	斑片状，直径<1.5 cm，不连续	斑片融合，直径>1.5 cm	坏死，或深溃疡±出血
NCI-CTCAE（放疗）	无症状	红斑	形成片状假膜，直径≤1.5 cm	假膜融合，直径>1.5 cm	坏死，或深溃疡
NCI-CTCAE（化疗）	无症状	无痛的溃疡、红斑或无黏膜损伤的中度疼痛	疼痛的红斑、水肿或溃疡，但能进食	疼痛的红斑、水肿或溃疡，需要静脉补液	需要全部或部分胃肠外营养，或需要预防性气管插管

(2)牙周探针：其尖端为钝头，顶端直径为0.5 mm，探针上具有不同刻度标识。

探诊口腔溃疡的方法如下。①改良握笔式握持探针。②以口腔溃疡最长直径上的一点作支点。③探入时探针应紧贴溃疡面，避免进入软组织，直到测到最长直径的另一端。④探诊顺序：按照口腔结构，从外向内依次检查，顺序为上下口唇及口角→上唇和下唇系带→腭部→咽部→两侧颊部及牙龈→舌面、舌底、舌系带，逐一观察。不超过3个口腔溃疡，应测量每个溃疡的最长直径；超过3个口腔溃疡，应测量3个最大溃疡的最长直径。⑤探诊力量要轻，以免造成病人不适。

(3)口镜：①获得间接视野：观察不能直视看到的牙齿表面或口腔内结构。②牵拉：用口镜头部牵拉病人颊部、嘴唇或者舌头。③间接照明：用口镜将光线反射到口内黑暗区域表面。④透照：通过口镜将光线反射通过前齿的技术。

(4)pH试纸：测定口腔pH时应选择精确试纸，测量范围为6.4～8.0，分为15个比色区段，精密度为0.1。

2. 对于发生口腔黏膜炎的病人应如何实施治疗？

口腔黏膜炎的临床处理原则和目的主要是控制口腔疼痛，覆盖溃疡面，使其尽早愈合，保持口腔清洁，减少多重感染；阻止口腔黏膜炎发展为3级或4级；多学科协作治疗口腔黏膜炎引起的溃疡出血、口腔多重感染、营养不良、脱水以及电解质紊乱等并发症。

1)非药物治疗　口腔黏膜炎的非药物治疗十分重要，需从心理、营养以及卫生习惯等多方面进行干预，主要包括以下处理措施。①一旦发生口腔损伤，应教育和支持病人持续进行口腔护理。评分≥3级口腔黏膜炎病人应加强对口腔的监测。②每日进餐后，即刻进行口腔清洁，使用小头、软毛的牙刷，刺激性小的牙膏。评分≥3级口腔黏膜炎病人还需护理人员协助清洁口腔，完成口腔基础护理，2～3次/日。③增加盐水漱口次数，以保持口腔表面清洁和湿润。④应评估饮食要求，进食少渣、滑润的食物，避免食用不合适的食物(酸、烫、辛辣食物)，应忌烟酒，以防止和减少对口腔黏膜的刺激。⑤应监测吞咽问题、营养不良和体重减轻问题，并为病人提供支持和建议。评估食物黏稠度，对食物强化和摄入方法进行调整，并且注意对病人进行教育和为其提供指导。

2)药物治疗　大多数口腔黏膜炎病人在抗肿瘤治疗结束后能够逐渐痊愈。因此，积极控制症状是关键措施，以局部对症治疗为主，系统全身治疗为辅。通常需要积极补充B族维生素，可供临床使用的其他药物，主要有黏膜保护剂、镇痛剂等。

(1)黏膜保护剂：目前临床使用的黏膜保护剂主要有口腔凝胶、口腔溃疡防护剂、自由基清除剂、必需氨基酸及过饱和钙磷酸盐等。

(2)镇痛剂：疼痛会影响口腔黏膜炎病人的进食及营养。可在进食前使用2%利多卡因、0.1%～0.5%普鲁卡因溶液、利多卡因凝胶或苯佐卡因糊剂，喷涂于溃疡处。益普舒等黏膜保护剂也可用于缓解口腔疼痛。评分≥3 级口腔黏膜炎病人可结合其具体情况，考虑使用全身止痛药和抗焦虑药，如吗啡、芬太尼、多虑平等。

(3)糖皮质激素：局部使用糖皮质激素类药物，可以减轻黏膜水肿，抑制炎症反应，缓解病人的症状，但是不宜长期使用。

(4)抗感染治疗：观察口腔是否发生多重(细菌、真菌以及病毒)感染。如有需要，应给予局部或全身抗感染治疗。抗真菌漱口水，可用于念珠菌感染。防治细菌感染，可局部使用抗生素类漱口液，如新唑漱口液、制霉菌素片联合碳酸氢钠溶液等。

(5)唾液替代品：若口腔黏膜干燥、不适，可以使用人工唾液或者口腔湿润凝胶。

(6)口腔护理液：合适的口腔护理液可减少口腔黏膜炎引起的疼痛。多项国际指南积极推荐采用苄达明口腔护理液，其能减轻喉咙或口腔炎症相关的疼痛。对于甲氨蝶呤(MTX)所导致的口腔黏膜炎，临床上可以采用四氢叶酸钙配制含漱液漱口。

3. 如何预防化疗病人口腔黏膜炎的发生？

化疗病人口腔黏膜炎重在预防，强调全程规范化管理。要有效地控制高危因素中的基础疾病，进行口腔健康教育指导，在治疗前和整个治疗期间均需要注意养成维护日常口腔卫生的习惯，且保持充分的营养支持。

(1)口腔评估：在化疗期间，需定期进行口腔评估和护理。口腔状况的变化可能改变干预措施。因此，鼓励病人注意观察自己的口腔情况，并将口腔变化及时告知护士。

(2)口腔日常护理：对于所有年龄组和所有抗肿瘤治疗的病人，均提倡采取口腔护理措施以预防口腔黏膜炎的发生，具体见表 14-4。

表 14-4 口腔护理具体措施

一般措施	每天检查口腔黏膜 消除引起损伤的隐患：如不合适的义齿、劈裂的牙齿 用唇膏滋润口唇(注意：唇膏不能长期用，会引起口唇细胞脱水) 保持口腔湿润，方法包括多饮水及使用人工唾液等
刷牙	每餐后和睡前用软毛牙刷刷牙(血小板低于 20×10^9/L 时，改用棉球清洁口腔)；每月更换牙刷 用温和的含氟牙膏刷牙 如果习惯了餐后用牙线等剔除牙间食物，可继续保持此习惯，否则要谨慎；血小板低于 100×10^9/L 时，禁用牙线，改用温水漱口，以免损伤牙龈
漱口	晨起和每次刷牙后，用不含酒精的漱口液含漱，漱口后 30 分钟再进食
义齿的清洁	口腔护理时要摘除义齿，进行洗刷 口腔黏膜损伤愈合前尽量少戴义齿，如果条件许可，将义齿置于 0.2%洗必泰溶液中消毒 10 分钟后再戴上

(3)饮食与营养：过热的食物或液体、粗糙和坚硬的食物等可能会损害口腔黏膜；辛辣、过咸和酸性食物可能会刺激口腔黏膜；烟酒会损害口腔黏膜。因此，应避免食用此类食物，并建议病人尽可能戒烟、戒酒。营养支持有助于防御口腔局部感染，维持口腔黏膜的完整性，对于增强口腔黏膜组织修复和减轻现有口腔黏膜炎的恶化至关重要。因此，所有病人应进行营养筛查，评估营养问题，如食欲不振、口味变化和吞咽困难等，并酌情积极加强营养。

(4)其他预防措施：对于中、高危口腔黏膜炎病人，除了进行常规的口腔护理措施外，还需要考虑多种其他措施，包括增加漱口次数和应用黏膜保护剂等(表 14-5)。

表 14-5　中高危口腔黏膜炎病人的预防措施

分类	预防措施
中危病人	增加生理盐水漱口次数 考虑以下措施： 使用冷冻疗法（含服冰块） 使用黏膜保护剂（口腔凝胶、口腔溃疡防护剂等） 进行抗感染治疗 使用口腔护理液（康复新液等）
高危病人	除针对中危病人的干预措施外，还可增加以下措施： 每日补充复合维生素 B 开始治疗前预防性插入鼻肠管

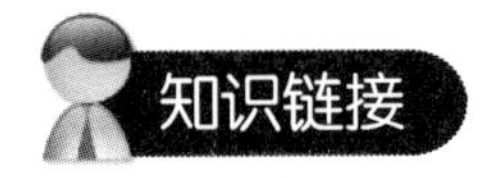

化疗性口腔黏膜炎的病因与发病机制

（1）生理解剖特征：口腔的温度、湿度和食物残渣，以及牙间隙、齿龈槽难以清洁，有利于微生物生长。口腔被覆黏膜上皮细胞，增殖活跃，每 7～14 天更新再生 1 次，对化疗毒性敏感。其中舌、颊、唇为不角化或不全角化的上皮组织，无角化黏膜保护，易发生口腔黏膜炎。

（2）口腔黏膜屏障破坏：化疗后机体抵抗力下降，且恶心、呕吐使病人饮水和进食减少，唾液分泌减少，口腔自净能力下降，使原寄生于口腔的病原微生物迅速繁殖，破坏口腔黏膜屏障引起口腔炎症性、溃疡性改变。此外，外界因素如咬伤、刺伤引起口腔黏膜屏障破损，使局部抵抗力下降，也会引起口腔黏膜炎。

（3）化疗毒性损伤口腔黏膜：口腔黏膜因增殖活跃对化疗毒性极为敏感，化疗的细胞毒作用可直接导致口腔黏膜炎，治疗后中性粒细胞减少也可间接引起口腔黏膜炎。

（4）氧自由基损伤：目前认为氧自由基（OFRs）是导致口腔黏膜炎的重要致病环节。国内外许多学者对此进行了广泛的实验研究，认为氧自由基可能是通过攻击上皮细胞内的一些重要酶类以及使结缔组织中蛋白分解而造成组织损伤，引起口腔黏膜组织炎症性损害；损伤微血管内皮细胞、抑制微血管的运动机能而引起微循环障碍，导致黏膜损伤引起炎症性病理损害；激活炎症介质（组胺、前列腺素 E_2）的合成及释放。

（5）病原微生物感染：化疗性口腔黏膜炎中细菌繁殖一直是人们争论的焦点。研究认为口腔黏膜炎的出现和恢复与化疗引起的中性粒细胞减少有关，口腔感染会加重口腔黏膜炎，延长口腔黏膜炎持续时间；使用化疗药物、激素等免疫抑制剂后发生感染，使用大量广谱抗生素，引起口腔菌群失调，使条件致病菌迅速繁殖引起口腔黏膜炎。

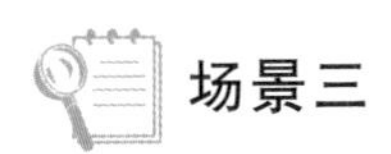

场景三

EMA-CO 第一疗程结束后，病人未出现严重的化疗相关不良反应。7 月 4 日血常规显示：白细胞计数 3.35×10^9/L↓，中性粒细胞 1.26×10^9/L↓，血红蛋白 111.0 g/L↓，血小板计数 215.0×10^9/L。遵医嘱给予重组粒细胞刺激因子注射液（立生素）250 μg 皮下注射后予以出院。出院医嘱：①注意休息，合理营养，多饮水。②第 3 日查血常规，第 7 日查血常规和血生化：如白细胞低于 3.0×10^9/L，中性粒细胞低于 1.50×10^9/L，给予升白细胞处理；如白细胞低于 1.5×10^9/L，血小板低于 50×10^9/L，则需返院治疗。③一周后返院行下一步治疗。

【思维启示】

病人化疗结束后未出现严重不良反应，但血常规结果显示白细胞、中性粒细胞、血红蛋白偏低。需要学生思考以下问题。

(1)化疗常见不良反应有哪些？最严重的不良反应是什么？

(2)若出现重度骨髓抑制，应如何治疗及护理？

(3)该病人出院当天，护士应该如何为其制订出院计划？

(4)妊娠滋养细胞肿瘤病人治疗结束后的随访要点是什么？

【问题解析】

1. 化疗常见不良反应有哪些？最严重的不良反应是什么？

(1)肠道反应：恶心呕吐是化疗最常见的消化道反应。嘱病人少量多餐，清淡饮食，避免进食甜或油腻的食物，避免闻刺激性味道。

(2)心脏毒性及神经毒性：化疗药物在抗肿瘤的同时，对体内多种器官和组织也会产生毒性作用。心脏由有限再生能力的细胞组成，化疗药物对心脏具有毒性作用，而心脏的毒性反应对病人的生存及预后有重要影响。因此，化疗前应常规行心电图检查，化疗时及化疗后 2 小时应持续行心电监护。用药时密切观察皮肤有无麻木感、肌肉无力、疲劳感等。

(3)关节疼痛：嘱病人卧床休息，减少不必要的活动，症状严重者可使用非甾体镇痛药。

(4)脱发：这是化疗后常见症状之一，常在化疗开始 2～3 周发生。头发可以是一点一点的脱落，或成撮的脱落，持续 1 周左右。向病人解释脱发是用药引起的，通常在化疗结束后 2～3 个月会重新长出头发，有时头发也可在化疗过程中长出。嘱病人勿用力牵拉头发，避免染发、烫发。

(5)骨髓抑制：骨髓造血功能受到抑制，表现为白细胞降低、血小板降低，甚至贫血。若白细胞降低到一定程度，可以引起发热；若血小板降低到一定程度，可以导致出血；严重贫血会出现乏力等症状。

化疗不良反应中最严重的是重度骨髓抑制。EMA-CO 方案较常出现骨髓抑制。

化疗诱导骨髓抑制的机制

化疗诱导骨髓抑制的机制可能涉及以下三点。①化疗诱导造血干细胞(hematopoietic stem cell, HSC)衰老。这被认为是慢性骨髓损伤的重要机制，细胞衰老表现为永久性的细胞周期停滞，使其无法进行下一步分裂增殖。②化疗促使 HSC 凋亡。表现为 HSC 在通过 G_1 期细胞周期检验点进入 S 期时，细胞启动凋亡程序，主要与急性骨髓抑制有关。③化疗导致骨髓基质破坏。化疗药物可破坏骨髓造血微环境(hematopoietic microenvironment, HM)，使骨髓基质细胞结构和功能受损，导致正性调控造血生长因子合成分泌减少而负性调控造血生长因子增加，抑制骨髓造血。

综合以上所述，化疗导致骨髓抑制的发病机制主要与 HSC 的衰老、凋亡及骨髓造血微环境的损伤有关。靶向、免疫检查点抑制剂等新型抗肿瘤药物骨髓抑制机制与化疗药物所致骨髓抑制机制不尽相同，如 PARP 抑制剂(PARPi)引起的骨髓抑制，可能是它抑制了 PARP1-DNA 复合物解离造成骨髓造血祖细胞生长受到抑制，以及它对 PARP2 酶的抑制作用引起红系祖细胞克隆数量下降而导致贫血。免疫检查点抑制剂则会诱导机体发生免疫反应，出现免疫性血小板减少症或自身免疫性溶血性贫血。

2. 若出现重度骨髓抑制，应如何治疗及护理？

1)重度骨髓抑制的治疗原则　采用各种治疗手段和方法，预防和减轻骨髓抑制的发生，保证抗肿瘤治疗的顺利进行。

(1)中性粒细胞减少：常用药物为人粒细胞集落刺激因子(human granulocyte colony stimulating factor, G-CSF)，通常分为预防性和治疗性两类使用情形。预防性使用又分为一级预防和二级预防：一级预防是指针对预期可能出现严重粒细胞减少的病人，在首次使用化疗药物后 24 小时预防性使用人粒细胞集落刺激因子；二级预防是指对既往化疗未预防性使用人粒细胞集落刺激因子但发生过中性粒细胞减少性发热或剂量限制性中性粒细胞减少症的病人，化疗后预防性使用人粒细胞集落刺激因子。

(2)血小板减少：主要包括促血小板生成药物重组人血小板生成素(rhTPO)、rhIL-11 和直接血小板输注。促血小板生成药物的使用分为预防性用药和治疗性用药两种。推荐对于发生过 3 级及以上血小板减少，或者 2 级血小板减少但伴有出血高风险因素的病人，在化疗后 6～24 小时开始使用。已知血小板最低值出现时间的病人，可在血小板最低值出现前 10～14 天开始预防性用药。

(3)贫血：主要包括补充铁剂、叶酸、维生素 B_{12}、促红细胞生成素(EPO)和输血治疗。

2)重度骨髓抑制的护理要点

(1)加强基础护理：保持床单位清洁、干燥，着柔软衣物。保持口腔清洁，预防口腔黏膜炎。加强营养，鼓励进食，多摄入高蛋白质、高维生素、含铁丰富的食物。保持大便通畅，必要时给予缓泻剂或乳果糖予以预防便秘，避免灌肠或肛塞剂损伤肠黏膜。

(2)严密观察病情：监测生命体征、血常规变化、感染症状及出血倾向。避免病人暴露于易感染的环境，嘱加强个人卫生，减少外出及探视，必须外出时要佩戴口罩。

(3)严格执行无菌操作，避免交叉感染。

(4)特殊护理：①白细胞减少时：病人易疲乏，治疗、护理应集中进行，并做好预防跌倒相关宣教；根据病人血常规结果采取保护性措施，分为一般性保护隔离和无菌性保护隔离。当病人白细胞降至(1～3)×10^9/L、中性粒细胞降至 1.5×10^9/L 时，应采取一般性保护隔离；当白细胞低于 1×10^9/L、中性粒细胞低于 0.5×10^9/L，必须要采取无菌性保护隔离，睡层流床。②血小板减少时：减少活动，预防跌倒，必要时绝对卧床；避免增加腹压的动作，保持大便通畅；减少黏膜损伤的机会，进软食，使用软毛牙刷，必要时行口腔护理替代；严密观察皮肤有无出血点、淤斑，有无消化道及呼吸道出血情况；注意观察病人神志、感觉和运动变化，有无出现颅内出血情况。

(5)心理护理：当病人出现骨髓抑制时，常产生紧张、急躁、恐惧心理，护士应及时进行心理疏导，耐心细致地向其讲解治疗方法及药物相关知识，增强其战胜疾病的信心。

(6)病房环境：病人发生骨髓抑制时，免疫力低下，为避免感染，每日对病房进行空气消毒，保持室内适宜的温度(20～22 ℃)和湿度(60%～70%)，以免诱发上呼吸道感染。每日用含氯消毒液擦拭门窗、桌椅等室内物表，地面消毒液擦洗 2 次。

骨髓抑制分级标准

类别	1 级	2 级	3 级	4 级
中性粒细胞/(10^9/L)	2.0～1.5	1.5～1.0	1.0～0.5	<0.5
血红蛋白/(g/L)	正常值下限～100	100～80	<80	危及生命，需要紧急治疗
血小板/(10^9/L)	75～100	50～75	25～50	<25

3. 该病人出院当天，护士应该如何为其制订出院计划？

(1)出院后每周监测血常规及肝肾功能。减少外出、探视，预防感冒，不适随诊。

(2)饮食宜清淡易消化，保持大便通畅，必要时可口服乳果糖、缓泻剂及使用开塞露辅助通便。

(3)每天观察口腔黏膜情况，注意口腔卫生，预防口腔黏膜炎。

(4)自我监测有无阴道异常出血及咳嗽、咯血、头痛等转移症状并及时就诊。

(5)告知病人下次返院行继续化疗的具体时间。

4. 妊娠滋养细胞肿瘤病人结束治疗后的随访要点是什么？

妊娠滋养细胞肿瘤病人治疗结束后应严密随访。第 1 年每月随访 1 次，第 2～3 年每 3 个月随访 1 次，以后每年 1 次，共 5 年。目前证据显示，高危病人治疗结束 5 年后再复发病例少见。因此，建议至少随访 5 年。高危病人治疗后全身影像学检查可作为评估残留病灶或变化的方法，当出现疾病复发时，有助于转移病灶的定位及监测。

建议随访期间严格避孕1年。虽然目前研究结果显示，化疗后12个月内妊娠者，与普通人群相比，未增加流产、异位妊娠、再次葡萄胎和死产发生风险，妊娠滋养细胞肿瘤的复发风险也没有增加，但考虑到化疗药物的生殖系统毒性，仍建议随访期间严格避孕1年。若在血β-hCG正常后的短期随访期间内意外妊娠，需要与病人充分沟通，权衡利弊，进行个体化的处理。

四、主要参考文献

[1] Ngan H Y S, Seckl M J, Berkowitz R S, et al. Update on the diagnosis and management of gestational trophoblastic disease[J]. Int J Gynaecol Obstet, 2018, 143(Suppl 2): 79-85.

[2] Bolze P A, Riedl C, Massardier J, et al. Mortality rate of gestational trophoblastic neoplasia with a FIGO score of ≥13[J]. Am J Obstet Gynecol, 2016, 214(3): 390. e1-e8.

[3] Jiang F, Yang K, Wan X R, et al. Reproductive outcomes after floxuridine-based regimens for gestational trophoblastic neoplasia: A retrospective cohort study in a national referral center in China[J]. Gynecol Oncol, 2020, 159(2): 464-469.

[4] 喻雅婷，周新，熊成敏，等. 9种口腔护理液对癌症患者口腔黏膜炎预防效果的网状Meta分析[J]. 中国护理管理，2019，19(3)：351-358.

[5] 中国临床肿瘤学会指南工作委员会. 中国临床肿瘤学会(CSCO)恶性肿瘤患者营养治疗指南2019[M]. 北京：人民卫生出版社，2019.

[6] 范奎，代良敏，伍振峰，等. 放化疗所致骨髓抑制的研究进展[J]. 中华中医药杂志，2017，32(1)：210-214.

[7] Hopkins T A, Ainsworth W B, Ellis P A, et al. PARP1 Trapping by PARP inhibitors drives cytotoxicity in both cancer cells and healthy bone marrow[J]. Mol Cancer Res, 2019, 17(2): 409-419.

[8] 中国临床肿瘤学会(CSCO)中西医结合专家委员会. 抗肿瘤药物引起骨髓抑制中西医结合诊治专家共识[J]. 临床肿瘤学杂志，2021，26(11)：1020-1027.

[9] 中国临床肿瘤学会抗肿瘤药物安全管理专家委员会，中国临床肿瘤学会肿瘤支持与康复治疗专家委员会. 抗肿瘤治疗引起急性口腔黏膜炎的诊断和防治专家共识[J]. 临床肿瘤学杂志，2021，26(5)：449-459.

[10] 中国抗癌协会妇科肿瘤专业委员会. 妊娠滋养细胞疾病诊断与治疗指南(2021年版)[J]. 中国癌症杂志，2021，31(6)：520-532.

(刘　莉　范　莹)

案例15　子宫肌瘤病人的护理实践

一、案例简介

李红，女，42岁，未定期体检，近一年发现肚子越长越大，近3个月月经量大且经期延长。于某日洗澡后拖地时突然晕倒送往医院急诊科就诊。经过医生详细询问病史、抽血化验、妇科彩超等专科检查后，以“重度贫血，多发性子宫肌瘤”收入妇科病房。

入院后紧急进行输血，并完善相关检查。在纠正贫血后立即行手术治疗，手术方式为“腹腔镜辅助下子宫肌瘤剔除术”，术后病理诊断和临床诊断相符，为多发性子宫肌瘤。术后在护士的悉心护理下，经过抗感染、止血、营养支持等治疗，7天后痊愈出院。

二、案例说明书

【教学目标】

本案例展示了子宫肌瘤病人的健康评估、辅助检查、围手术期的重点护理措施及健康指导等内容。通过本案例的学习，学生应达到如下学习目标。

(1)掌握子宫肌瘤的分类、变性、临床表现和治疗原则。

(2)熟悉子宫肌瘤的病史采集和辅助检查。

(3)掌握子宫肌瘤病人的评估与护理要点。

(4)掌握失血性休克的早期识别与处理。

(5)掌握子宫肌瘤围手术期的护理。

(6)了解定期体检的重要性。

(7)培养学生的逻辑思维能力、与病人的沟通能力及人文关怀能力。

【教学思路】

本案例是一例典型的子宫肌瘤导致病人重度贫血的病例。教师介绍对病人重度贫血进行纠正，然后进行手术治疗，转危为安的过程，增强学生对专业的使命感、认同感和自豪感。教师介绍病人的就诊经过，引发学生对育龄妇女的病史采集及定期体检的重要性的讨论。教师分析病人的临床表现和检查结果，引导学生思考不同类型的子宫肌瘤的不同表现和处理原则。教师介绍病人住院期间的治疗经过，使学生掌握子宫肌瘤病人围手术期的护理措施及出院指导。教师呈现案例中护患间对话内容，引发学生对人文关怀、健康教育重要性的思考。

【关键要点】

子宫肌瘤是女性生殖系统最常见的一种良性肿瘤，育龄妇女发病率高达20%～25%。由于大部分子宫肌瘤病人并无明显的临床症状，临床报道的发病数据也多在做健康体检或者其他疾病诊断治疗时确诊，因此，子宫肌瘤的实际发病率可能高于临床报道的数据。虽然大部分子宫肌瘤不会对病人造成严重后果，但部分病人由于肌瘤部位、性质及与子宫内膜的位置关系等，出现腹部包块及压迫症状、疼痛、白带增多、不孕或者流产、阴道出血等，给病人生活带来较大负面影响，严重子宫出血可导致失血性休克，危及生命。

应根据病人的年龄、症状、肌瘤大小和数目、生长部位及生育功能的要求决定其治疗方案，一般包括手术治疗和非手术治疗。手术治疗目前是子宫肌瘤的主要治疗方法。因此，运用科学、严谨的围手术期的护理措施对病人的康复尤为重要。

【建议学习资源】

[1] 安力彬，陆虹. 妇产科护理学[M]. 7版. 北京：人民卫生出版社，2022.

[2] 谢幸，孔北华，段涛. 妇产科学[M]. 9版. 北京：人民卫生出版社，2018.

三、案例正文

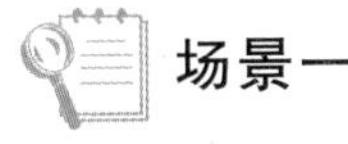

场景一

2020年3月5日晚，急诊科门口，一位中年男子扶着一位40多岁的女性缓缓走来，女子脸色和嘴唇有点苍白，一副痛苦的样子，额头上布满细汗珠。分诊护士看见了，连忙问："你怎么了？"

男子着急地说："我老婆刚刚在家突然晕倒了。"

女子接着说："我在家洗完澡，准备把卫生间地面上的水拖干净就去睡觉。地还没拖完就感觉头晕目眩，眼睛一黑就晕了过去，我老公把我叫醒，急忙开车把我送到这。"护士连忙带他们到王医生的诊室。

经过王医生的询问得知，这名女性叫李红(化名)，42岁，已婚，有一个儿子，今年17岁，上高三。李红既往身体健康，没有定期体检。平素月经规律，经期7天，周期28天，但月经量大，要穿安睡裤，一天更换4

次，偶尔痛经。近三个月，月经量较之前增多，经期延长。末次月经是2月20日，至今还有少量出血。

王医生又问："平常还有哪里不舒服呢？"

李红想了想说："孩子今年高三，成绩不好，我焦虑得吃不好、睡不好。但是我没瘦反而肚子越长越大，就想通过运动减肚子，但好像运动后腰背部会有点痛，而且还没动一会儿就感觉心慌胸闷，没有力气，运动也没坚持下去。平时做家务也感觉头晕乏力，不过休息一下就好了。"听了李红的一番话，王医生推测她可能贫血，赶紧开了检查单。

在询问病史期间，护士测量血压90/54 mmHg，心率120次/分。

【思维启示】

李红近一年感觉肚子长大了，而且近三个月，月经量比之前增多，经期延长，于夜晚拖地时突然晕倒了。病人及其家属肯定很焦急，不知所措。此时要倾听病人主诉，注重与病人进行沟通的技巧，尊重和帮助病人了解定期体检的重要性。学生需思考以下问题。

(1)作为急诊护士应对该病人进行哪些护理评估？

(2)该病人晕倒的原因最可能是什么？

(3)应该进一步做哪些检查？

(4)如何对病人实施人文关怀？

(5)讨论如何让病人了解定期体检的重要性。

【问题解析】

1.作为急诊护士应对该病人进行哪些护理评估？

1)病史

(1)患病及治疗经过：询问本病的起病形式、特点和经过；主要症状及体征；询问有关检查、用药和其他治疗情况。

(2)一般状况：如活动、体力状况、饮食、睡眠等。

(3)社会心理状况。

(4)既往史、月经史、过敏史、手术史、家族史等。

2)身体状况　贫血貌与休克体征，意识、营养状况，生命体征，腹部触诊、测量腹围、体质指数(BMI)等。

3)心理及社会反应　突然晕倒，病人及其家属可表现出紧张、恐惧。

2.该病人晕倒的原因最可能是什么？

该病人晕倒可能是严重贫血导致的晕厥。晕厥是指一过性全脑血液低灌注导致的短暂意识丧失，特点为发生迅速、一过性、自限性，并能够完全恢复。

贫血分级

贫血分级	分级标准/(g/L)		
	NCI标准	WHO标准	我国标准
0级(正常)	≥正常值下限	≥110	＞正常值下限
1级(轻度)	100～正常值下限	95～110	90～正常值下限
2级(中度)	80～100	80～95	60～90
3级(重度)	＜80	65～80	30～60
4级(极重度)	威胁生命	＜65	＜30

注：正常值下限：男性120 g/L；女性110 g/L。

3. 应该进一步做哪些检查？

（1）影像学检查：空腹肝胆脾、膀胱、输尿管、肾脏B超，妇科盆腔三维彩超，胸片，心电图，下肢静脉彩超，并根据病人基础疾病增加相应检查项目。

（2）实验室检查：血常规、尿常规、肝肾功能、血糖、血型、输血前全套、凝血功能、血β-hCG、肿瘤标志物检测，并根据病人基础疾病增加相应检查项目。

4. 如何对病人实施人文关怀？

首先，护士在提供基本的护理技术性服务时，也要注重病人情感和心理的需要。能及时识别病人的不良情绪和行为，主动安慰病人，为其提供必要的情绪和心理支持，从而提高病人对治疗的信心和对未来的希望，促进病人的治愈。

其次，护士要保持良好的态度，尊重病人，与其建立信任的关系。

最后，护士需与病人适时适度并有效沟通。护士在护理过程中应通过询问、观察、倾听等多种沟通方式了解病人的需求、身体不适及其程度、有无负性心理和情绪等，并给予相应的护理措施。

5. 讨论如何让病人了解定期体检的重要性。

疾病只有在发展到一定程度的情况下才会体现出来。很多疾病被发现时可能已是晚期，错失了治疗的最佳时机，在这样的情况下，再对其进行治疗能够取得的效果有限。

健康体检是一种对身体进行全面检查以及时发现潜在的疾病或进行身体保健的重要手段。定期健康体检是一种自我保健方式，它可将被动看病变为主动检查，将消极治病变为积极防治。通过健康体检，能将身体存在病情的预兆及时检查出来，及时采取有效的措施将其解决，以避免一旦成为大病而需要花费大量费用。预防在现代市场经济的背景下，不仅符合经济性原则，还能够保证自身身体状况，避免因患病造成经济损失，可以说是一举两得的好事。

场景二

王医生要给李红做体格检查，护士请李红老公在外面等候，并轻轻关上诊室的门，拉上窗帘，帮助李红掀起上衣嘱咐她放松配合医生做检查。

体格检查：腹肌松弛，全腹压痛、反跳痛（一）。肛查：外生殖器发育正常，毛发分布正常。子宫增大，扪及子宫表面单个实质性球状包块，触痛不明显。宫颈光滑，摇举痛（一），检查完李红的基本情况，王医生开出了一些化验检查，包括血常规、凝血功能、血β-hCG，超声检查。部分检查结果如下。

血常规：白细胞计数 8.53×10^9/L，中性粒细胞计数 7.22×10^9/L，红细胞计数 3.12×10^{12}/L，血红蛋白 51 g/L。

血β-hCG：<0.1 IU/L。

子宫附件三维彩超：子宫形态失常，宫体切面内径 9.4 cm×7.1 cm×8.3 cm，肌壁回声不均，可见多个低回声团，部分边界清晰，部分边界不清，较大的2个低回声团分别位于右侧壁、左底部，大小分别为 6.1 cm×5.5 cm×5.2 cm、6.1 cm×5.6 cm×4.9 cm，前者边界清晰，后者边界不清，周边可见条状血流信号显示。内膜厚 0.9 cm。宫颈及左右侧附件区未见异常回声。

看了李红的化验结果，王医生简明扼要地告诉她："你晕倒是因为严重贫血，根据目前的情况，需要补充血容量、止血、抗感染、促进子宫收缩治疗并及时进行手术治疗。"王医生开了住院证，护士连忙推来平车护送她去住院部妇科病房。

【思维启示】

护理学属于技能型的人文科目，在任何工作场景中都要将护理操作规范意识、职业伦理道德及评判性思维融入操作技能中来保护病人的隐私和安全。围绕李红体格检查结果，提出本疾病初步的诊断。教导学生面向人民生命健康，要不断钻研，勇于创新，要做生命的保卫者和健康知识的传播者。学生需思考以下问题。

（1）护士应如何早期识别失血性休克？

(2)作为急诊护士应该做哪些急救护理措施配合医生的抢救?

(3)入院后,责任护士应对病人首要进行哪项护理风险评估?应采取什么预防措施来保证病人的安全?

【问题解析】

1.护士应如何早期识别失血性休克?

失血性休克是机体受到强烈的致病因素侵袭时,有效循环血量锐减,组织血液灌流不足所引起的以微循环障碍、代谢障碍和细胞受损为特征的病理性症候群,是全身严重的应激反应。休克发病急骤、进展迅速,并发症严重,若未能及时发现和治疗,则可发生至不可逆阶段而引起死亡。

1)评估健康史　了解有无引起休克的各种原因,如大量失血、失液、腹泻、呕吐、出汗、创伤、感染、中毒、过敏、心肌梗死、缩窄性心包炎、风湿性心脏病、异位妊娠等。

2)评估身体状况　全身症状和体征包括意识和表情、生命体征、皮肤色泽及温度、尿量等。腹部损伤者有无腹膜刺激征和移动性浊音。后穹窿穿刺有无不凝血液。休克可分为三期:休克前期、休克期、休克晚期。

(1)休克前期:失血量低于20%。由于机体的代偿作用,病人中枢神经兴奋性增高,交感-肾上腺轴兴奋,表现为精神紧张,兴奋或烦躁不安,口渴,面色苍白,四肢湿冷,脉搏增快,细弱,呼吸增快,血压变化不大。临床上常根据脉率/收缩压(mmHg)计算休克指数:指数0.5为无休克;指数在1.0~1.5之间提示有休克;指数大于2.0为严重休克,失血量高于50%,尿量正常或减少。若处理及时得当,休克可很快得到纠正。否则,病情继续发展,很快进入休克期。

(2)休克期:机体失血量达到20%~40%。进入此期后,病人意识改变明显,表现为:表情淡漠、反应迟钝;皮肤黏膜发绀或花斑,四肢冰冷脉搏细速,呼吸浅促,血压进行性下降;尿量减少;浅静脉萎陷;出现酸中毒的症状。

(3)休克晚期:机体失血量超过40%。病人出现意识模糊或昏迷;全身皮肤黏膜明显发绀,甚至出现淤点、淤斑,四肢厥冷;心音弱,脉搏扪不清,血压测不出,呼吸微弱或不规则,体温不升;无尿;并发弥散性血管内凝血等,常继发多系统器官功能衰竭而死亡。

3)辅助检查　血常规、尿常规、生化、出凝血机制和血气分析检查可了解病人全身和各脏器功能状况。中心静脉压测定有助于判断循环血量和心功能。

休克的分类

1.按病因分类　根据引起休克的原因,可分为低血容量性休克、感染性休克、心源性休克、神经性休克和过敏性休克五类。低血容量性休克和感染性休克是外科常见的休克类型。

(1)低血容量性休克:包括创伤性、失血性和失液性休克。创伤性休克多由严重损伤如骨折、挤压综合征等引起;失血性休克常因大量失血如消化道大出血、肝脾破裂出血等所致;失液性休克可由大面积烧伤、急性肠梗阻、急性腹膜炎等引起。

(2)感染性休克:主要由各种病原微生物引起的严重感染而导致的休克,常继发于严重胆管感染、弥漫性腹膜炎、绞窄性肠梗阻和脓毒症等。

(3)心源性休克:主要由心功能不全引起,常见于大面积急性心肌梗死、急性心肌炎、心包填塞等。

(4)神经性休克:常由剧烈疼痛、高位脊髓麻醉或脊髓损伤等引起。

(5)过敏性休克:常因接触、进食或注射某些致敏物质如油漆、花粉、药物、血清制剂等引起。

2.按血流动力学特点分类　可分为低排高阻型休克和高排低阻型休克两类。

(1)低排高阻型休克:又称低动力型休克,其血流动力学特点为心排血量降低,外周血管阻力升高。由于皮肤血管收缩,血流量减少,使皮肤温度降低,故又称为“冷休克”。本型休克在临床上最常见。低血容量性休克、心源性休克和大多数感染性休克(革兰阴性菌感染)均属此类。

(2)高排低阻型休克:又称高动力型休克,其血流动力学特点是心排血量高,外周血管阻力降低。由于皮肤血管扩张，血流量增多，使皮肤温度升高，故又称为“暖休克”。部分感染性休克（革兰阳性菌感染）属于此类。

2. 作为急诊护士应该做哪些急救护理措施配合医生的抢救？

（1）协助病人卧床，上心电监护，测量生命体征、血氧饱和度，密切观察病情变化。

（2）给予氧气吸入，保持呼吸道通畅。

（3）建立两条以上静脉通道，做好急救准备。

（4）协助及时完善各项检查，并注意保暖和保护病人隐私。

（5）及时遵医嘱补充血容量，改善微循环。同时，明确出血原因后遵医嘱输注止血药和子宫收缩剂，促进子宫收缩和止血。

（6）协助办理入院手续，将病人送入病房。

（7）向病人及其家属说明病情，安慰并鼓励病人勇敢面对疾病，配合治疗。

3. 入院后，责任护士应对病人首要进行哪项护理风险评估？应采取什么预防措施来保证病人的安全？

首要进行跌倒的风险评估，因为病人有跌倒史，入院后护士长及责任护士应对其进行跌倒/坠床的危险因素评估，以确定是否为高危人群。Morse 评分≥45 分为高风险，应在床头挂“预防跌倒/坠床”警示标识牌，并列入交班（白板、交班本）内容；病情稳定者每周评估 1 次；转科、病情发生变化、使用药物（镇静药、止痛药、安眠药、利尿药、降血压药、调节血糖药）、跌倒后、周围环境变化时，应及时进行再评估，并再次进行预防跌倒、坠床宣教并记录。

跌倒防范措施如下。

（1）加强护士培训，增强对病人评估及预防跌倒的意识。对跌倒、坠床危险因素的高危者，使用“住院病人跌倒、坠床高危因素评估及监测记录表”进行评估及监测记录，并采取相应预防措施。

（2）建立跌倒、坠床预防及处理流程。

（3）加强病人及其家属健康教育及安全指导，包括：①熟悉床单元及病房设置，知道如何得到援助；②教会病人及其家属正确使用呼叫系统；③指导家属清整好病床周围用物，保持走道畅通无障碍，将常用物品置于病人触手可及处。

（4）加强巡视，及时发现和满足病人需求：固定好病床和轮椅的脚轮及刹车，病床两边要加固床档。

（5）协助搀扶病人上厕所，提供移动帮助。对于身体虚弱或术后第一次下床的病人，教会其做到三个“30 秒”，指导病人先在床边坐稳，无头昏等不适后再下床活动，下床时护士或家属应在身边搀扶。

（6）提供足够的灯光，保证照明设施正常。

（7）指导病人穿合适防滑的鞋，避免使用一次性拖鞋。

（8）卫生间配置防滑垫、扶杆及呼叫器，并做预防跌倒的明显标识。

（9）指导病人正确用药，告知用药的副反应及注意事项。

（10）做好健康教育：告知病人及其家属陪伴预防的重要性；做好入院宣教，告知病人起床活动时穿防滑鞋，外出检查时有专人陪同，检查前更换外出鞋，行动不便者准备轮椅；对有可能发生病情变化者，告知避免突然变化体位的动作，以免引起体位性低血压，发生意外；因疾病需卧床休息者，不要随意下床，以免跌倒；活动时要小心，注意循序渐进，避免操之过急，避免活动过大、过急，如有需要让护士协助解决。

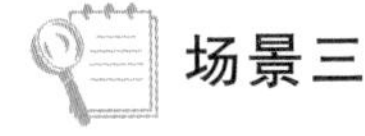

场景三

入院后，医生与李红及其家属进行术前谈话，并签署了输血同意书和手术同意书。护士遵医嘱为李红做术前准备，当晚给李红输注了 4 U 去白细胞悬浮红细胞。次日安排李红进行手术。家属在焦急地等待中，护士多次前来安慰，让他不要着急、紧张。手术顺利完成，他们都很高兴，悬着的心终于放下了。手术方式为“腹腔镜辅助下子宫肌瘤剔除术”。术后诊断为：多发性子宫肌瘤（肌壁间，浆膜下）。

术后第一天，护士鼓励李红尽早下床活动。

李红家属：“李红她才做完手术，怎么能随便动呢？伤口裂开了怎么办？”

护士:“术后早期活动能够促进胃肠功能恢复,预防坠积性肺炎、深静脉血栓等并发症,这叫作快速康复,都是有据可依的,您可以看看我们的健康教育手册,能帮助她早日恢复健康。”李红家属听完点点头。

接着,护士又对李红说:“来,我们来练习下如何下床。”在李红准备起床前,先指导她在床上躺30秒,然后把双脚放在床下,在床边上坐30秒,然后慢慢站起来,在床边再站30秒。接着鼓励李红挪动脚步并扶着她在床周围走了几步。护士笑着说:“恭喜你,术后第一天成功下床。”李红家属也高兴了,没想到李红这么快就可以下床活动了。接着护士又告诉李红伤口疼痛缓解的方法以及饮食注意事项等。通过学习,李红及其家属都对手术后快速康复有了新的认识。

术后经过抗感染、止血、营养支持等治疗,7天后李红出院了,护士详细地给她讲解了出院后的自我保健、随访时间及注意事项。李红一家怀着感激的心情告别了医护人员。

【思维启示】

围绕该病人多发子宫肌瘤手术治愈过程,复习子宫肌瘤相关知识。并树立“以病人为中心”的理念,运用护理程序,促进病人生理、心理及社会适应能力最大限度地恢复。学生需思考以下问题。

(1)什么是子宫肌瘤?子宫肌瘤如何分类?

(2)子宫肌瘤的变性类型有哪些?

(3)子宫肌瘤临床表现是什么?治疗原则是什么?

(4)责任护士应该做哪些术前准备?如何科学地进行手术相关的健康宣教?

(5)该病人存在的主要护理问题是什么?术后护理措施有哪些?

(6)护士如何指导该病人出院后的自我保健,才能使其最大限度地恢复社会生活?

【问题解析】

1. 什么是子宫肌瘤?子宫肌瘤如何分类?

子宫肌瘤是由增生的平滑肌和少量的结缔组织组成的良性肿瘤,所以又称为子宫平滑肌瘤。常见于30~50岁女性,20岁以下少见。30岁以上女性约20%有子宫肌瘤。因子宫肌瘤多无症状或少有症状,临床报道发病率可能远低于真实发病率。

子宫肌瘤可按肌瘤生长部位、与子宫肌壁关系、个数等进行分类。

1)按肌瘤生长部位分类 子宫肌瘤分为宫体肌瘤(占90%)和宫颈肌瘤(占10%)。

2)按肌瘤与子宫肌壁的关系分类 子宫肌瘤分为如下三种类型。

(1)肌壁间肌瘤,占60%~70%,肌瘤位于子宫肌壁间,周围均被肌层包围。

(2)浆膜下肌瘤,占20%,子宫肌瘤向子宫浆膜面生长,突出于子宫表面,肌瘤表面仅有子宫浆膜覆盖。若瘤体继续向浆膜面生长,仅有一蒂与子宫相连,肌瘤营养供给由蒂部血管供应。若血供不足肌瘤可变性坏死。若蒂扭转断裂,可形成游离性肌瘤。

(3)黏膜下肌瘤,占10%~15%。肌瘤向宫腔方向生长,突出于宫腔,表面仅被子宫内膜覆盖。

3)按肌瘤个数分类 子宫肌瘤分为单发性子宫肌瘤和多发性子宫肌瘤。

子宫肌瘤的分型

采用FIGO子宫肌瘤的分类方法,子宫肌瘤分为如下九种类型。

0型:有蒂黏膜下肌瘤。

Ⅰ型:无蒂黏膜下肌瘤,向肌层扩展在50%以内。

Ⅱ型:无蒂黏膜下肌瘤,向肌层扩展在50%以上。

Ⅲ型:肌壁间肌瘤,位置靠近宫腔,瘤体外缘距子宫浆膜层5 mm以上。

Ⅳ型:肌壁间肌瘤,位置靠近子宫浆膜层,瘤体外缘距子宫浆膜层5 mm以下。

Ⅴ型:肌瘤贯穿全部子宫肌层。

Ⅵ型：肌瘤突向浆膜。

Ⅶ型：肌瘤完全位于浆膜下(有蒂)。

Ⅷ型：其他特殊类型或部位的肌瘤(宫颈、宫角、阔韧带肌瘤)。

2. 子宫肌瘤的变性类型有哪些?

肌瘤变性是指肌瘤失去原有的典型结构。常见的变性类型如下。

(1)玻璃样变,又称透明变性,最常见。肌瘤剖面旋涡状结构消失,由透明样物质取代。

(2)囊性变,子宫肌瘤玻璃样变继续发展,肌细胞坏死液化即可发生囊性变。

(3)红色变性,多见妊娠期或产褥期,为肌瘤的一种特殊类型坏死,发生机制不清。病人可有剧烈腹痛伴恶心、呕吐、发热,白细胞计数升高,检查发现肌瘤增大、压痛。肌瘤剖面为暗红色,如半熟的牛肉,质软,旋涡状结构消失。

(4)肉瘤样变,较少见,仅为0.4%～0.8%,多见于绝经后子宫肌瘤伴疼痛和出血的病人,为恶变。

(5)钙化,多见于蒂部细小、血供不足的浆膜下肌瘤以及绝经后妇女的肌瘤。X线可看到钙化阴影。

3. 子宫肌瘤临床表现是什么? 治疗原则是什么?

1)症状　多无明显症状,仅在体检时发现。症状与肌瘤部位、大小和有无变性相关,而与肌瘤数目关系不大。常见症状如下。

(1)经量增多及经期延长:这是子宫肌瘤最常见的症状。多见于大的肌壁间肌瘤和黏膜下肌瘤。黏膜下肌瘤伴有坏死感染时,可有不规则阴道出血或血样脓性排液。长期经量增多可继发贫血,出现乏力、心悸等症状。

(2)下腹包块:当肌瘤逐渐增大使子宫超过3个月妊娠大时,可从腹部触及。较大的黏膜下肌瘤可脱出阴道外,病人可因外阴脱出肿物就诊。

(3)白带增多:肌壁间肌瘤使宫腔面积增大,内膜腺体分泌增多,使白带增多;黏膜下肌瘤一旦感染,可有大量脓样白带。当有溃烂、坏死、出血时,可有血性或脓性伴恶臭的阴道流液。

(4)压迫症状:子宫前壁下段肌瘤可压迫膀胱引起尿频;宫颈肌瘤可引起排尿困难、尿潴留;子宫后壁肌瘤可引起便秘等症状。阔韧带肌瘤或宫颈巨大肌瘤向侧方发展,可使上尿道受阻,造成输尿管扩张甚至肾盂积水。

(5)其他:包括下腹坠胀、腰酸背痛。肌瘤红色样变时有急性下腹痛,伴呕吐、发热及肿瘤局部压痛;浆膜下肌瘤蒂扭转可有急性腹痛;子宫黏膜下肌瘤由宫腔向外排出时也可引起腹痛。黏膜下肌瘤和引起宫腔变形的肌壁间肌瘤可引起不孕或流产。

2)体征　与肌瘤大小、位置、数目及有无变性相关。较大肌瘤可在下腹部扪及实质性肿块。妇科检查扪及子宫增大,表面不规则单个或多个结节状突起。浆膜下肌瘤可扪及单个实质性球状肿块与子宫有蒂相连。黏膜下肌瘤位于宫腔内者子宫均匀增大,脱出于宫颈外口者,阴道窥器检查即可看到宫颈外口处有肿物,呈粉红色,表面光滑,宫颈外口边缘清楚。若感染时可有坏死、出血及脓性分泌物。

3)治疗原则　无症状者一般不需治疗,特别是近绝经期的妇女。绝经后肌瘤多可萎缩和症状消失。每3～6个月随访一次,若出现症状可考虑进一步治疗。

(1)手术治疗:因肌瘤导致月经过多,致使继发贫血;严重腹痛、性交痛或慢性腹痛、有蒂扭转引起的急性腹痛;肌瘤体积大压迫膀胱、直肠等引起相应症状;肌瘤造成不孕或反复流产;疑有肉瘤变;绝经后未行激素补充治疗但肌瘤仍生长。手术方式包括:①肌瘤切除术,适用于希望保留生育功能者;②子宫切除术,适用于不要求保留生育功能或疑有恶变者,包括全子宫切除和次全子宫切除。

(2)药物治疗:适用于症状轻、近绝经年龄或全身情况不宜手术者,也适用于子宫肌瘤手术前预处理纠正贫血,或多发性子宫肌瘤剔除术后,预防肌瘤近期复发。治疗子宫肌瘤的药物可以分为两大类:一类只能改善月经过多的症状,不能缩小肌瘤体积,如激素避孕药、氨甲环酸、非甾体抗炎药(NSAID)等;另一类,既可改善贫血症状又能缩小肌瘤体积,如促性腺激素释放激素类似物(GnRH-a)和米非司酮等。

(3)其他治疗:包括子宫动脉栓塞术、高能聚焦超声、子宫内膜切除术等。

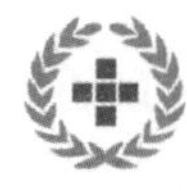

其他子宫肌瘤治疗方法

1. 子宫动脉栓塞术(uterine artery embolization,UAE)　这是一种血管介入治疗方式,已用于治疗子宫肌瘤20余年。栓塞前1天预防性静脉使用抗生素。病人取平卧位,局部麻醉或硬膜外阻滞麻醉。采用Seldinger方法,经皮股动脉穿刺插管,确认导管插入子宫动脉。栓塞剂一般为聚乙烯醇(polyvinyl alcohol,PVA)颗粒。国内学者以真丝线段行栓塞术,颗粒用量以完全阻断子宫肌瘤血流为度。术毕拔除导管,局部伤口加压包扎或缝合。术后予抗感染药物治疗3天,住院1～2天出院。适应证基本同手术治疗,适用于要求保留子宫者,尤其是子宫肌瘤剔除术后复发、有多次腹部手术史、不能耐受或不愿意手术治疗者。子宫大量急性出血时可行急诊栓塞。禁忌证同血管造影,无绝对禁忌证。

并发症有栓塞后综合征,如下腹痛、发热、恶心、呕吐等。疼痛原因与肌瘤栓塞后缺血及累及部分正常组织有关,大多数病人需给予止痛药物或镇静剂。部分病人于栓塞后3周出现阴道分泌物增加,多为血性或黄色组织物,可能与栓塞后肌瘤坏死有关。个别病例术后会发生尿潴留,疼痛减轻后可自行恢复,必要时可给予插管导尿。下肢酸胀乏力感可持续20天左右。

2. 高强度聚焦超声(high intensity focused ultrasound,HIFU)　这是一种新兴的微创治疗方式,在临床上已广泛运用于子宫肌瘤的治疗中。HIFU是在超声或MRI引导下,将体外低强度的超声波聚焦于体内的目标区域,形成高能量密度的焦点,致焦点区域的组织快速升温,在很短的时间内发生凝固性坏死,并可使组织内血管壁发生透壁性损伤,进而达到在保留子宫基础上,使子宫肌瘤细胞原位失活,子宫肌瘤缩小或经自然腔道排出体外完全消失的治疗目的。适应证与手术治疗相同,适用于要求保留子宫者,尤其是不能耐受或不愿意手术治疗者,具有不开刀、不流血、术后恢复快等优点。

并发症有皮肤损伤、发热、水肿、消化道症状、泌尿道症状、腹壁水肿、疼痛、阴道出血或血性分泌物(常见于黏膜下肌瘤)等,多与治疗超声的热效应和机械效应导致的无菌性炎症反应有关,通常在数周内恢复。

4. 责任护士应该做哪些术前准备?如何科学地进行手术相关的健康宣教?

(1)术前健康教育:向病人介绍手术名称及过程,解释术前准备的内容、必要的检查及检查中可能出现的不适感等。告知病人术后可能要静脉输液、必要时吸氧、留置引流管、安置监护设施等。指导病人在床上使用便器,掌握深呼吸、咳嗽、翻身、收缩和放松四肢肌肉的技巧等。让病人及其家属理解术后尽早下床活动,可促进肠道功能恢复、预防坠积性肺炎和深静脉血栓等并发症的发生。

(2)心理支持:护士要运用医学知识,针对病人的担心及恐惧,采用通俗易懂的语言耐心解答病人的提问,为其提供相关的信息、资料等,使病人顺利度过手术全过程。

(3)皮肤准备:术前进行皮肤准备,一般包括淋浴、备皮脱毛等,应尽量避免使用剃刀剃毛备皮。如果术前必须进行备皮脱毛,可以使用剪刀或脱毛膏,并且脱毛时间选择在手术当日。备皮范围上至剑突下,下至大腿上1/3处及外阴部,两侧至腋中线,脐部用石蜡油棉签清洁干净。

(4)术前禁食水方案:尽量缩短禁食水时间,术后尽早恢复经口进食,有利于病人肠道功能恢复。因此,改变传统术前10～12小时禁食、8小时禁饮的观念,鼓励术前6小时少量摄食、术前2小时可口服清饮料,包括清水、糖水、无渣果汁、碳酸类饮料、清茶及黑咖啡,不包括含酒精类饮品。这样有利于减少手术前病人的饥饿、口渴、烦躁、紧张等不良反应,并有助于减少术后胰岛素抵抗,缓解分解代谢。

(5)肠道准备:术前一天不常规进行机械性肠道准备,仅给予磷酸钠盐口服液导泻。对严重肾功能不全(肌酐清除率＜30 mL/min)、充血性心力衰竭及腹水病人,不推荐使用磷酸钠盐口服液。服用方法:术前1天14:00左右,将45 mL磷酸钠盐口服液用750 mL温水稀释,再将45 mL磷酸钠盐口服液用同样的方法稀释后,在2小时内服完。对不喜欢磷酸钠盐口服液口感者,可用运动型饮料或果汁稀释后口服。嘱病人慢饮,告知其短时间内快速口服后会出现恶心呕吐的情况;嘱病人边喝边观察,不必全部喝完,排出无成形粪便即可,避免体液丢失过多出现乏力、虚脱等症状。医生根据病人情况,必要时给予肠道抑菌药物。

(6)阴道准备:全子宫切除者,术前0.5%活力碘棉球擦洗阴道,2次/天,共3天,并于手术日晨阴道擦洗后用1%龙胆紫涂擦宫颈及穹窿部。

(7)术前1天抽血做血型交叉配血试验，术前晚及手术当天清晨测量生命体征，注意有无月经来潮、上呼吸道及皮肤感染等，如有异常及时报告医生，暂停手术。术前更换清洁病服。

(8)药敏试验：术前1天遵医嘱做药敏试验，将试验结果告知病人并做好相关记录。

(9)药物应用：必要时术前给予静脉营养支持治疗，手术日晨按医嘱给予术前用药。

(10)膀胱准备：根据医嘱手术前留置尿管，并连接引流袋，有效固定。

(11)术前核对：病人进手术室之前，核对各项信息，术中用药及病历随病人一起带入手术室。如有活动义齿应取下，贵重物品妥善保管或交予家属。

(12)物品准备：准备好麻醉床、腹带、沙袋及输液挂钩、心电监护仪、氧气等。

5.该病人主要的护理问题是什么？术后护理措施有哪些？

1)主要护理问题

(1)知识缺乏　缺乏疾病相关及术前常规、术后康复等方面的知识。

(2)潜在并发症：失血性休克 与月经过多引起继发性贫血有关。

(3)疼痛　与手术创伤有关。

(4)焦虑　与担心疾病预后有关。

(5)营养失调：低于机体需要量 与贫血及手术禁食有关。

2)术后护理措施

(1)床边交接：病人回病房时，护士应向麻醉师了解术中情况，观察病人意识恢复和麻醉苏醒情况，做好床边交接班。搬动时动作轻稳，注意保暖。检查静脉输液是否通畅，正确连接各种引流装置，并妥善固定引流袋。

(2)体位：根据手术及麻醉方式采取相应的卧位，全身麻醉病人在尚未清醒前去枕平卧，头偏向一侧，以免呕吐物、分泌物误入气管引起窒息；麻醉清醒后可取低半卧位，头颈部垫枕并抬高头部15°～30°，硬膜外麻醉者，术后可平卧睡软枕，观察4～6小时，生命体征平稳后即可取半卧位；随着腰麻技术提高，腰麻术后病人建议术后垫枕平卧。术后次日晨，取半卧位，利于术后康复。每2小时翻身、咳嗽、做深呼吸1次，有利于改善循环呼吸功能。

(3)饮食护理：禁食2小时后可进少量流质饮食，忌食甜食及牛奶，肛门排气后可进半流质，排便后进普食，鼓励摄入高蛋白质、高维生素、营养丰富的食物。

(4)药物护理。

①对于肌瘤剔除手术病人，术后常规使用宫缩剂促进子宫收缩，起到止血的作用。医生根据病人阴道出血及腹腔引流液的情况，酌情停止宫缩剂。同时根据病人术后贫血情况，遵医嘱口服补血药物。

②促性腺激素释放激素类似物(GnRH-a)常用于子宫肌瘤的术后治疗，间接减少垂体分泌促性腺激素，有效地抑制卵巢功能，降低体内雌激素水平，以缓解症状并抑制肌瘤生长使其萎缩。给药从月经周期的1～5天开始皮下注射，每28天1次，疗程为3～6个月。

(5)病情观察。

①生命体征：严密观察生命体征变化，每小时测血压一次，共6～8次至平稳。术后每天测体温、脉搏、呼吸4次，直至体温正常后3天，改为每天1次，并做好记录。如有内出血和休克症状，立即通知医生进行处理。

②切口及阴道出血情况：观察切口有无渗血、渗液情况，保持伤口敷料清洁、干燥，如敷料浸湿，及时更换。开腹术后腹部切口放置沙袋6小时，并包扎腹带。阴道出血若大于月经量，要及时通知医生处理。

③引流护理：a.腹腔引流：保持引流管通畅，观察、记录引流液的量及性质，一般引流液不超过200 mL，性状为淡血性或浆液性，引流量逐渐减少，颜色逐渐变淡，每天更换引流袋。b.尿管：保持通畅，观察尿液颜色和量，一般于24小时后拔除尿管。保留尿管期间，行外阴擦洗，每天2次，保持局部清洁，预防泌尿系统感染。

④腹胀：一般术后48小时内可自行排气，如腹部胀气，术后24小时可肌内注射新斯的明0.5～1 mg，或给予灌肠剂灌肠。严重胀气者，酌情给予胃肠减压，3天未解大便者可给予缓泻剂。

⑤疼痛：术后镇痛首选镇痛泵镇痛，使用疼痛量表评估，必要时遵医嘱给予止痛剂，使病人疼痛评分控

制在 3 分以下。

(6)预防深静脉血栓的发生:通过评估筛查出高风险者,做好术前宣教。腹带使用松紧适宜;术后尽早活动双下肢,主动运动或被动运动,趾屈、背屈运动,足踝环转运动,并鼓励早期下床活动;血栓高危者,可穿着压力梯度弹力袜或使用充气压力泵促进静脉回流;遵医嘱使用抗凝药物。

(7)心理护理:加强沟通,了解病人的心理状况,给予安慰和解释,消除不良心理。

(8)健康指导:运用日常生活活动(ADL)能力评定量表评分,鼓励病人早期下床活动,促进肠蠕动,有利于伤口早期愈合。

(9)出院准备:出院前为病人提供详尽的出院计划,使其个人自我照顾能力达到最大限度,按病人的不同情况提供相应的出院指导:自我照顾技巧,追踪照顾指导,饮食、运动、药物使用及可能的并发症预防干预指导。

6. 护士如何指导该病人出院后的自我保健,才能使其最大限度地恢复社会生活?

为了提高该病人出院后自我照护能力,护士要制订详尽的出院计划。

(1)术后 1 周内保持切口周围清洁、干燥,不可淋浴和坐浴,避免伤口沾染污水。

(2)指导病人术后增加腹部肌肉的运动和盆底肌的锻炼,以加强因手术而影响的肌肉恢复。

(3)术后避免提举重物,防止正在愈合的腹部肌肉用力。避免从事会增加盆腔充血的活动,如跳舞、久站等,盆腔组织的愈合需要良好的血液循环。

(4)遵医嘱继续口服补血补铁药物,纠正贫血状况。使用 GnRH-a 治疗的病人最常见的药物不良反应有头痛、性欲降低、睡眠障碍(失眠)、情绪障碍(焦虑、抑郁)以及围绝经期症状,如潮热、多汗、外阴阴道干涩、性交痛等。长期使用会导致骨质疏松,应注意监测骨密度。术后 1 个月带好本次的出院小结,到门诊复诊。

(5)术后 1 个月内避免阴道冲洗和性生活,保持会阴部清洁,如有分泌物或阴道出血过多,及时来医院检查。

(6)饮食上要避免进食生冷、辛辣刺激的食物,多吃高蛋白质、高热量、富含铁元素的食物,如瘦肉、鸡蛋、深叶蔬菜等。

(7)指导病人心情要保持舒畅,以良好的心态回归社会生活。

四、主要参考文献

[1] 子宫肌瘤的诊治中国专家共识专家组.子宫肌瘤的诊治中国专家共识[J].中华妇产科杂志,2017,52(12):793-800.

[2] 张晶,关铮,钱林学,等.超声引导经皮微波消融治疗子宫肌瘤临床应用的指南建议[J].中华医学超声杂志(电子版),2015,12(5):353-356.

[3] 许天敏,张师前,向阳.妇科手术术前评估与准备的中国专家共识(2022 年版)[J].中国实用妇科与产科杂志,2022,38(6):622-627.

[4] 郎景和,陈春林,向阳,等.子宫肌瘤及子宫腺肌病子宫动脉栓塞术治疗专家共识[J].中华妇产科杂志,2018,53(5):289-293.

(闵　敏)

案例 16　子宫颈恶性肿瘤病人的护理实践

一、案例简介

韩某,女,45 岁,已婚,因"白带增多 5 个月伴接触性阴道出血 1 个月"入院,宫颈活检病检提示:(子宫颈 5、6、12 点及宫颈管)鳞状细胞癌。2022 年 5 月 23 日门诊以"子宫颈恶性肿瘤"收入院,于 5 月 25 日全麻下行腹腔镜广泛子宫全切＋双侧附件切除＋盆腔及腹主动脉旁淋巴结切除术。术后返回病房，监测病人生命体征，给予氧气吸入及心电监测；尿管及腹腔引流管引流通畅；给予抗感染、止血、营养、对症支持治疗。2022 年 6 月 9 日行第 1 次 TP 方案化疗，具体方案为：白蛋白紫杉醇总量 385 mg，顺铂总量 120 mg。6 月 10 日出院，出院当日 10：00 拔除尿管，病人自解小便不畅，13：00 测得膀胱残余尿量 450 mL，指导居家自我清洁进行间歇导尿。

二、案例说明书

【教学目标】

本案例呈现了一例子宫颈恶性肿瘤病人确诊过程、治疗方案、围手术期护理要点及具体措施，以及术后居家康复指导要点，通过本案例的学习，学生应达到如下学习目标。

(1)掌握子宫颈恶性肿瘤的主要病因及典型临床表现。

(2)掌握子宫颈恶性肿瘤的围手术期护理常规及护理要点。

(3)掌握子宫颈恶性肿瘤病人出院后康复及居家自我护理指导。

(4)掌握子宫颈恶性肿瘤病人主要护理诊断、问题，以及护理措施。

(5)熟悉子宫颈恶性肿瘤三阶梯诊疗程序筛查诊断及三级预防。

【教学思路】

本案例涉及一位典型的子宫颈恶性肿瘤病人。教师分析入院前病人的基本情况、病史资料，引导学生了解子宫颈恶性肿瘤的病因、临床表现、诊断方法。教师介绍该病人住院期间行手术治疗及化疗的经过，引导学生熟悉子宫颈恶性肿瘤的主要治疗方案，掌握该类病人手术阶段的围手术期及化疗期间的护理问题及处理措施。通过该案例的学习，学生能开展子宫颈恶性肿瘤病人出院后相关健康教育指导。

【关键要点】

宫颈癌是严重威胁我国妇女生命健康的重大疾病之一，国家已将宫颈癌列入“两癌防治”的重大计划。宫颈癌农村发病率高于城市，高发年龄为 50～54 岁，近年来发病有年轻化趋势。一种或多种高危型人乳头瘤病毒(HPV)的持续感染是宫颈癌主要致病因素。子宫颈恶性肿瘤可以通过三阶梯诊疗程序确诊，根据临床分期、生育要求和全身情况等综合分析，采取个体化治疗方案。一般采用手术和放疗为主、化疗为辅的综合治疗方案。

作为目前唯一可通过三级预防措施予以消除的恶性肿瘤，应专注于从宫颈癌预防、筛查、治疗、后期康复及提高生活质量方面，开展全人、全程的护理及健康教育。

【建议学习资源】

[1] 安力彬，陆虹．妇产科护理学[M]．7 版．北京：人民卫生出版社，2022.

[2] 谢幸，孔北华，段涛．妇产科学[M]．9 版．北京：人民卫生出版社，2018.

三、案例正文

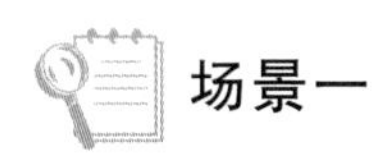

场景一

韩某，女，45 岁，已婚，G6P2。居住于湖北省某村，因“白带增多 5 个多月伴接触性阴道出血 1 个月”就诊。

既往史：体健，否认结核、乙肝病史；否认高血压、心脏病及糖尿病病史；否认手术、外伤及药物、食物过敏史。

月经及婚孕史：平素月经规则，13 岁初潮，行经 7 天，周期 30 天，量中，无痛经，末次月经不详，大概 2021 年 11 月。20 岁结婚，G6P2，丈夫体健。

辅助检查：病人来我院后行妇科检查示：宫颈前后唇重度糜烂样改变。遂行 TCT＋HPV 检测。检查结果示：非典型鳞状细胞，HPV16(+)。进一步行阴道镜检+宫颈活检病检，活检提示：(宫颈5、6、12点及宫颈管)鳞状细胞癌。胸部及上、下腹CT平扫+增强扫描提示：宫颈内软组织高密度，周围淋巴结肿大；上腹部未见明显异常，子宫左侧缘低密度，周围增粗有迂曲血管；子宫前壁等密度。鳞状细胞癌相关抗原(SCC)：16.8 μg/mL。盆腔三维超声检查见：子宫形态正常，宫体切面内径4.3 cm×3.1 cm×4.3 cm，后壁可见1.7 cm×0.9 cm低回声，边界清晰，周边可见条状血流信号显示。宫腔内可见前后径0.4 cm无回声，单层内膜厚约0.1 cm。宫腔内可见避孕环强回声。宫颈内可见多个细小无回声，宫颈前壁可见4.7 cm×2.9 cm低回声，边界不清，内可见条状血流信号显示，血管阻力系数(RI)0.75。检查诊断：宫颈实性占位，子宫肌壁间肌瘤，宫腔积液。环位正常。

体格检查：生命体征平稳，心肺(−)，外阴已婚型，阴道畅，宫颈前后唇重度糜烂样改变，子宫后位，无压痛，活动可，双附件未及异常。精神、食欲、睡眠可，大小便正常，体力、体重无明显改变。

【引出问题】

病人首次门诊就诊，结合场景一既往史、生育史及辅助检查，可知该病人罹患宫颈癌。宫颈癌是可预防的肿瘤，学生应复习宫颈癌的病因、临床症状、疾病发展过程及诊断方法，并思考以下问题。

(1)宫颈癌的主要病因有哪些？该病人的高危因素有哪些？

(2)宫颈癌典型的临床表现有哪些？该病人有哪些具体表现？

(3)宫颈癌三阶梯诊疗程序中筛查诊断的方法有哪些？该病人通过何种诊疗手段确诊子宫颈恶性肿瘤？

(4)宫颈癌如何预防？

【问题解析】

1. 宫颈癌的主要病因有哪些？该病人的高危因素有哪些？

人乳头瘤病毒(HPV)感染是导致宫颈癌最主要的原因，其他相关的危险因素包括多个性伴侣、吸烟、性生活过早(小于16岁)、多孕多产、性传播疾病、经济状况不佳、免疫功能缺陷性疾病等。几乎所有的宫颈癌都与高危型HPV感染相关，其中约70%与HPV16型和HPV18型相关。多数情况下人体免疫系统可清除HPV，只有少数女性持续性高危型HPV感染导致宫颈癌前病变并发展为宫颈癌。该病人的高危因素包括：多孕、所在地区偏远贫困、存在HPV感染。

2. 宫颈癌典型的临床表现有哪些？该病人有哪些具体表现？

宫颈癌早期可能没有任何症状，通常筛查才会发现。但随着疾病的进展，会出现接触性出血、异常阴道出血排液等症状。①阴道出血：通常表现为接触性出血，比如在性生活、妇科检查后阴道出血或出现血性白带，出血量根据病灶侵犯血管的程度而有所不同；少数病人出现经期延长、经量增多等症状；老年病人通常表现为绝经后阴道出血。②阴道排液：阴道有异常排液，可以是白色、血性、稀薄如水样的；伴有感染时，阴道排液为腥臭味或恶臭；晚期由于肿瘤组织坏死和感染，有大量米汤样或者脓性恶臭的分泌物。③晚期肿瘤浸润不同部位的相应继发性症状。如排尿、排便异常；腰骶部疼痛、晚期恶病质等。

该病人典型临床表现为接触性阴道出血、白带增多。

3. 宫颈癌三阶梯诊疗程序中筛查诊断的方法有哪些？该病人通过何种诊疗手段确诊子宫颈恶性肿瘤？

1)筛查诊断方法

(1)宫颈细胞学检查及HPV检测：由医生使用工具窥开阴道，用小刷子样取样器从宫颈部位获取细胞，送病理科行细胞诊断和HPV检测。该检查能够发现宫颈癌前病变、宫颈癌细胞。

(2)阴道镜检查：在细胞学检查有异常或医生认为必要时，可以做阴道镜检查，进一步发现宫颈病变。在阴道镜检查前72小时禁性生活，前48小时禁止阴道冲洗及用药，避免影响检查结果。

(3)宫颈活检：在医生判断阴道镜异常的部位取下组织，送病理科做成病理切片。镜下组织学诊断是确诊宫颈癌和癌前病变的金标准。做检查前48小时禁性生活，还应避开月经期和宫颈急性炎症期。

2)确诊方法　该病人最终以宫颈活检结果确诊宫颈癌。

子宫颈细胞学检查

子宫颈细胞学检查是宫颈癌筛查的重要方法。先将子宫颈表面分泌物拭净，将小刷子置于子宫颈管内，达到子宫颈外口上方 10 mm 左右，在子宫颈管内旋转数圈后取出，旋转小刷子将附着于小刷子上的标本均匀地涂于玻片上或洗脱于保存液中。涂片液特别是薄层液可进行液基薄层细胞学检测(thin-prep cytologic test，TCT)。所制备的单层细胞涂片效果清晰，阅片容易，与常规制片方法比较，提高了样本收集率并使细胞均匀分布在玻片上。此外，该技术一次取样可多次重复制片并可供高危型 HPV 检测和自动阅片。

4. 宫颈癌如何预防?

宫颈癌三级预防的具体内容如下。

(1)一级预防：又称病因预防。推广 HPV 预防性免疫接种，通过阻断 HPV 感染预防宫颈癌的发生。

(2)二级预防：即"三早"预防，早发现、早诊断、早治疗。普及、规范宫颈癌筛查，早期发现子宫颈鳞状上皮内病变，及时治疗高级别病变，阻断宫颈癌的发生。

(3)三级预防：控制宫颈癌发展和复发，通过多种治疗手段提高病人生存质量。

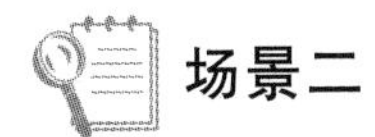

场景二

病人门诊诊断明确，于 2022 年 5 月 23 日以"子宫颈恶性肿瘤"收入院。完善术前准备后，于 5 月 25 日在全麻下行腹腔镜广泛子宫全切＋双侧附件切除＋盆腔及腹主动脉旁淋巴结切除术。术后返回病房，遵医嘱给予 24 小时心电监护及 8 小时氧气吸入。心率 85 次/分，血压 117/72 mmHg，血氧饱和度 99%，呼吸 18 次/分。跌倒风险评分 30 分，中风险；深静脉血栓风险 5 分，高风险；疼痛评分 4 分，中度疼痛；心情温度计评分 6 分，轻度情绪困扰。尿管及腹腔引流管通畅。遵医嘱给予抗感染、止血、营养、对症支持治疗，并指导病人正确穿脱抗血栓梯度压力弹力袜。术后第 3 天，病人进食少量流食，无恶心、呕吐，大便无异常。查体：生命体征平稳，皮肤黏膜无苍白，心肺无异常，腹腔引流管通畅，引流出血性液体约 300 mL，腹软，无压痛、反跳痛，腹部切口敷料干燥，四肢活动可。复查血常规、血生化未见明显异常。腹部伤口换药，继续抗感染、营养、对症支持治疗，继续观察。

2022 年 6 月 9 日行第 1 次 TP 方案化疗，具体方案为：白蛋白紫杉醇总量 385 mg，顺铂总量 120 mg。病人化疗后无恶心、呕吐等不适，24 小时总尿量 2700 mL。于 6 月 10 日出院，出院当日 10:00 尿管拔除后，病人自解小便不畅，13:00 测膀胱残余尿量 450 mL，指导病人进行居家自我清洁间歇导尿。

【引出问题】

该病人在院诊疗阶段，需关注诸多方面护理问题，如手术阶段的围手术期护理知识、术后常见并发症及术后康复训练；化疗阶段的相关健康教育；出院阶段的出院后相关健康教育指导等。可引导学生思考以下问题。

(1)子宫颈恶性肿瘤围手术期护理常规及护理要点有哪些?

(2)宫颈癌术后常见并发症及护理要点有哪些?

(3)化疗期间常见的严重不良反应是什么? 如何预防和处理?

(4)该病人的主要护理诊断/问题及护理措施有哪些?

(5)如何开展宫颈癌术后病人出院后康复及居家自我护理指导?

【问题解析】

1. 子宫颈恶性肿瘤围手术期护理常规及护理要点有哪些?

1)心理护理　针对不同疾病分期，对病人耐心地讲解疾病相关知识，说明该类手术的成功率和手术后生存率，解除其心理负担，消除其恐惧心理，使病人积极配合手术及治疗。

2）术前准备

（1）饮食护理：营养状况会影响病人手术耐受能力以及术后康复。因此，指导病人进食高蛋白质、高热量、高维生素及低脂肪饮食。手术前2天开始进流质饮食，术前禁食8小时，禁饮2小时。

（2）肠道、阴道准备：宫颈癌根治术前要做充分的肠道和阴道准备，以避免术中、术后感染，缩短术后肠道功能恢复时间。

3）术后护理

（1）病情观察：术后24小时内监测血压、心率、呼吸、血氧饱和度等。术后平卧8小时，腹部压沙袋防止伤口渗血，观察伤口渗血情况。保持引流管通畅，密切观察引流液的性质、颜色、量，如引流液颜色鲜红、量多，提示有活动性出血；引流管中有尿液及粪便流出，提示有膀胱及肠道损伤，应及时汇报医生，作出处理。观察阴道出血、流液的情况。

（2）活动与休息：术后8小时若病人生命体征平稳可采用半卧位，帮助其活动双下肢，变换体位预防压疮，并鼓励尽早下床活动。观察双下肢皮肤颜色和温度，防止下肢静脉血栓或肺栓塞发生。评估病人疼痛程度，必要时给予镇痛剂，避免疼痛导致活动受限。保持病房环境的整洁、安静，保证充足的睡眠休息，促进身体的恢复。

（3）饮食与营养：术后6小时可进食无糖流质饮食，一般于术后24～48小时肠蠕动恢复后可进食半流质饮食，逐步过渡到普食。

（4）尿管护理：术后需持续导尿7～14天，妥善固定尿管，防止翻身打折脱落，保持引流通畅。每天观察尿液颜色、尿量和性状，并做好记录。用0.9%生理盐水擦洗外阴及尿道口，2次/天。鼓励病人在拔尿管后1～2小时自行排尿；若不能自解应及时处理，必要时重新留置尿管。拔尿管后4～6小时测残余尿量：若超过100 mL，则需继续留置尿管；少于100 mL者，每天测1次残余尿量，若2次均在100 mL以内，说明膀胱功能已基本恢复。

（5）健康教育：宫颈癌病人术后易产生担忧、焦虑、恐惧的心理。年轻病人还可能因担心术后性生活受到影响而损害家庭关系，导致情绪不稳定。应及时进行心理疏导，鼓励病人每天进行提肛运动，增强盆底肌功能。

2. 宫颈癌术后常见并发症及护理要点有哪些？

宫颈癌术后常见并发症有出血、膀胱功能障碍、盆腔淋巴结囊肿、血栓、输尿管瘘和膀胱阴道瘘、肠梗阻、感染等。

（1）出血的预防护理：密切观察生命体征变化、引流液情况及有无阴道出血，发现出血应及时通知医生，积极配合补液，缝扎止血，必要时用纱布压迫止血，或用静脉止血药物滴注，并持续进行心电监护。

（2）膀胱功能障碍的预防护理：术后尽早下床活动，病情允许时嘱病人每日多饮水，保持尿管通畅。拔管前3天，行盆底功能训练，指导病人进行凯格尔运动。若出现尿潴留，疏导缓解病人紧张情绪，采取局部按摩或热敷使痉挛或麻痹的膀胱肌恢复正常功能。

（3）盆腔淋巴结囊肿的预防护理：术后及时采取半卧位，持续负压吸引，保持腹腔引流通畅。密切观察引流液颜色、性状及量，观察病人有无下肢肿痛及腹股沟包块。若体温超过38 ℃，立即报告医生，抬高下肢，可局部热敷，遵医嘱抗感染治疗。对于需切开引流的病人，要防止术后感染，保持切口部位清洁。

（4）术后血栓的预防护理：术后尽量避免压迫盆腔和下肢静脉，抬高下肢。嘱病人尽早做床上肢体运动或被动运动，或进行下肢的按摩；早期下床活动，尽量减少卧床时间。对于血栓形成的病人，应卧床休息、保暖，抬高患肢便于静脉回流，及时给予肝素抗凝。

（5）输尿管瘘和膀胱阴道瘘的预防护理：术中怀疑损伤时应立即检查并进行修补。术后密切关注病人阴道情况，出现尿瘘应先鉴别输尿管瘘和膀胱瘘。输尿管瘘可膀胱放置输尿管持续引流，让其自行愈合，较大的输尿管瘘则需进行手术修补。小的膀胱阴道瘘通过膀胱引流也可自行愈合，大的需要手术修补。

（6）肠梗阻的预防护理：术前2天开始进食无渣不易产生气体的食物，术前做好清洁灌肠。手术操作轻柔，勿损伤肠壁及周围组织。术后嘱咐病人早期翻身或下床活动，促进肠蠕动，减少肠麻痹时间。一旦出现肠梗阻症状，应禁食，结合实验室检查和腹部透视确诊后，及早使用促进胃肠蠕动的药物，必要时行肛管排气并行胃肠减压，并保持水、电解质及酸碱平衡。

(7)术后感染的预防护理：术前改善营养障碍，术中尽量减少坏死组织，术后注意尿管、引流管的无菌护理。保持尿道通畅，根据个体采用不同的抗生素预防感染治疗。嘱咐病人多饮水，加强尿液冲洗作用。术后给予营养支持治疗，增强机体免疫。注意保持外阴清洁，预防呼吸道感染。

3. 化疗期间常见的严重不良反应是什么？如何预防和处理？

化疗期间常见的严重不良反应是骨髓抑制，多出现白细胞及血小板减少，自身免疫力下降，易合并感染。故在化疗前要进行血常规检查，严格掌握适应证，如白细胞(WBC)$<4.0\times10^9/L$，血小板(PLT)$<100\times10^9/L$，可暂停化疗，避免出血或交叉感染。如化疗后复查血常规 WBC$<3.0\times10^9/L$，PLT$<50\times10^9/L$，及时与医生联系，根据病人具体情况使用升白药物，如地榆升白片或粒细胞刺激生长因子，必要时输注血小板，同时加强营养，避免感染，预防性使用抗生素，并进行口腔溃疡的预防及护理。

4. 该病人的主要护理诊断/问题及护理措施有哪些？

1)疼痛　与手术切口有关。

护理措施如下。

(1)协助病人取舒适体位，持续氧气吸入，咳嗽、翻身、活动时帮助病人轻轻按压伤口以减轻疼痛。

(2)与病人沟通，了解疼痛的性质、程度、部位、原因等，解释镇痛泵的相关知识，教会其正确使用镇痛泵。必要时，遵医嘱使用其他镇痛药物，同时监测药物的疗效及副作用。

(3)提供安静、舒适的病房环境，鼓励病人采用听音乐、聊天、阅读等方式分散注意力，减轻不适感。

(4)定期进行疼痛评估并记录。

2)焦虑　与病人疾病知识缺乏、病情突然变化有关。

护理措施如下。

(1)与病人进行有效的沟通交流，以了解病人产生焦虑的主要原因。针对性地为病人讲解疾病相关知识，帮助其树立康复的信心。

(2)与病人家属进行必要的沟通，鼓励其参与疾病相关知识的学习，指导其鼓励、支持病人，帮助病人建立积极治疗的心态。

(3)了解病人喜好，鼓励其多做一些自己喜欢的事情，如该病人喜欢听相声，可建议其置办一个收音机，或使用手机 app 收听相声，缓解焦虑情绪。

3)潜在并发症：感染　与手术切口、术后留置尿管有关。

护理措施如下。

(1)严格执行无菌技术操作原则，密切观察病人有无发热、腹部胀痛，观察伤口及各管道的情况，如有异常及时通知医生。

(2)保持伤口敷料清洁、干燥，观察伤口局部有无红肿、渗出、波动感等。

(3)保持引流管的密闭性，每日更换无菌引流袋。密切观察腹腔引流液的颜色、量及性质有无异常，及时更换无菌棉垫。

(4)带尿管期间做好会阴部护理，每日用 0.9%生理盐水擦洗外阴 2 次，及时倾倒尿液，根据说明书定时更换尿袋。观察尿液颜色、量及性质，并详细记录。观察病人有无尿道口疼痛、烧灼感等泌尿系感染症状。

4)潜在并发症：尿潴留　与术中支配膀胱的神经、血管受损及膀胱失去正常支撑有关。

护理措施如下。

(1)术后早期保持尿管通畅，充分引流。

(2)遵医嘱在留置尿管 3～4 天开始指导病人行盆底肌功能锻炼。方法是进行尿道、阴道、肛门括约肌的收缩与舒张锻炼，吸气时收缩，呼气时放松，每次收缩 6～10 秒，连续 5～10 分钟，每日锻炼 3 次，并随着体力恢复逐渐增加锻炼次数。

(3)尿管拔除后观察病人自主排尿的情况，询问有无尿痛、尿频、尿不尽、排尿困难等不适症状。可给予针灸、听流水声、按摩、热敷等辅助排尿措施，必要时需重新留置导尿。

(4)拔除尿管后遵医嘱测残余尿。病人排空膀胱后再次留置尿管导出尿液，导出的尿液即为残余尿，残余尿≥100 mL 为异常。

(5)生物电反馈治疗。通过置于阴道内的电极产生电刺激激发被动收缩，使盆底肌有节律地收缩和放松，从而使盆底肌得到被动锻炼。同时，能提高盆底肌的静息张力，刺激尿道括约肌收缩，使病人恢复盆底肌群协调舒缩功能，提高术后膀胱充盈的敏感性，降低宫颈癌根治术后尿潴留的发生率，促进自主排尿，恢复宫颈癌根治术后的膀胱功能。

5. 如何开展宫颈癌术后病人出院后康复及居家自我护理指导？

该病人因术中支配膀胱的神经、血管受损及膀胱失去正常支撑，膀胱功能尚未恢复导致尿潴留发生，需进一步指导病人进行盆底功能训练，并指导病人进行自我清洁间歇导尿。

1)盆底功能训练方法　术前第 2～3 天开始介入康复治疗，即有意识地进行外阴部、腹肌、盆底肌群的收缩训练。

(1)讲解术后尿潴留的原因及盆底功能训练的重要性，缓解病人紧张情绪并取得其配合。

(2)术前 2 天开始指导病人进行排尿中断训练。即排尿时有意识地突然中断，同时配合收腹，深吸气。吸气要深、长、细、匀，停留 3～5 秒，然后再排尿。每次排尿可中断数次，在尿流量最大时中断，训练效果更好。对于因膀胱逼尿肌过度活跃而产生尿急症状和反射性尿失禁的病人，可采用此法。

(3)指导病人进行腹式呼吸训练。即用鼻吸气，尽量挺腹，用口呼气，收缩腹部，持续 5～6 秒，早、中、晚各一次。

(4)指导病人进行提肛运动训练。取平卧位，身体放松，双手置于腹部两侧，脚尖外展 60°。先收缩肛门，再收缩阴道、尿道，产生盆底肌上提的感觉，吸气时收缩，呼气时放松，每次维持 10 秒，连续 15 分钟，每日 3 次。

(5)指导病人进行抬腿锻炼训练。开始单腿交叉抬起放下，逐步发展为双腿抬起放下，最后双腿抬起行脚踏式锻炼，每日 3 次，每次 10 分钟。根据身体恢复情况逐步增加锻炼强度。

(6)指导病人进行排尿习惯训练。鼓励病人定时如厕，如餐前 30 分钟、晨起或睡前。白天每 3 小时排尿 1 次，夜间 2 次，可结合病人具体情况进行调整。该训练可减少尿失禁的发生，并帮助病人逐渐建立良好的排尿习惯，适用于急迫性尿失禁病人。

2)自我清洁间歇导尿方法

(1)导尿前确认已准备好导尿所需的全部物品。

(2)用水和肥皂，或者酒精、消毒纸巾彻底清洁双手。

(3)准备好尿管，如有需要准备尿袋。根据所使用的尿管，将尿管包装袋垂直粘贴到触摸范围内的平面并将包装打开，开口长度以可见完整尿管接口为止。如有需要，在尿管末端连接尿袋，并将尿袋置于安全的地方。

(4)可以坐在马桶或轮椅上，也可以站着操作。

(5)调整体位以便分开双腿，条件允许的情况下尽量坐于轮椅前部，为操作方便，可将镜子置于双腿之间。轻轻地分开阴唇暴露尿道口，使用消毒纸巾或棉片，从前向后清洗尿道口，防止细菌进入尿道和膀胱引起感染。清洁纸巾或棉片只可使用一次。

(6)女性尿道位于阴道上方(女性在会阴部有三个开口，最上方是尿道，中间是阴道，最下方是肛门)，轻柔、缓慢地将尿管插入尿道，直至尿液流出，继续向前推送 1～2 cm。如果尿管触碰其他物品，必须更换尿管。避免因使用污染的尿管而导致泌尿系统感染。若未能将尿管正确插入尿道口，如错误地插入阴道口时，必须更换尿管。

(7)身体放松有助于尿管插入。在排尿前，将尿管末端稍向下弯或折闭，可防止尿液溅出。当尿液逐渐停止流出时，调整身体姿态，稍向前移动并坐直，确保膀胱能够完全排空，最后缓慢地拔出尿管。

(8)清洁阴唇和尿道口，将用物(尿管、垫布、消毒纸巾等)丢入垃圾桶。

(9)清洗双手，并记录日期和时间、尿液导出量及性状、任何导尿过程中出现的疼痛、出血、插管困难等异常情况，以备复诊时提供给医生参考。

间歇导尿术

间歇导尿术(intermittent catheterization,IC)是指不将尿管留置于膀胱内,仅在需要时置入尿管,排空后即拔除,被国际尿控协会推荐为协助神经源性膀胱病人排空膀胱最安全的首选措施。

间歇导尿术包括无菌间歇导尿术(aseptic intermittent catheterization,AIC)和清洁间歇导尿术(clean intermittent catheterization,CIC)。近年来,大量研究发现,间歇导尿术在宫颈癌术后排尿障碍病人中取得了很好的效果。其管理要点如下。

(1)首选一次性无菌亲水涂层尿管,有效减少尿道感染,降低尿道损伤和病人不适感。

(2)选择能足以自由引流,且又能最大限度地降低创伤风险的尿管型号,细腔尿管为首选。

(3)根据病人残余尿量决定间歇导尿次数,常规导尿4～6次/天,不宜超过6次,导尿量不宜超过每次500 mL。

(4)指导病人间歇导尿配合饮水计划和排尿日记:制订合理饮水计划,每日饮水量1500～2000 mL。利用排尿日记记录导尿信息、液体摄入与心排血量、泌尿系统症状,评估其下尿路功能状况,连续记录7天以上。

(5)加强病人及照护者对于间歇导尿的宣教,教会其正确洗手方式和卫生技能,指导进行自我间歇导尿训练。

四、主要参考文献

[1] Torre L A,Islami F,Siegel R L,et al. Global cancer in women:burden and trends[J]. Cancer Epidemiol Biomarkers Prev,2017,26(4):444-457.

[2] 李晓丹,王建六. 宫颈癌根治术后尿潴留的预防研究进展[J]. 护理研究,2017,31(2):150-152.

[3] 中国康复医学会康复护理专业委员会. 神经源性膀胱护理实践指南(2017年版)[J]. 护理学杂志,2017,32(24):1-7.

[4] 占惠鸣,胡成文. 自我清洁间歇导尿术在宫颈癌广泛全子宫切除术后尿潴留患者中的应用[J]. 解放军护理杂志,2016,33(4):39-42.

[5] 高杰,张宏,刘莉,等. 间歇导尿在宫颈癌根治术后患者膀胱功能康复的应用[J]. 护理学杂志,2018,33(16):81-83.

(张 宏)

案例17 子宫内膜癌病人围手术期加速康复护理实践

一、案例简介

丁女士,已婚,54岁,65 kg,160 cm,体质指数(BMI) 25.39,因“不规则阴道出血3个多月”门诊收入院。

该病人近2年来月经经期延长,延长至10～15天,经量增多,伴血块,其间行刮宫术2次,未行病理检查。近3个月出现阴道出血淋漓不尽,量时多时少,量多时有大血块,偶有头晕不适,伴活动后心慌、气促,无晕厥等不适,未检查未治疗。2022年5月13日在当地卫生院就诊,彩超检查提示子宫增大,子宫内膜增厚,约2.6 cm,宫颈肥厚。血常规示:血红蛋白64 g/L,当天行刮宫术,给予抗炎、止血对症治疗。子宫内膜诊刮病检提示:(子宫内膜)高分化子宫内膜癌。为求进一步治疗,5 月 23 日以“子宫内膜癌”收入我院。入院完善相关检查及检验,纠正重度贫血后,于 5 月 27 日在腹腔镜下行“子宫次广泛切除术+双侧附件切除术+盆腔淋巴结清扫术+腹主动脉旁淋巴结切除术”。术后恢复良好,6 月 4 日出院,等待下一次入院化疗。

二、案例说明书

【教学目标】

本案例主要展示了子宫内膜癌的病因、分期、症状、主要治疗方式以及围手术期护理要点、健康教育等内容。通过本案例的学习,学生应达到如下学习目标。

(1)熟悉子宫内膜癌的病因、分期、症状、治疗方式。

(2)掌握加速康复外科核心内涵及护理实施路径。

(3)掌握妇科腹部手术病人围手术期加速康复护理要点。

(4)掌握妇科腹部手术后常见并发症及其预防。

(5)熟悉子宫内膜癌病人术后出院准备计划的制订。

【教学思路】

在本案例中,教师分析入院前病人的现病史及症状,引导学生了解子宫内膜癌的病因、分期、症状及治疗方式;教师介绍入院后各种护理评估及术前准备,引发学生思考能否缩短病人术前禁食水时间,如何减少各种应激反应等,从而引出加速康复外科(enhanced recovery after surgery,ERAS)的概念、核心内涵及术前加速康复外科护理措施;教师介绍病人在术中及术后的护理情况,引发学生思考如何促进病人术后尽早康复、减少术后并发症、缩短住院时间等问题,引出术后加速康复外科护理路径;教师介绍病人出院前与护士沟通的情况,引发学生思考病人需要掌握哪些知识与技能,以帮助病人出院后更好地进行居家自我管理。

【关键要点】

子宫内膜癌是发生于子宫内膜层的一组上皮性恶性肿瘤,以来源于子宫内膜腺体的腺癌最常见,癌前病变主要为子宫内膜生长过长或子宫内膜不典型增生。占女性生殖道恶性肿瘤的 20%~30%,是女性生殖道常见三大恶性肿瘤之一,近年来我国该病发生率呈上升趋势。

子宫内膜癌的主要治疗方式为手术治疗。为了让病人尽快从手术创伤中恢复,需要将外科加速康复的理念与实践引入到妇科腹部手术病人的护理中来。特别是在缩短术前术后禁食水时间、术后尽早下床活动、并发症预防方面,可通过加速康复外科护理措施,达到较好的改善效果。

【建议学习资源】

[1] 汪晖,方汉萍,周雁荣.加速术后康复护理——从理论到实践[M].北京:人民卫生出版社,2022.

[2] 李卡,金静芬,马玉芬.加速康复外科护理实践专家共识[M].北京:人民卫生出版社,2019.

三、案例正文

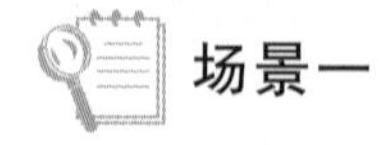

场景一

入院后,首先完善病史采集、各项检查及护理评估。

既往史:既往有高血压、糖尿病,每日口服 1 次拜新同,每次 30 mg;二甲双胍 5 mg/次,每日 3 次。血压及血糖控制良好。否认肝炎、结核病史。否认外伤、输血史。无药物过敏史。

婚育史:12 岁初潮,平时月经规律,周期 30 天左右,持续 7 天。量偏多,无痛经。22 岁结婚,G2P2,顺产 2 次,丈夫体健。

家族史:否认家族遗传病史。

体格检查:体温 36.5 ℃,脉搏 84 次/分,呼吸 20 次/分,血压 110/60 mmHg,神志清楚,发育良好,表情自然,自主体位,但虚弱乏力,无精打采。其他无异常。

专科检查:外阴已婚型,阴道畅,宫颈肥大,子宫形态失常,子宫后壁可触及一外凸结节,子宫活动可,无压痛,双侧附件区未触及明显异常。

实验室检查:血红蛋白(Hb)49.0 g/L,人乳头瘤病毒(HPV)阴性,液基薄层细胞学检测(TCT)无异常。

影像学检查:妇科盆腔三维B超提示,宫腔内实质性肿块、子宫内膜回声不均、子宫肌层回声不均、左侧卵巢囊肿;磁共振提示,子宫内膜增厚并信号异常,考虑肿瘤性病变,局部肌层受累可能。

各类风险评估:跌倒风险评估45分,高危;Caprini评估1分,低危;营养风险评估NRS2002评分1分,低危。自述平日虚弱乏力、走路活动后心慌、头晕、呼吸频率加快。

入院后,因重度贫血于5月23日输注悬浮红细胞3 U,5月24日输注悬浮红细胞2 U。5月26日复查血红蛋白(Hb)83 g/L,并拟于5月27日腹腔镜下行“子宫次广泛切除术+双侧附件切除术+盆腔淋巴结清扫术+腹主动脉旁淋巴结切除术”。护士开始进行术前准备及相关宣教。病人对禁食水时间、饮食要求、肠道准备要求有很多疑惑和担忧,咨询护士是否能够减少不适。

【思维启示】

入院后需完成全面的首次入院评估,完善必要的检查,安排择期手术。病人对疾病及治疗护理的了解存在不足。学生需要思考以下问题。

(1)子宫内膜癌的病因、病理类型、转移途径、临床分期、临床表现及处理原则是什么?

(2)该病人目前存在的最主要护理问题是什么?

(3)护士可采取哪些措施减少术前准备给病人带来的不适或不良刺激?

【问题解析】

1. 子宫内膜癌的病因、病理类型、转移途径、临床分期、临床表现及处理原则是什么?

子宫内膜癌是发生于子宫体内膜层的一组上皮性恶性肿瘤,以源于子宫内膜腺体的腺癌最为常见,是女性生殖道常见的三大恶性肿瘤之一。

1)病因　子宫内膜癌的确切病因仍不明确,目前认为可能有以下两种类型。

(1)雌激素依赖型:可能是在缺乏孕激素拮抗而长期接受雌激素刺激的情况下,导致子宫内膜增生甚至癌变。该类型占子宫内膜癌的大多数,均为子宫内膜样癌,肿瘤分化较好,预后好。约20%的子宫内膜癌病人有家族史,常伴有肥胖、高血压、糖尿病、不孕或不育及绝经延迟等临床表现。

(2)非雌激素依赖型:该类型的病理形态少见,包括透明细胞癌、黏液腺癌、腺鳞癌等,病人多为老年体瘦妇女。肿瘤分化恶性程度高,分化差,预后不良。

2)病理类型

(1)肉眼观:分为弥散型、局灶型。前者子宫内膜大部分或全部为癌组织侵犯并突向宫腔,常伴有出血、坏死,但较少浸润肌层。晚期癌灶可侵犯深肌层或宫颈,堵塞宫颈管时可导致宫腔积脓。后者癌灶局限于宫腔的一小部分,多见于宫底、宫角部。早期病灶很小,呈息肉或菜花状,易浸润肌层。

(2)镜下观:可分为五种类型。内膜样癌,分级愈高,恶性程度愈高。浆液性癌,恶性程度高,易有深肌层浸润和腹腔播散,以及淋巴结及远处转移,预后差。黏液性癌,大多腺体结构分化良好,预后较好。透明细胞癌,恶性程度较高,易早期转移。癌肉瘤,较少见,恶性程度高。

3)转移途径　包括直接蔓延、淋巴转移(内膜癌的主要转移途径)和血行转移三种。

4)临床分期

Ⅰ期:肿瘤局限于子宫体。

　ⅠA:肿瘤浸润深度<1/2肌层。

　ⅠB:肿瘤浸润深度≥1/2肌层。

Ⅱ期:肿瘤侵犯宫颈间质,但无宫体外蔓延。

Ⅲ期:肿瘤局部和(或)区域扩散。

　ⅢA:肿瘤累及浆膜层和(或)附件。

　ⅢB:阴道和(或)宫旁受累。

ⅢC:盆腔淋巴结和(或)主动脉旁淋巴结转移。

ⅢC_1:盆腔淋巴结转移。

ⅢC_2:腹主动脉旁淋巴结转移(或不伴)盆腔淋巴结转移。

Ⅳ期:肿瘤累及膀胱和(或)直肠黏膜;(或)远处转移。

ⅣA:肿瘤累及膀胱和(或)直肠黏膜。

ⅣB:远处转移,包括腹腔外和(或)腹股沟淋巴结转移

5)临床表现　极早期病人无明显症状,随着病情发展出现以下症状:①阴道出血,主要是绝经后不规则出血,尚未绝经者可表现为经量增多、经期延长或月经紊乱;②阴道排液,多为血性或浆液性分泌物,合并感染则有脓性或脓血性排液,有恶臭;③下腹疼痛,晚期癌瘤浸润周围组织或压迫神经时可引起下腹及腰骶部疼痛,并向下肢足部放射。当癌灶侵犯宫颈、堵塞宫颈管致宫腔积脓时,可出现下腹胀痛及痉挛性疼痛。

6)处理原则　手术治疗是子宫内膜癌病人首选的治疗方法。放疗适用于已有转移或可疑淋巴结转移及复发内膜癌的病人。化疗适用于晚期或复发子宫内膜癌,常用化疗药物有顺铂、阿霉素、紫杉醇。孕激素治疗主要用于保留生育功能的早期子宫内膜癌病人。

2.该病人目前存在的最主要护理问题是什么?

1)活动无耐力　与长时间阴道异常出血,红细胞数量减少引起的运氧能力受损有关。

护理措施如下。

(1)根据医生医嘱,落实静脉输血操作,观察是否有输血反应,做好应急预案,做好输血相关护理记录。关注病人血常规指标结果,以查看血红蛋白是否纠正。

(2)监测病人生命体征,4次/天,包括心率、血压、呼吸等。

(3)做好预防跌倒的健康宣教:告知病人及其家属高风险因素有既往高血压及糖尿病、口服降压降糖药物、重度贫血、虚弱乏力等;指导病人学会起床活动的3个30秒;嘱穿着尺寸合适的裤子、防滑鞋;介绍病房的布局及设施,卫生间保持干燥,洗澡时使用防滑垫等。

(4)循序渐进地增加活动,如床边活动→房间内活动→走廊长度一半步行→走廊全长步行→每天走廊步行10分钟等,通过运动,使个体增强活动耐力。

(5)指导活动时保存体能的方法:活动中间要休息,让心脏功能有所恢复,若出现疲乏或心肌缺血症状(如脉率加快、呼吸困难、胸痛),立即停止活动。

(6)指导病人床上或床边完成踝泵运动、足跟滑动运动、股四头肌收缩运动、支腿交叉抬高运动、坐床边双足下垂前后交叉划动等,保证病人既能完成活动量,预防下肢静脉血栓的发生,又能减少体力的消耗。

2)知识缺乏:缺乏疾病及其治疗护理的相关知识　与病人健康相关知识不足有关。

护理措施如下。

(1)与病人及其家属进行简单访谈,询问希望获取哪些方面的知识。

(2)制订宣教提纲及计划,并按照时间计划逐一完成宣教。提纲应该涉及子宫内膜癌疾病相关知识、治疗方式、预后;如何配合术前准备,包括饮食、肠道准备、物品准备等。

3.护士可以采取什么方法减少术前准备给病人带来的不适或不良刺激?

丹麦哥本哈根大学Henrik Kehlet教授于1997年首次提出ERAS概念,以往传统的禁食水时间、下床活动时间、疼痛管理等相关的问题被一一的解答与规范,并逐步形成各个专科领域的共识或指南。

目前,欧美国家ERAS理念在妇科领域的应用较为成熟。2016年Nelson等撰写了妇科或妇科恶性肿瘤围手术期(术前、术中、术后)ERAS指南。近年来,随着ERAS的迅速发展和普及应用,我国妇科手术病人ERAS理念、治疗、护理路径也逐步系统化和规范化。2019年分别发布了妇科领域ERAS的医疗及护理专家共识(简称《专家共识》)。

护士可依照以下几方面的实施建议,减少术前准备给病人带来的不适或不良刺激,并鼓励病人充分参与ERAS实施过程,为术后尽快康复做好准备。

1)术前禁食水方案　ERAS理念强调缩短禁食水时间,术后尽早恢复经口进食,有利于病人肠道功能

恢复。因此，改变传统术前禁食10～12小时，禁饮8小时的观念，可在术前2小时口服清饮料，包括清水、糖水、无渣果汁、碳酸类饮料、清茶及黑咖啡，不包括含酒精类饮品，有利于减少病人术前饥饿、口渴、烦躁、紧张等不良反应，并有助于减少术后胰岛素抵抗，减轻代谢紊乱。口服泻药者，需常规口服氯化钾，一旦出现心慌、出冷汗、腹胀、乏力等，立即监测血糖、电解质，并给予对症处理。年老体弱者应有专人陪护，以防频繁如厕导致跌倒等情况出现。

手术前1天22:00，护士准备12.5%葡萄糖溶液200 mL（10%葡萄糖溶液125 mL+50%葡萄糖溶液75 mL配制）+30 mL氯化钾溶液加热后给予病人口服。

第1台手术者，于手术当日晨6:00口服温热12.5%葡萄糖溶液200 mL+30 mL氯化钾溶液后开始禁食水。连台手术者，责任护士密切追踪手术进展，与手术室、麻醉科、管床医生沟通以确定手术预计开始时间，并于术前2小时口服温热12.5%葡萄糖溶液200 mL+30 mL氯化钾溶液。

2)肠道准备　肠道准备可软化、清除宿便，排除肠内积气，保证术中肠道空虚；更好地松弛肠管，暴露术野部位，便于手术操作。然而机械性肠道准备对于病人是应激因素，特别是老年人，可能导致水、电解质失衡。相关研究尚未证明病人可从肠道准备中获益。因此，对于子宫恶性肿瘤根治术病人，不常规行机械性灌肠，仅使用磷酸钠盐口服液导泻。医生应根据病人肿瘤侵犯部位判断是否增加口服甲硝唑片行肠道抗菌准备。

3)饮食准备　手术前3天，指导病人以高蛋白质、富含维生素的易消化软食为主。无肠梗阻者，术前1天至术前凌晨2:00可进少渣易消化半流食或软食，如软饭、蛋糕、面包、面条、蒸鸡蛋、肉末、菜泥、馄饨、粥等。术前2小时可进食无渣清流质饮食，如水、清米汤、运动型饮料、无渣果汁等。

4)疼痛管理教育　疼痛是术后病人最主要症状。有必要在术前教会病人疼痛评分方法，指导病人自评疼痛程度，并向病人传递"无需忍痛"的观念，纠正其对镇痛药、麻醉药的认识误区，提高疼痛认知水平。护士要提前识别病人对疼痛知识的需求，提供多模式镇痛方案以供选择。强调超前镇痛、无需忍痛的必要性，鼓励病人主动参与疼痛管理。护士在疼痛管理中应担当评估者、实施者、协调者和教育者等重要角色。

5)术前预康复　术前对可能影响术后康复的问题进行治疗与调整，以减少术后并发症，促进病人术后康复，这是ERAS的重要环节。子宫恶性肿瘤好发于40～60岁女性，这一年龄段女性常伴有高血压、糖尿病、贫血等疾病。因此，开展术前预康复十分必要。

(1)血压管理：高血压病人应遵医嘱监测血压。如血压维持稳定，围手术期应继续常规口服降压药物。如血压不稳定，及时与医生沟通，调整用药。降压药物在手术当日晨用5～10 mL水吞服。

(2)血糖控制：围手术期血糖>11.1 mmol/L会影响手术结局。因此，血糖控制在10.0～11.1 mmol/L较为理想。责任护士应密切监测病人术前血糖值，超过理想范围时，及时报告医生，遵医嘱使用胰岛素。术前请营养科会诊，按术前饮食及肠道准备要求为病人制订合适糖尿病餐。

(3)戒烟戒酒：戒烟可减少心肺并发症及出血的发生，戒酒可改善血小板功能，缩短出血时间。若病人吸烟饮酒，应建议其术前2～4周开始戒烟戒酒，避免增高围手术期并发症的发生率。

(4)纠正贫血：术前贫血与术后并发症的发病率和病死率有关。大多数子宫恶性肿瘤病人伴有贫血，因此，术前应积极寻找贫血原因并予以纠正。目前，《专家共识》推荐静脉或口服铁剂作为首选治疗方案。口服铁剂者，应嘱其餐后服药，以减少胃肠道刺激；使用吸管，避免牙齿染色；告知大便颜色会改变，减轻其恐惧心理。静脉补铁者，输注铁剂前注意核查药物剂量，避免超量引起中毒；输注过程中注意输液速度，防止药物外渗。对于血红蛋白(Hb)低于80 g/L者，可遵医嘱输成分血；Hb<70 g/L者，可考虑输注全血；白蛋白低于28 g/L者，可遵医嘱输注人血白蛋白，以纠正低蛋白血症，减少术中、术后并发症的发生。

(5)静脉血栓栓塞症(VTE)预防教育：使用Caprini风险评估模型，对于低危者(1～2分)，通过播放术后床上运动视频，教会病人正确的床上运动、下肢运动，并强化术后早期下床活动的意识；指导其保持良好生活习惯，多饮水、抬高下肢、温水泡脚；避免下肢静脉穿刺。对于中危者(3～4分)，指导病人使用梯度压力袜(弹力袜)，根据产品说明书测量其脚踝、小腿最粗(髌骨下缘10 cm)周径，脚跟至腘窝的长度，并选择大小合适、露趾、脚踝压力为15～21 mmHg的弹力袜，通过播放弹力袜穿戴视频指导病人正确的穿脱方法。使用期间，定时检查弹力袜穿着是否正确、是否穿戴平整。观察下肢皮肤温度、色泽变化及感觉异常，若发现下肢肿胀、疼痛、皮肤异常等情况，及时与医生沟通并处理。在病人耐受的情况下，建议持续穿戴，可间隙脱下。对于高危者(评分≥5分)，在落实以上措施的基础上，常在术后48小时后遵医嘱给予预防性皮下注射低分子肝素。对于接受激素补充治疗者，应按照VTE高危人群处理，给予预防性抗凝治疗，并在术前4周停用或改为雌激素外用贴剂。此外，指导病人一旦出现下肢肿胀、疼痛等症状，及时告知医护人员，进行下一步检查以明确诊断。手术当日照常穿戴好弹力袜后，接入手术室，保证手术过程中穿戴，以预防下肢静脉血栓的发生。

6)术前适应性训练　子宫恶性肿瘤根治术常采用腹腔镜等微创技术，但病人腹盆腔创面仍较大。此外，腹腔镜手术易导致腹胀，肩背部、肋间酸痛等不适。同时，术中采用头低足高截石位易导致下肢静脉血栓、眼部不适等症状。因此，术前进行宣教及相关适应性训练，能够帮助病人术后应对各种应激与不适，促进尽早康复。常见的适应性训练包括以下内容。

(1)功能锻炼：责任护士可为病人播放术后早期床上下肢活动的视频或利用健康教育单、现场示范，指导其术后早期按摩下肢、早期下床活动、早期主动被动踝泵运动、足跟滑动运动及股四头肌收缩运动等。

(2)床上翻身训练：采用示意图及床边演示的方法，教会病人及其家属床上翻身、起床及躺下，最大限度地减少使用腹部肌肉，减少疼痛。

(3)体位训练：子宫恶性肿瘤根治术常见的手术体位是头低足高截石位，术前告知病人，以缓解其紧张情绪。

(4)呼吸训练：为避免腹式呼吸牵扯腹部伤口引起的疼痛，通过播放教育视频、发放宣传手册、发放气球等方式，指导病人掌握胸式呼吸的方法。

(5)自主咳嗽咳痰训练：全麻下气管插管腹部手术后的病人术后易出现喉咙痛、咳嗽、咳痰的情况，但病人会因为疼痛而无法有效咳嗽咳痰。因此，责任护士在术前应指导病人学会双手放在腹部两侧，咳嗽前双手向肚脐方向轻轻挤压，减少腹部肌肉震动，从而减轻疼痛的方法。

知识链接

ERAS是指通过基于循证医学证据的一系列围手术期优化处理措施，减少手术创伤及应激，减轻术后疼痛，促进病人早期进食及活动，缩短术后恢复时间。ERAS能够显著缩短住院时间，降低术后并发症发生率及死亡率，节省住院费用，提高病人生活质量，并可能使病人中、长期获益。

场景二

手术开始时间：2022年05月27日　09:20。

手术结束时间：2022年05月27日　11:20。

术中诊断：子宫内膜癌。

手术方式：腹腔镜子宫次广泛切除术＋双侧附件切除术＋盆腔淋巴结清扫术＋腹主动脉旁淋巴结切除术。

麻醉方式：静吸复合麻醉。

手术简要经过：因“子宫内膜癌”行手术。探查：子宫增大，形态饱满，表面尚光滑，宫体前后径增大，后壁明显外凸，双侧输卵管及卵巢外观无明显异常，无腹水，盆腔未见其他病灶，遂行上述术式。剖开子宫，宫腔内可见坏死鱼肉样病灶，充满整个宫腔，侵及浅肌层，未累及宫颈黏膜层，双侧输卵管及卵巢未见明显异常。清理纱布器械无误后关腹。术中输液1000 mL，出血50 mL，尿管畅，尿色清，尿量300 mL。

病人手术返回病房后，家属非常紧张焦虑，不停地询问护士各种问题。

家属：“护士，手术顺利吗？”

护士：“手术挺顺利的，您放心，医生结束全部手术后，会到床边来看病人并与您沟通相关情况的。”

家属：“她能睡觉吗？”

护士:"病人麻醉药物还未完全代谢,可能还比较想睡觉,您让她好好休息,我们会注意观察她的生命体征的。"

家属:"她什么时候可以喝水?"

护士:"我刚才已经评估过病人情况,她意识清醒,能正常吞口水,可以开始少量多次喂她水了。"

家属:"她明天早上可以吃点东西吗?"

护士:"明天早上您可以准备米汤或稀粥,洗漱完毕后可以给她吃。"

家属:"她能不能翻身?"

护士:"我们鼓励病人尽早开始床上活动,术前教过您和病人如何做主动被动的踝部运动,可以开始进行了。这有助于预防下肢静脉血栓。小幅度侧身是可以的,找到她舒适的体位就可以了。翻身的时候要注意引流管及尿管的摆放,不要牵拉或打折管道。翻身前还可以使用镇痛泵加大一次剂量。"

【思维启示】

病人及其家属对手术方式、麻醉方式、术中过程很茫然,对如何应对术后康复有很多疑问、担心、焦虑及不确定感。需要学生思考以下问题。

(1)ERAS用于妇科围手术期,对手术方式、麻醉方式有哪些推荐?

(2)实施ERAS的过程中,术中环节对手术室护士有哪些要求?

(3)基于ERAS理念,术后应落实哪些护理措施,以帮助病人尽快康复?

【问题解析】

1. ERAS用于妇科围手术期,对手术方式、麻醉方式有哪些推荐?

随着ERAS理念的广泛普及,提倡在精准、微创及损伤控制理念下完成手术,以减少创伤性应激。子宫内膜癌的手术方式包括腹腔镜、机器人手术系统或开腹等手术路径。相比开腹手术,腹腔镜手术联合ERAS可使病人获益更多。研究表明,与开腹手术相比,腹腔镜手术具有创伤小、恢复快的特点。因此,将腹腔镜手术作为子宫内膜癌ERAS手术方案的首选。

麻醉方式可采用全身麻醉、区域阻滞或两者的联合。麻醉诱导阶段可选用丙泊酚、芬太尼、瑞芬太尼等,维持阶段可使用静脉麻醉或吸入麻醉,前者术后恶心、呕吐的发生率较低。术中应尽量减少阿片类镇痛药物的使用,必要时可以辅助小剂量短效阿片类药物,如瑞芬太尼。肌松药推荐使用罗库溴铵、维库溴铵及顺阿曲库铵等中效药物。

2. 实施ERAS的过程中,术中环节对手术室护士有哪些要求?

除配合医生顺利完成手术,缩短手术时长,从而降低术中并发症发生率外,还有一些重要工作需要手术室护士在术中落实。

(1)术中保暖及预防低体温:《专家共识》推荐术中要持续行体温监测,主动采取保温措施,保证中心体温>36 ℃。测量体温常用的部位包括肺动脉、食管远端、鼻咽部及鼓膜。在使用气管插管的手术中,选择鼻咽部体温较为方便。护士在术前应积极给予预保暖措施,包括使用暖风机、保温毯等。术中静脉补充及腹腔冲洗的液体也应适当加温。手术结束后应继续使用保温措施,以保证病人离开手术室时体温>36 ℃。

(2)术中体位及预防下肢静脉血栓:妇科盆腹部手术病人术中常见体位是头低足高截石位。病人的腘窝会受到支撑架的压力,双下肢持续下垂,腹股沟处也处于弯曲状态,导致术中下肢血液循环速度减慢。手术室护士可使用间歇充气式压力泵,或使用弹力绷带缠绕下肢、穿戴渐进式压力袜等方法,以降低术中体位因素导致的下肢静脉血栓的发生率。

3. 基于ERAS理念,术后应落实哪些护理措施,以帮助病人尽快康复?

ERAS路径下子宫内膜癌术后病人的康复护理应遵循以下原则:严密观察生命体征及各种症状变化,尽早识别风险及并发症;尽早开始被动、主动活动,尽早下床;尽早经口饮水、进食,促进胃肠道功能恢复;尽早进行膀胱功能评估及康复锻炼,尽早成功拔除尿管。

1)术后观察与评估

(1)生命体征:密切监测和记录病人生命体征,若有异常及时通知医生处理。若生命体征平稳,根据医嘱停止心电监测及氧气吸入，通常术后心电监测 24 小时，吸氧 8 小时。尽可能早一点减少仪器留置，避免影响病人术后早期下床活动。

(2)肠道功能评估：每班观察病人肠道功能恢复情况。通过听诊器评估肠鸣音恢复情况或询问病人肛门排气情况，准确记录首次排气和排便时间。

(3)疼痛评估：鼓励病人主动表达疼痛感受，选择视觉模拟评分法(visual analogue scale，VAS)及数字等级评分法持续、动态评估，并准确记录病人疼痛感受。疼痛程度分级标准：0 分为无痛；1～3 分为轻度疼痛；4～6 分为中度疼痛；7～10 分为重度疼痛。

(4)静脉血栓栓塞症风险评估：使用 Caprini 风险评估模型对术后血栓形成风险进行评估。依据病人的风险等级采取相应的预防措施。低风险采取基础预防措施；中风险采取基础预防联合物理预防或药物预防；高风险采取基础预防、物理预防、药物预防三者的结合。

2)术后疼痛护理　做好疼痛管理是保证病人术后早期活动，降低术后并发症发生率，减轻胰岛素抵抗，缩短住院时间的关键环节。可以采用多模式镇痛，在减少阿片类药物用量的同时(VAS 评分≤3 分)，促进术后早期经口进食及离床活动。

(1)腹腔镜手术的镇痛：使用以非甾体抗炎药(NSAID)为基础的多药联合镇痛方案。术中在手术创面及腹部伤口表面使用局部镇痛药；术后常规静脉滴注非甾体抗炎药，2 次/天。

(2)根据镇痛方案，在静脉给药后 15～30 分钟和口服用药后 1～2 小时评估镇痛效果及病人疼痛缓解情况。

(3)采取非药物镇痛，如转移注意力，为病人播放舒缓轻音乐、综艺娱乐节目或电视剧；冥想放松训练，为病人摆放舒适体位，创造安静环境，播放专用指导语音，引导病人冥想；必要时使用冷敷、热敷等措施，减轻腹腔镜术后肩背部及肋间疼痛。

(4)健康教育：除药物相关知识宣教外，还需告知病人预防和缓解体位改变导致疼痛的方法。咳嗽时双手从切口两侧腹部向内向下按压保护伤口，以减轻翻身、起床活动时的疼痛。指导病人做腹腔镜术后康复操，以缓解腹腔镜术后肩背部及肋间疼痛。

3)术后营养支持　术后早期进食能促进肠道功能恢复，保护肠道黏膜功能，减少围手术期并发症，防止菌群失调和异位，而不影响切口愈合，也不会增加肠瘘、肺部感染发生率。

(1)手术当天：麻醉清醒后若无恶心、呕吐，即可咀嚼口香糖，饮温开水 10～15 mL/h 直至进食。4～6 小时可进流质饮食，如米汤、面汤，观察 30 分钟后若无不适，可每 30 分钟给予温水 10～15 mL 口服，或采取口腔喷雾减轻不适。注意观察病人肠鸣音恢复情况。术后 6 小时，若无恶心、呕吐不适，可增加口服营养科提供的术后全营养制剂(每次 1/3 包，加温水 100 mL 冲服)。

(2)术后第 1 天：可进半流食(软、易消化)，如粥、米糊、藕粉、鱼汤、菜糊、蒸鸡蛋、馄饨、蛋糕、面包、肉末等；禁豆类、大块蔬菜、大量肉类、油炸食物等。可在两餐间增加术后全营养制剂 1 包(加温水冲调至 200 mL)，2 包/天(第一次使用从 1/2 包开始，加温水 100 mL，4 次/天)。

(3)术后第 2 天及以后：可进半流食，如粥、米糊、菜糊、藕粉、蒸鸡蛋、软面条、馄饨等，少量多餐，每日 6～7 次，可根据病人进食情况，适当增加术后全营养制剂。

4)术后体位及尽早活动

(1)术后体位：清醒病人术后注意保暖，根据病人需求，可垫枕或抬高床头 15°～30°。固定引流管后协助病人早翻身。

(2)术后尽早活动：早期离床活动有助于减轻胰岛素抵抗，降低静脉血栓栓塞症风险，缩短住院时间。充分的术前教育、理想的术后镇痛、早期拔除尿管和引流管等措施，均有助于术后早期离床活动。鼓励病人尽早下床活动，多做深呼吸和咳嗽动作，活动时循序渐进，不可过度劳累。术后从被动运动向主动运动过渡，使用运动台签指导并督促病人活动。

5)术后管道护理　子宫内膜癌病人由于术中创面大，淋巴清扫后淋巴回流受阻，术中可能分离肠道及膀胱、输尿管病灶，因此，术后可能会放置腹腔引流管、尿管、阴道引流管等。但各种管道会影响病人术后早期活动，延长住院时间，因此，ERAS 路径提倡尽早拔除管道，最大化地减轻病人痛苦，促进康复。

(1)腹腔引流管:若存在手术创面感染、吻合口张力较大、血运不佳或其他影响切口愈合的不良因素时,可考虑留置引流管,但术后应尽早拔除。子宫恶性肿瘤根治术病人的腹腔引流管一般留置 5～7 天,排除存在膀胱、输尿管瘘后再拔管。

(2)尿管:子宫内膜癌术后尿管持续引流通常不超过 7 天。留置期间应保持引流通畅,避免尿管堵塞、扭曲或打折,使用温生理盐水擦洗尿道口、会阴及尿管,2 次/天。指导病人每日饮水 1500 mL,集尿袋放置位置不高于膀胱,尿液出口离地面不少于 10 cm。每班观察尿液性质、量、颜色及气味。对于分期早、术中保留神经,术后留置尿管 3 天以上的病人,责任护士每日评估尿管拔管指征,及时与医生沟通病人活动耐力等情况,尽早拔除尿管。

(3)阴道引流管:为引流术后盆腔中的液体,会在阴道残端放置 T 管,常规 3～5 天拔除。该管道不易固定,易发生滑脱,因此,建议将阴道引流管与尿管固定在一起,降低滑脱风险。

6)术后恶心、呕吐的处理　术后恶心、呕吐在妇科手术病人中较为常见。术后恶心的发生率为22%～80%,术后呕吐的发生率为 12%～30%。控制或减轻术后恶心、呕吐,是促进病人尽早经口进食,补充营养及能量的重要途径。药物治疗包括一线止吐剂:5-羟色胺 3 受体抑制剂(如昂丹司琼)、糖皮质激素等;二线止吐剂:丁酰苯类、抗组胺类药物、抗胆碱能药物以及吩噻嗪类药物等。使用止吐剂后应观察效果,使用抗组胺类或抗胆碱能药物后,还应关注药物不良反应,告知病人头晕跌倒的风险及预防方法。

7)术后静脉血栓栓塞症预防　妇产科盆腹腔手术病人是静脉血栓栓塞症高发人群。我国妇科术后无预防措施的病人静脉血栓形成发生率高达9.2%～15.6%,静脉血栓形成病人中肺栓塞发生率高达 46%。因此,术后要密切观察下肢是否有肿胀、疼痛及呼吸困难、胸闷、胸痛等症状,做好基础预防、物理预防及药物预防。

(1)密切观察:每日晨 9:00 测量大腿、小腿的周径。具体方法是用软尺测量髌骨上缘 15 cm 处周径(大腿测量位置)及髌骨下缘 10 cm 处周径(小腿测量位置)。告知病人若出现小腿肌肉肿胀疼痛、胸闷、胸痛、呼吸困难等情况,要及时与医护人员沟通。

(2)基础预防:嘱病人改善生活方式,科学饮食,多饮水,多摄入粗纤维、维生素含量高的食物,避免血液黏稠。指导病人早期下床活动,卧床休息时抬高下肢,晚上睡前温水泡脚,促进下肢血液回流,避免血液淤滞。做好静脉保护,避免同一部位反复穿刺,避免在下肢进行穿刺,避免长时间扎止血带损伤静脉血管内皮。

(3)物理预防:①术后当天尽早被动运动:从肢体远端向近端的方向按摩病人腓肠肌、比目鱼肌及股四头肌,10～15 分/次,3 次/天。②鼓励尽早主动运动:踝泵运动、股四头肌等长收缩(绷腿练习)、股四头肌直腿抬高(抬腿练习)等。指导病人从被动到主动、床上到床下,循序渐进。帮助病人制订合理的个体化活动计划,可以制订手术当日、术后第 1 天、术后第 2 天及以后运动台签,以督促病人执行并记录每日活动情况。③使用充气式压力泵或足底静脉泵:2 次/天,每次 40 分钟。注意使用前必须完善双下肢静脉多普勒超声检查并排除血栓存在。④正确穿戴医用渐进式压力袜(GCS):术后每日晨起下床前穿戴好弹力袜,20:00 睡觉前脱下。鼓励病人持续使用弹力袜,尽量每日不间断持续使用,穿戴期间每隔 4～6 小时检查弹力袜是否平整,防止褶皱处对皮肤的压迫。⑤药物预防:术后 48 小时后开始使用抗凝药物,常用药物为低分子肝素钙,每日皮下注射 1～2 次。用药期间做好健康指导,密切观察注射部位皮肤状况及有无出血倾向和寒战、发热、荨麻疹等过敏反应。同时遵医嘱定期监测凝血、肝肾功能等。

8)术后康复训练　术后第 3 天开始,若病人活动耐力较好,外阴无水肿,即可开始进行盆底肌收缩训练。嘱病人平躺,保持腹部放松状态,先速收速放会阴部肌肉,完成两组,每组 15 次,每组之间放松 10 秒;后持续收缩,每次收缩保持 5 秒后放松,完成 10 次;再交替为快速收缩快速放松,每日训练 10 分钟。术后盆底肌训练可帮助病人在长时间留置尿管后顺利排尿。

术后恶心呕吐(PONV)在一般外科手术病人中发生率为 30%,在高危病人中高达 80%。术后恶心呕吐多发生在术后 24～48 小时,少数可持续至术后 3～5 天。术后恶心呕吐可能导致病人经历不同程度的痛苦，包括水、电解质平衡紊乱，伤口裂开，切口疝形成，误吸和吸入性肺炎等，从而降低病人满意度，延长住院时间，增加医疗费用。术后恶心呕吐高危因素：女性、术后恶心呕吐和（或）晕动病病史、非吸烟、年龄<50岁。儿童发生术后恶心呕吐的危险因素：年龄≥3岁、术后恶心呕吐和（或）晕动病病史、术后恶心呕吐家族史；行斜视手术、腺扁桃体切除术或耳整形术，手术时间≥30分钟，术中使用吸入麻醉药、抗胆碱能药；术后使用长效阿片类药物。

场景三

经过医护人员的精心照顾，病人及其家属的积极配合，以及ERAS相关措施的有效落实，病人于术后11.5小时第一次肛门排气，术后32小时第一次排便。术后19小时第一次下床，术后20小时第一次自行使用辅助助行器步行活动；第一次下床后6分钟步行距离是215 m。术后第2～3天，病人每日自行使用辅助助行器步行活动3次，每次30分钟。术后第4～6天，病人每日自行使用辅助助行器步行活动6次，每次30分钟。术后疼痛控制良好，一直控制在1分及以下，未发生下肢静脉血栓。于2022年6月2日，术后病理报告：子宫中分化子宫内膜样癌侵及子宫肌壁不足1/2层；送检宫颈宫体交界处局灶可见子宫内膜非典型增生改变；送检双侧圆韧带、双侧阔韧带、阴道残端、“左侧盆腔”淋巴结9枚、“右侧盆腔”淋巴结13枚、“左腹主动脉旁”淋巴结2枚及“右腹主动脉旁”淋巴结3枚均未见癌组织。病人恢复良好，伤口愈合好，6月4日拔除尿管，残余尿合格后出院。出院当天，病人及其家属对后续治疗和出院后居家自我照顾等知识的需求非常高。

【思维启示】

经历手术及术后住院恢复阶段，病人终于达到出院标准，可以回家休养。但病人及其家属对疾病严重程度、居家自我护理与照顾等方面，仍有很多问题需要向医生及护士确认。医护人员应为病人提供个性化的出院指导。需要学生思考以下问题。

(1)根据病检报告，该病人子宫内膜癌处于哪个阶段？

(2)该病人出院当天，护士应该如何为其制订出院计划？

(3)子宫内膜癌病人术后随访要点是什么？

【问题解析】

1. 根据病检报告，该病人子宫内膜癌处于哪个阶段？

根据术中所见及术后病检，诊断中分化子宫内膜样腺癌ⅠA期，属于早期，但因病灶较大，行分子分型检测后，决定后续增加2个疗程的静脉化疗。

2. 该病人出院当天，护士应该如何为其制订出院计划？

实施ERAS路径后，子宫内膜癌术后病人住院时间较以前缩短。病人回家后需要完成一些居家管理的内容。因此，做好出院准备可保障加速康复治疗与护理有一个完满的结果。

1)出院标准　生命体征稳定；恢复软食；停止静脉补液；口服镇痛药物可良好止痛；伤口愈合良好，无感染迹象；器官功能状态良好，可自由活动。

2)出院指导

(1)3个月内禁止性生活、盆浴、体力活动、提重物。出院1周后可淋浴，淋浴后擦干腹部伤口即可。每日可适度运动1小时，比如散步、瑜伽等。

(2)半流食或软食，保持大便通畅，必要时可使用口服缓泻剂或开塞露辅助排便。

(3)自我观察阴道出血、流液等异常现象。

(4)告知返院继续行化疗或放疗的具体时间，一般出院后7～10天返院进行维持性化疗或放疗。

(5)若病人出院当天残余尿不合格，需要继续留置尿管，告知院外继续留置尿管的注意事项及自我护理的方法：每日清水清洗会阴部2次；每日饮水至少1500 mL；尿袋保持膀胱水平以下，离地至少10 cm；每日冲洗尿管及集尿袋表面1次；保持尿管引流通畅；自我观察尿液颜色、性状、量等；抗反流尿袋每7天更换一次，硅胶尿管每月更换一次，橡胶尿管每周更换一次；突然出现尿量减少或无尿，尿管脱出等紧急情况，应立即就医。

3. 子宫内膜癌病人术后随访要点是什么？

出院后3～5天进行电话随访，包括出院后指导、疼痛评估、伤口护理指导、尿管护理指导、未留置尿管出院者自主排尿情况、出院后并发症的监测等。门诊定期随访：2年内每3～6个月一次，3～5年每6个月一次，第6年开始每年一次。随访内容包括妇科、阴道残端脱落细胞学、胸片、血常规、肿瘤标志物（如CA-125等）、超声检查，必要时行CT检查或核磁共振检查。

四、主要参考文献

[1] 中华医学会外科学分会，中华医学会麻醉学分会.加速康复外科中国专家共识及路径管理指南(2018版)[J].中国实用外科杂志，2018，38(1)：1-19.

[2] 中华医学会妇产科学分会加速康复外科协作组.妇科手术加速康复的中国专家共识[J].中华妇产科杂志，2019，54(2)：73-79.

[3] 薄海欣，葛莉娜，刘霞，等.加速康复妇科围手术期护理中国专家共识[J].中华现代护理杂志，2019，25(6)：661-666.

[4] 中国医学会肠外肠内营养学分会，中国医药教育协会加速康复外科专业委员会.加速康复外科围手术期营养支持中国专家共识[J].中华消化外科杂志，2019，18(10)：897-902.

[5] 郎景和，王辰，瞿红，等.妇科手术后深静脉血栓形成及肺栓塞预防专家共识[J].中华妇产科杂志，2017，52(10)：649-653.

[6] 李铮，胡雁，薛一帆，等.渐进式压力长袜预防术后静脉血栓栓塞[J].中华护理杂志，2010，45(5)：478-480.

[7] Nelson G，Bakkum-Gamez J，Kalogera E，et al. Guidelines for perioperative care in gynecologic/oncology：Enhanced Recovery After Surgery（ERAS）Society recommendations-2019 update[J]. Int J Gynecol Cancer，2019，29(4)：651-668.

（卢 吉）

案例18 卵巢癌病人的护理实践

一、案例简介

张女士，76岁，已婚。2021年10月26日因“下腹胀痛4个月，加重2个多月”急诊入院。

2021月10月20日晚餐大量进食后出现胃痛、呕吐，立即在当地医院急诊科对症处理后好转。10月25日口服欧可平后，出现呕吐加剧，伴便秘、乏力、腹胀，来我院治疗。病人PET-CT显示：盆腔膀胱后方代谢活跃软组织灶，累及子宫底及乙状结肠浆膜面，左附件显示欠佳，腹膜、大网膜、肠系膜增厚，腹膜广泛受累，肝被膜受累，代谢增高，盆腔积液，腹水，考虑恶性病变，伴腹膜后、右髂血管区淋巴结转移可能。肿瘤标志物CA125：1703 U/mL。10月28日在全麻腹腔镜下行子宫次广泛切除术＋双附件切除术＋盆腔淋巴结清扫术＋大网膜切除术＋阑尾切除术＋减瘤术＋盆腔粘连松解术。11月15日行TC（克艾力＋卡铂）术后第1次化疗，出现过敏性反应，对症处理后恢复。2022年4月病人结束最后一次化疗，嘱门诊定期随访。

二、案例说明书

【教学目标】

本案例展示了卵巢癌的健康评估、治疗方案和诊疗过程中出现的并发症及处理，以及相关健康指导等内容。通过本案例的学习,学生应达到如下学习目标。

(1)掌握卵巢癌高危因素、临床表现、并发症、诊断和治疗原则。

(2)熟悉卵巢癌的辅助检查及鉴别诊断。

(3)掌握卵巢癌术后病人评估要点及护理措施。

(4)掌握卵巢癌病人围手术期的健康教育。

(5)掌握卵巢癌常用化疗方案及常见不良反应。

(6)掌握化疗过敏性休克的抢救及外周神经炎的护理。

(7)掌握卵巢癌病人的营养评估。

【教学思路】

本案例涉及一位典型的卵巢癌病人。教师分析病人的临床表现,引导学生思考卵巢良、恶性肿瘤鉴别要点。教师介绍住院期间的临床诊疗经过,讨论卵巢癌病人的评估要点及手术治疗和化疗的护理要点。教师再现出院情景,考查学生能否将所学知识运用于病人的健康教育指导中。

【关键要点】

卵巢癌是女性生殖系统三大恶性肿瘤之一,发病率仅次于宫颈癌和子宫内膜癌,但其死亡率和复发率却居妇科恶性肿瘤之首,我国卵巢癌发病率居全球第一位。卵巢组织由于成分复杂,是全身原发肿瘤类型最多的器官。由于卵巢位于盆腔深部,早期病变不易发现,一旦出现症状多属于晚期,能获得治愈的卵巢癌病人不到40%。虽然近20年来,卵巢癌的有效治疗方案的使用,使其治疗效果有了明显的提高,但5年生存率极低,为30%~40%,严重威胁女性生命健康。

目前,卵巢癌的初次治疗为手术减瘤,术后辅以多疗程联合化疗,待肿瘤最大程度缓解后,部分有敏感性基因的病人可选择适宜的分子靶向药物进行维持治疗以防复发。因此,对于卵巢癌病人而言,全面的风险评估,以及围手术期护理、化疗症状管理、术后随访等全程管理具有重要意义。

【建议学习资源】

[1] 安力彬,陆虹.妇产科护理学[M].7版.北京:人民卫生出版社,2022.

[2] 谢幸,孔北华,段涛.妇产科学[M].9版.北京:人民卫生出版社,2018.

三、案例正文

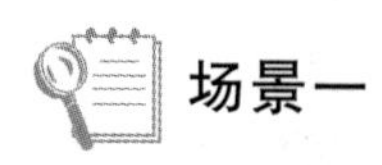

场景一

2021年10月26日10:20,病人在家属的陪同下走进诊室。

问:您哪里不舒服?

答:我肚子胀,什么都吃不下,吃了就吐。在当地医院治疗了,医生说病情比较重,建议到你们医院看专家。

家属随即拿出一摞检查单。医生接过来一一查看。①超声示:右卵巢未探及,左卵巢1.7 cm×0.8 cm,子宫直肠陷凹探及8.2 cm无回声,诊断提示:宫腔积液、盆腔积液。②胸部CT平扫示:双肺纤维索条,右肺多发小结节,硬结灶可能。③腹盆腔CT增强示:网膜、腹膜增厚,网膜饼形成,腹腔积液腹水,以及左下腹壁渗出性改变。④PET-CT示:盆腔膀胱后方代谢活跃软组织灶,累及子宫底及乙状结肠浆膜面,左附件显示欠佳,腹膜、大网膜、肠系膜增厚,腹膜广泛受累,肝被膜受累,代谢增高,盆腔积液,腹水,考虑恶性病变,伴腹膜后、右髂血管区淋巴结转移可能。⑤MR平扫:盆腔积液、左侧附件区囊性灶(2.0 cm×1.2 cm),右侧附件区显示不清,盆腔多发小淋巴结。⑥CA199:1703 kU/L。教授以“卵巢癌”开具入院证。电话通知病房护士,收治一名卵巢癌病人,并简要描述病人情况,请病房护士做好收治准备。

当日16:25,主治医生与护士一同采集病人健康史,进行健康评估。

问:“您腹胀多久了?”

答:“下腹胀痛4个月了,最近2个月更严重了。”

问:“您既往有没有做过手术?”

答:“9 月份做了微创手术,取了活检。”

问:“您有没有药物过敏?”

答:“没有药物过敏。”

问:“您多大结婚的? 有几个孩子?”

答:“我 23 岁结婚,有两个孩子。”

问:“有没有高血压、糖尿病等慢性病?”

答:“没有,之前身体一直蛮好。”

随后进行体格检查,未见明显异常。开具入科血常规(五分类)、肝肾功能、凝血功能、心梗三项、输血前筛查、人附睾分泌蛋白(HE4)、糖类抗原 125(CA125),盆腔三维超声检查、动态心电图+心率变异性分析。

【思维启示】

病人入院后需完成首次入院评估,完善必要的检查,择期手术。此时,病人及其家属可能对疾病及手术充满担忧及恐惧。可引导学生思考以下问题。

(1)该疾病的病因是什么? 有哪些高危因素? 临床表现有哪些?

(2)该类病人入院时,应完善哪些护理评估?

(3)该病人目前存在的最主要护理问题是什么? 应采取哪些护理措施?

【问题解析】

1. 该疾病的病因是什么? 有哪些高危因素? 临床表现有哪些?

1)病因 卵巢癌病因目前不是十分清楚,以下因素与卵巢癌的发生有一定关系。

(1)卵巢癌家族史:若病人有卵巢癌家族史,则 70 岁之前得卵巢癌的概率会升高至 10%左右。

(2)年龄:一般绝经后妇女,如年龄超过 50 岁,则发生卵巢癌的概率会大大增加。

(3)内分泌因素:排卵可能与卵巢癌的发生有一定的相关性。排卵会导致卵巢表面形成创伤,若创伤修复出现异常,会增加卵巢癌发生率。怀孕和哺乳期间会停止排卵,对卵巢有一定的保护作用,会降低卵巢癌发生率。

2)临床表现

(1)腹胀、腹痛:由于肿瘤导致的腹水、盆腔包块增大以及胃肠道压迫引起的腹围进行性增大可引起腹胀。由于肿瘤体积增大牵拉包膜,腹部会产生慢性闷痛感;由于肿瘤迅速生长导致瘤内出血或者肿瘤破裂、肿瘤扭转也可引起急性腹痛。

(2)食欲下降、便血:肿瘤增大压迫胃肠道或发生胃肠道转移,可引起食欲下降;肿瘤或者机体分泌的体液因子也可引起食欲下降。当侵犯至直肠黏膜时可引起便血。

(3)腹部包块:肿瘤体积较大时,病人可自行扪及下腹部包块;有时在中腹部也可扪及质地较硬的包块。

(4)胸闷、憋气:肿瘤转移引起胸水时可引起胸闷、憋气。

(5)尿频:肿瘤增大压迫膀胱可引起尿频。

(6)肠梗阻:肿瘤压迫肠道或者发生肠系膜浸润,可导致肠梗阻,表现为恶心、呕吐、腹痛、腹胀,停止排便、排气。

(7)绝经后阴道出血:部分卵巢肿瘤具有分泌雌激素的功能,可导致绝经后阴道出血。

2. 该类病人入院时,应完善哪些护理评估?

由场景一介绍可知,该类病人入院后,需收集其详细的健康史,评估其身体状况及心理社会状况,并完善必要的辅助检查。

(1)健康史:收集高危因素,判断是良性还是恶性肿瘤,有无并发症。

(2)身心状况:包括休息睡眠、日常生活、饮食排泄、液体出入量等基本情况,还包括疾病引起的相关症状,如肿瘤压迫引起的疼痛等。

(3)辅助检查:包括盆腔三维超声检查,肿瘤标志物(如 HE4、CA125、CEA、CA99),细胞学检查(腹水细胞学是否有癌细胞)，放射学检查(如 PET-CT 显示代谢增高，考虑肿瘤病变)，腹腔镜检查(腹腔镜下取组织进行活检)。

(4)心理社会状况：病人是否有焦虑、抑郁等不良情绪，病人及其家属对疾病的认知情况等。

卵巢良性肿瘤与恶性肿瘤的鉴别

(1)良性肿瘤通常病程较长，逐渐增大，而恶性肿瘤常病程短，迅速增大。

(2)良性肿瘤通常发生在单侧，表现为单纯囊肿，而恶性肿瘤通常发生在双侧，表现为囊实性和多囊腔，且囊腔中有乳头。

(3)良性肿瘤病人通常很少会产生腹水，恶性肿瘤晚期病人通常会产生大量腹水。此时通过妇科检查多可判断，晚期卵巢癌病人腹部鼓胀严重，良性肿瘤虽然生长较大，但一般不会伴有腹水产生。

(4)通过相关检查，比如 B 超、CT，多可以发现良性肿瘤边界比较清楚，而恶性肿瘤通常边界不清，多与周围组织粘连，难以分开。

3. 该病人目前存在的主要护理问题是什么？应采取哪些护理措施？

1)护理问题　该病人目前存在的主要护理问题如下。

营养失调：低于机体需要量　与恶性肿瘤消耗、肠梗阻无法进食有关。

2)护理措施

(1)营养风险评估：病人身高 158 cm，体重 44 kg，体质指数(BMI) 17.6，使用营养风险筛查 2002(NRS 2002)评估得 6 分，存在营养风险，使用 PG-SGA 评估 10 分，为重度营养不良。

(2)用药指导：遵医嘱给予护胃、止吐药物，补充电解质及营养液。

(3)营养监测：定期测体重，监测血清蛋白和血红蛋白等营养指标。营养支持方式主要为静脉营养输入，同时保证液体出入量平衡。

(4)病情监测：由于该病人有腹水，应严密监测生命体征，记录液体出入量，量出为入。观察并及时发现与感染有关的征象，遵医嘱合理使用抗生素，及时控制感染。

(5)心理护理：向病人及其家属解释病情、治疗及围手术期相关护理措施，减轻其焦虑、恐惧心理，增强战胜疾病的信心。

卵巢癌病人营养筛查及评估

由于卵巢位于盆腔深部，卵巢癌起病隐匿，约有 70%的初诊者和 85%的复发者可能合并有腹膜转移，导致腹胀、恶心、食欲下降，甚至肠梗阻，进而出现营养摄入困难。同时，恶性肿瘤的高分解状态会进一步增加病人营养不良风险。研究表明，卵巢癌病人的营养状况可能与其预后相关。因此，评估、监测和改善晚期卵巢癌病人的营养状况至关重要。

目前有多种工具用于营养不良筛查和营养评估，其中营养风险筛查 2002(nutritional risk screening 2002，NRS 2002)是有循证依据的营养风险筛查工具，简便易行，且直接与临床决策关联，与临床结局相关。NRS 2002 包括初筛和终筛两部分。初筛从体质指数(BMI)、体重下降、摄食状况以及疾病严重程度 4 个方面评价，如有任一问题回答“是”，则进行终筛。终筛包含三个部分，分别是疾病营养需要程度、营养受损程度，以及年龄。终筛评分≥3 分，则需进一步进行综合营养评定。

病人自评主观整体评估量表(patient-generated subjective global assessment，PG-SGA)是肿瘤特异性营养评估方法。该量表包含 7 项，前 4 项(体重变化、膳食摄入、不适症状、体力状况)由病人自评，后 3 项(疾病状态与营养需求关系、代谢需求、体格检查)由医务人员评估。总分为所有项目得分的和，得分≥4 分可诊断为营养不良，得分≥9 分为严重营养不良。评估结果能指导肿瘤病人的临床营养治疗。

场景二

2021年10月28日病人全身麻醉下行腹腔镜下子宫次广泛切除术＋双附件切除术＋盆腔淋巴结清扫术＋大网膜切除术＋阑尾切除术＋减瘤术＋盆腔粘连松解术。

术后第1天，病人端坐于床，主诉一般情况可，无特殊不适，对手术表示满意。24小时液体总入量3290 mL，总出量3370 mL。查体：生命体征平稳，神志清楚，心肺未及异常，腹平软，切口敷料干燥无渗血，左右两侧腹腔引流管通畅，分别引流约120 mL、150 mL暗红色血性液体，无压痛及反跳痛，肠鸣音正常。嘱病人继续禁食水，给予抗炎及支持治疗。

2021年11月15日病人行术后第一次化疗：注射用紫杉醇(白蛋白结合型)总量340 mg，均量239.4 mg/m²；卡铂总量400 mg，AUC 4.77，行TC(紫杉醇＋卡铂)化疗。上化疗5分钟，病人出现胸闷、气促、面色潮红。给予吸氧，心电监护，肌内注射盐酸异丙嗪后缓解，密切观察化疗副反应。

【思维启示】

卵巢癌病人手术范围广，时间长，引流管多，有效减少并发症，促进术后恢复十分重要。此外，初次术后还可辅助化疗，以杀灭残余癌灶、控制复发，以缓解症状、延长生存期。可引导学生思考以下问题。

(1)该病人术后存在哪些风险？应如何处理？

(2)卵巢癌常用化疗方案是什么？这一方案最常见不良反应有哪些？

(3)该病人发生了什么不良反应？应如何预防其发生？

(4)若发生化疗药物过敏性休克如何急救？

【问题解析】

1. 该病人术后存在哪些风险？应如何处理？

(1)有管道滑脱的风险：①妥善固定管道，及时询问病人舒适度；②动态评估管道滑脱的高危因素和拔管指征，尽早拔管，并落实健康宣教；③高风险病人床头悬挂“预防管道滑脱”警示牌，在白板、交接班本标识，并每班交接；④勤巡视、勤观察、勤宣教、勤沟通，发现异常及时处理；⑤做好病人生活护理，主动提供服务。

(2)有下肢静脉血栓发生的风险。

(3)有跌倒的风险。

2. 卵巢癌常用化疗方案是什么？这一方案最常见的不良反应是什么？

卵巢癌常用化疗药物有顺铂、卡铂、紫杉醇、环磷酰胺等。多采用以铂类为基础的联合化疗。其中铂类联合紫杉醇为“金标准”一线化疗方案。“紫杉醇＋铂类”是卵巢癌最主要的化疗方案。早期病人3～6个疗程，晚期病人6～8个疗程。疗程间隔一般为3周，紫杉醇可采用间隔1周给药。

“紫杉醇＋铂类”化疗方案最常见的不良反应是过敏反应。紫杉醇是一种从裸子植物红豆杉树皮分离提纯的天然次生代谢产物，具有良好的抗肿瘤作用，特别是对卵巢癌、子宫癌和乳腺癌等。紫杉醇类药物包含三种剂型：紫杉醇注射液，紫杉醇脂质体，白蛋白结合型紫杉醇。紫杉醇注射液中的辅料聚氧乙基代蓖麻油(CrEL)易导致急性过敏反应的发生，其机制是机体的抗胆固醇抗体与CrEL胶团表面的大量羟基结合，激活补体C3，引起肥大细胞释放组胺，导致Ⅰ型变态反应，发生率约39%，其中严重过敏反应发生率为2%，应高度警惕。多发生在用药后最初的10分钟。另外两种紫杉醇过敏率很低。

铂类药物主要有顺铂、卡铂、奥沙利铂、奈达铂等。顺铂过敏发生率可高达20%，分为速发型和迟发型。速发型(30分钟内)大多症状较严重，一般以过敏性休克为主要表现，伴或不伴皮肤症状。迟发型常在输液结束后出现，临床表现一般较温和，以皮疹、瘙痒及局部水肿等皮肤症状为主。奈达铂过敏发生率为0.1%～5%，相对较为安全。卡铂或奥沙利铂过敏发生率较紫杉醇低，症状较轻，只有个别出现严重过敏反应。

3. 该病人发生了什么不良反应？应如何预防其发生？

该病人发生了化疗药物过敏。预防措施如下。

(1)化疗前了解病人的药物、食物过敏史。

（2）抗过敏预处理：顺铂、卡铂、奥沙利铂均推荐抗过敏预处理。在化疗药物使用前1小时静脉滴注地塞米松10～20 mg；紫杉醇使用前12小时和6小时分别服用地塞米松20 mg（或用药前30～60分钟静脉滴注地塞米松注射液），给药前30～60分钟口服或肌内注射苯海拉明（抗组胺H1受体）50 mg，静脉注射西咪替丁（抗组胺H2受体）300 mg，或雷尼替丁50 mg。落实预处理可使过敏发生率由40%降至1%～3%。

（3）化疗过程中密切观察病人情况，大多数过敏反应发生在给药后5～30分钟。

（4）使用任何可能会引起过敏反应的化疗药物时，都必须常规准备抗过敏反应的药物（如肾上腺素、地塞米松、氢化可的松、苯海拉明、多巴胺等）及气管插管或切开等抢救设备。

化疗药物过敏反应

1）过敏反应临床表现及分级

分级	症状及体征
Ⅰ级	局部反应，荨麻疹直径＜6 cm
Ⅱ级	荨麻疹累及范围广，但直径＜6 cm；或严重的局限性荨麻疹直径＞6 cm
Ⅲ级	严重支气管痉挛、呼吸困难、胸闷、咳嗽、寒战、呕吐、心动过速、躁动不安、血清病
Ⅳ级	严重低血压、休克，或上述任何症状合并有低血压和休克（心源性）

注：Ⅰ～Ⅱ级过敏反应为局部过敏反应，Ⅲ～Ⅳ级过敏反应为全身过敏反应。

2）发生过敏反应后可否继续用药？

（1）轻度（Ⅰ～Ⅱ级，局部反应，不威胁生命的系统性反应）：停药、抗过敏治疗、对症处理（吸氧、降温、降压等）后好转，可减慢滴注速度继续化疗，若仍出现过敏反应，则不再使用该药。

（2）中重度（Ⅲ～Ⅳ级，过敏性休克和威胁生命的气管痉挛）：停药并积极采取抢救措施，后续禁止使用该药。

4.若发生化疗药物过敏性休克应如何急救？

1）护士A

（1）化疗前床边备好心电监护、氧气装置、过敏抢救盒。

（2）确认医生可随叫随到（如果是第一次化疗，医生需同护士同时在病人床边守护），与对班护士交接，经过双人核对医嘱及药物后，准确配制化疗药物。

（3）按照标准操作流程为病人化疗并在床边守护。

（4）一旦出现过敏现象，立即停止输液，更换输液器。同时大声呼救或者让家属协助呼救。

（5）根据病情摆好体位。

（6）立即测量生命体征将心电监护调整为1分钟自动测量。

（7）与护士C双人核对药物，执行所有药物治疗口头医嘱。

（8）摆好体位（去枕平卧位）。

（9）胸外按压。

（10）与护士C、医生共同核对抢救药品及流程，完善抢救护理记录。

2）护士B

（1）迅速携带心电监护仪到达床边。

（2）氧气吸入，建立第二条静脉通道。

（3）更换面罩，调节氧流量，必要时吸痰。

（4）迅速携带呼吸球囊移至床头，取下床头板进行呼吸球囊辅助呼吸。

（5）核对检查抢救护理记录。

3)护士 C

(1)迅速推急救车到达床边。

(2)认真聆听,大声复述完整的医嘱内容 2 次,医生确认无误后,根据医嘱取药,与护士 A 双人核对后准确配制并交给护士 A 执行,准确记录抢救过程。

(3)立即将床尾向外拉。

(4)与护士 A、医生共同核对抢救药品及流程。

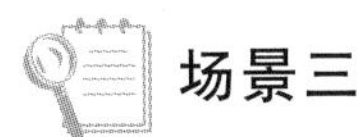

场景三

2022 年 04 月 08 日　病人行第 6 次化疗,化疗前病人反映自上次化疗后感觉手脚麻木。遂在化疗时给予冰手套和冰脚套,静脉给药复合维生素输注。化疗结束后第 2 天血常规(五分类)结果如下。血红蛋白 117.0 g/L,血小板计数 179.0×10^9/L,白细胞计数 5.40×10^9/L,中性粒细胞占比 81.9 %。电解质 6 项(K、Na、Cl、Ca、P、Mg)中钠 124.3 mmol/L↓。肝肾功能正常。CA125:27.9 U/mL。HE4:101.4 pmol/L。予以出院。出院医嘱:①注意休息,加强营养;②三天查血常规、七天查肝肾功能;③一个月后门诊复查,不适随诊。

【思维启示】

该病人出现了常见不良反应,即化疗所致周围神经病变。同时,这也是病人最后一个化疗疗程。可引导学生思考以下问题。

(1)化疗所致周围神经病变有哪些临床表现?应该如何预防和护理?

(2)卵巢癌易复发,需要长期接受随访和监测,应该如何进行随访?

【答案解析】

1. 化疗所致周围神经病变有哪些临床表现?应该如何预防和护理?

化疗所致周围神经病变(chemotherapy-induced peripheral neuropathy,CIPN)是癌症治疗的常见不良反应。周围神经病变发生率最高的药物是铂类药物(尤其是顺铂和奥沙利铂)、紫杉烷、长春花碱类及硼替佐米。通常呈对称性,表现为亚急性麻木、感觉异常和偶尔出现的疼痛,常始于脚趾和手指,向近端扩展,累及腿部和手臂。多数情况下,周围神经病变的自然病程是在停止化疗后随时间推移而逐步好转,但使用某些药物(如顺铂和奥沙利铂)时,周围神经病变可能会继续恶化数月,然后才开始出现改善,称为“滑行现象”。尚无确定药物可推荐用于预防周围神经病变,锻炼、冷冻疗法、压迫疗法等可以部分预防周围神经病变症状。

护理措施如下。

(1)输注药物期间,可穿戴冷冻手套/袜子,有助于预防或减轻症状。奥沙利铂引起的急性神经毒性以独特的运动和感觉症状(如冷敏感、喉咙不适、肌痉挛、口周麻木)为特征,不建议使用冷冻疗法。

(2)平时保持四肢清洁,可戴手套、穿袜子保护,避免皮肤受压和冷热刺激。由于感知觉受损,注意防止烫伤和冻伤、避免皮肤受损,尤其是手指、脚趾。

(3)指导病人对感觉异常部位多按摩,在肢体允许范围内进行主动及被动活动,以保持和增加关节活动度,防止肌肉痉挛变形,并保持肌肉的生理长度和肌张力,改善局部循环,促进神经再生。

(4)鼓励病人在身体允许的情况下进行运动锻炼,如瑜伽、力量训练等。

(5)冬季更应注意预防感冒,以免激发或加重症状。

化疗所致周围神经病变

化疗所致周围神经病变(chemotherapy-induced peripheral neuropathy,CIPN)是使用化疗常见不良反应之一,具有剂量依赖性。

化疗所致周围神经病变可引起病人感觉、运动和自主神经系统功能障碍。感觉异常表现为麻木感、蚁走感、肿胀感、沉重感、电击感、冷热感或吹凉风感、痛觉过敏等;运动系统症状表现为肢体或全身无力,肌肉痉挛或步态异常;自主神经症状包括便秘或腹泻、出汗异常、头晕和(或)位置变化性晕眩。不同化疗药物引起周围神经病变的临床表现各不相同。

紫杉醇类药物引起的周围神经病变主要体现在感觉异常上,运动系统及自主神经系统症状临床上少见。其机制包括干扰以微管为基础的轴突运输,激活外周神经和脊髓背根神经节的巨噬细胞和脊髓小胶质细胞。

铂类药物的作用机制是,它与 DNA 形成链内和链间交叉联结,破坏 DNA 功能,阻止 DNA 复制,DNA 和蛋白质合成受到抑制,轴突胞质转运能力下降,进而影响神经传导。顺铂导致的周围神经症状包括感觉异常、麻木、腱反射消失、步态不稳、精细感觉和本体感觉敏感度下降等,严重者出现感觉性共济失调等自主神经系统症状。奥沙利铂引发的周围神经毒性包括两类:一类是急性神经毒性,一般在给药后 24～48 小时发生,主要表现为周围神经麻痹或缺损、语言障碍、下肢痛性痉挛等,遇到冷刺激后症状加重,症状持续时间短,一般在数日内消失。另一类是慢性神经毒性,给药数周后出现蓄积性迟发型神经感觉障碍,主要表现为四肢远端感觉异常,感觉性共济失调和运动功能减弱。与顺铂或奥沙利铂相比,卡铂的神经毒性较小。

2. 卵巢癌易复发,需要长期接受随访和监测,应该如何进行随访?

一般对于卵巢癌术后辅助化疗等抗肿瘤治疗结束后的病人,在术后 3 年内,需坚持 3～4 个月随访 1 次。在 3～5 年间,4～6 个月随访 1 次。5 年之后可每年随访 1 次。

随访内容:①血液学肿瘤标志物的情况,如癌胚抗原、糖类抗原 125(CA125)、糖类抗原 153(CA153)等;②影像学检查,主要是全腹部以及盆腔增强 CT 检查、胸部 CT 检查、腹部超声检查等。必要时,需要每年进行一次全身骨扫描、颅脑 MR 检查。

四、主要参考文献

[1] 李宁,吴令英.中国临床肿瘤学会《卵巢癌诊疗指南(2021 年版)》更新要点[J].中国实用妇科与产科杂志,2021,37(7):720-723.

[2] 张晋彬.化疗所致周围神经炎的原因分析及护理对策[J].中国药物与临床,2014,14(10):1459-1460.

[3] 朱文超,张宗旺.化疗引起周围神经病变的研究进展[J].国际麻醉学与复苏杂志,2017,38(5):456-460.

(刘 莉 高 杰)

案例 19 MRKH 综合征病人的护理实践

一、案例简介

王女士,23 岁,未婚,因"妇检提示先天性无阴道 7 年多"入院。

病人平素无月经来潮,诉 7 年前因 15 岁月经未来潮在当地医院进行妇科检查提示先天性无阴道,B 超提示双侧卵巢发育正常,始基子宫,一直未行诊治,诉偶感周期性下腹部不适,乳房胀感,无阴道出血,2021 年 6 月来我院要求进一步治疗,门诊以"MRKH 综合征"收住院。病人完善相关检查后,于我院行腹腔镜下乙状结肠代阴道成形术,术后行抗感染、止血、营养、对症支持治疗。

二、案例说明书

【教学目标】

本案例展示了先天性子宫阴道缺如综合征(MRKH 综合征)的病因、诊断、治疗及围手术期护理。通过本案例的学习,学生应达到如下学习目标。

(1)了解女性生殖道的正常发育过程。

(2)掌握 MRKH 综合征的定义、分型、临床症状和体征。

(3)熟悉 MRKH 综合征的辅助检查。

(4)熟悉 MRKH 综合征与以原发性闭经为临床表现的疾病的鉴别诊断。

(5)掌握 MRKH 综合征的治疗时机。

(6)熟悉 MRKH 综合征的治疗方式。

(7)掌握 MRKH 综合征的围手术期护理。

【教学思路】

本案例是一例典型的 MRKH 综合征的案例。教师分析病人就医经历及临床症状,引发学生思考 MRKH 综合征的治疗时机、常见临床症状及体征。教师分析病人的辅助检查,引出 MRKH 综合征与以原发性闭经为临床表现的疾病的鉴别诊断。教师进行情景式提问,使学生熟悉 MRKH 综合征的治疗方式,掌握 MRKH 综合征的围手术期护理。教师呈现病人出院前与护士之间的情景对话,引发学生对 MRKH 综合征出院指导的讨论,使学生能够运用人文关怀技巧对 MRKH 综合征病人进行心理护理及指导。

【关键要点】

MRKH 综合征是双侧副中肾管未发育或其尾端发育停滞未向下延伸所致的以始基子宫、无阴道为主要临床表现的综合征,发病率为 1/5000~1/4000 例女活婴,发病机制尚不明确。MRKH 综合征主要分为两型:单纯型和复杂型,后者除子宫、阴道发育异常外,伴有泌尿系统或骨骼系统发育畸形。临床主要表现为原发性闭经、性交困难、周期性下腹痛以及合并畸形。MRKH 综合征有正常女性染色体核型(46,XX),女性激素水平正常。

治疗包括非手术治疗和手术治疗,目前我国建议病人 18 岁后开始治疗。手术时机取决于病人情况和手术方式,初次手术的成功率远高于二次手术。MRKH 综合征作为一种罕见的女性下生殖道畸形,不仅造成病人躯体的解剖学异常,还会造成巨大的心理影响,且无法通过单纯纠正解剖学异常来改善。因此,对 MRKH 综合征病人除必要的专业健康宣教指导外,还应进行有效的心理干预,这将改善病人的心理结局。

【建议学习资源】

[1] 安力彬,陆虹. 妇产科护理学[M]. 7 版. 北京:人民卫生出版社,2022.

[2] 谢幸,孔北华,段涛. 妇产科学[M]. 9 版. 北京:人民卫生出版社,2018.

三、案例正文

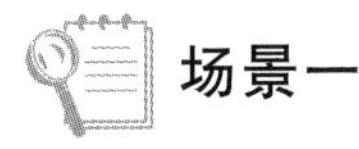

场景一

王女士,23 岁,未婚,因“妇检提示先天性无阴道 7 年多”入院。自青春期开始无月经来潮,2014 年 3 月外院行妇科检查提示先天性无阴道,盆腔超声检查提示始基子宫可能性大,被当地医院诊断为“原发性闭经”。因忙于学业和工作,一直未行诊治,诉偶感周期性下腹部不适,乳房胀感,无阴道出血。大学期间,王女士也遇到过心动的男生,在爱情面前,王女士总会有犹豫和一些自卑,甚至逃避和拒绝。直到毕业后,在家人的催促下,王女士才下定决心进行进一步检查和治疗。2021 年 6 月在我院确诊为 MRKH 综合征。

【思维启示】

该案例中王女士，23岁，以“妇检提示先天性无阴道7年多”为主诉入院。青春期开始无月经来潮，当地医院诊断为“原发性闭经”，我院目前确诊为MRKH综合征，病人表现出自卑情绪。学生需思考以下问题。

(1)女性生殖道的正常发育过程是什么？

(2)MRKH综合征的定义、分型、临床症状和体征分别是什么？

(3)需要完善哪些病史资料及检查，以进一步明确诊断？即MRKH综合征的辅助检查有哪些？

(4)为什么该病人在发现症状7年多后才决定进行治疗？即MRKH综合征的治疗时机是什么？如何做好病人的心理护理？

【问题解析】

1. 女性生殖道的正常发育过程是什么？

胚胎第7周，副中肾管起源于中胚层，位于中肾管外侧，与中肾管同步发育，最终形成输卵管、子宫、宫颈和阴道上段。胚胎第8周，两侧副中肾管迁移至中肾管内侧并在中线处汇合，中段管腔完成。融合和再吸收形成子宫，其中的中胚层部分形成子宫内膜和肌层。在融合的最初阶段，子宫腔内存在一纵隔，一般在胎儿20周吸收消失，若持续存在则形成子宫纵隔畸形。未融合的两侧副中肾管头段仍保持管状结构，经后续发育成为输卵管，头端开口成为输卵管伞端。融合部分的尾段形成阴道上2/3。

于胚胎3周，在脐索下方形成泄殖腔膜，于胚胎4周时泄殖腔皱褶在前方融合形成生殖结节。胚胎7周时，尿直肠隔融入泄殖腔膜，将直肠与泌尿生殖道隔开。尿生殖膜上形成孔道与羊膜腔相通，形成原始的尿生殖窦。原始尿生殖窦最终分化为尾端的盆腔外部分和盆腔内部分。女性尿生殖窦盆腔内部分的远端形成尿道和阴道下1/3段。

2. MRKH综合征的定义、分型、临床症状和体征分别是什么？

1)定义　MRKH综合征(Mayer-Rokitansky-Kuster-Hauser syndrome，MRKH)，是双侧副中肾管未发育或其尾端发育停滞而未向下延伸所致的以始基子宫、无阴道为主要临床表现的综合征。MRKH综合征的发病机制尚不明确。其特征如下：单侧或双侧实性始基子宫结节，少部分病人虽有功能性子宫内膜，但子宫发育不良；阴道完全缺失，或阴道上2/3缺失，下1/3呈穴状，其顶端为盲端；染色体、性腺、第二性征及阴道前庭均为正常女性特征。

2)分型　MRKH综合征主要分为两型。

(1)Ⅰ型：单纯型，单纯子宫、阴道发育异常，而泌尿系统、骨骼系统发育正常，此型常见。

(2)Ⅱ型：复杂型，除子宫、阴道发育异常外，还伴有泌尿系统或骨骼系统发育畸形。其中，除副中肾管发育异常外，同时合并泌尿系统及颈胸段体节发育畸形者称为MURCS综合征，即副中肾管发育缺失、一侧肾脏发育缺失及颈胸段体节发育异常。

3)临床症状

(1)原发性闭经：MRKH综合征病人幼年时并无症状，青春期后女性第二性征发育正常，但无月经来潮，常因原发性闭经就诊时被发现。

(2)性交困难：少数病人直到婚后发现性交困难才就诊，极少数者可因长期性交顶压形成一阴道浅穴、尿道扩张甚至会阴直肠瘘。

(3)周期性下腹痛：极少数MRKH综合征病人存在有功能的子宫内膜，可随月经周期出现周期性下腹痛，常影响正常工作和生活。这类病人往往发病早，易被发现。

(4)合并其他器官畸形或异常：伴随的其他畸形中，泌尿系统畸形常见，占34%～58%，包括单侧肾缺如、盆腔肾、马蹄肾等；骨骼系统的畸形占13%～44%，主要为脊柱发育畸形，少数病人可合并面部及肢端骨骼发育畸形；其他系统畸形或异常包括心脏畸形、听力障碍等。

4)体征

(1)一般检查：注意女性第二性征的发育情况，如身材、体态、毛发分布及乳房的发育是否正常，以排除性腺发育异常。MRKH 综合征病人的第二性征发育正常，表现为正常女性特征。

(2)妇科检查：外阴发育正常，阴道前庭仅有尿道开口而无阴道开口，有时呈一浅凹或深 2～3 cm 的凹陷。肛查子宫缺如，或仅可扪及一实性小结节或小子宫(即有功能性子宫内膜但子宫发育不良)。

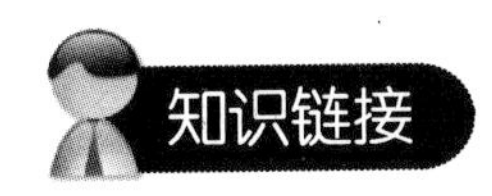

MRKH 综合征

MRKH 综合征是由 1829—1961 年描述和报道此病的四位科学家姓名的首字母命名的。在我国很长一段时间将其称之为“先天性无子宫、无阴道”，因与阴道闭锁等疾病名称相混淆，且与国际上关于该疾病的名称不符，建议废除，改用“MRKH 综合征”这一国际统一命名。MRKH 综合征发病率为1/5000～1/4000 例女活婴。

3. MRKH 综合征的辅助检查有哪些？

1)实验室检查　包括染色体检查及女性激素水平测定。MRKH 综合征病人为正常女性染色体核型(46,XX)。因其卵巢发育及功能均正常，有排卵，故女性激素检测表现为正常水平。

2)影像学检查

(1)盆腔 B 超：简便易行，价格低廉且无创，可作为首要的诊断方法。B 超检查常显示子宫缺如，或膀胱顶部后方可探及一实性小结节，即为始基子宫。对于少数存在有功能性子宫内膜但子宫发育不良的病人可显示为盆腔包块(或积血的子宫)，卵巢一般显示为正常大小。

(2)泌尿系统 B 超：可正常，也可发现一侧肾缺如或发育不良、异位肾、盆腔融合肾等泌尿系统发育异常。

(3)盆腔 MRI：常作为进一步检查的手段，对子宫颈、子宫的结构检查更为精确，尤其对于存在有功能性子宫内膜但子宫发育不良的病人，具有精确诊断的价值。

(4)X 线和 CT 检查：对于合并骨骼系统畸形的排查有价值，常用全脊柱正、侧位拼接相检查，可发现脊柱侧弯、椎体发育不良或融合、脊柱裂、骶椎隐性裂等脊柱发育畸形，以及胸廓、肋骨等发育畸形。

3)腹腔镜检查　对于可疑合并盆腔(或卵巢)子宫内膜异位症或少数存在功能性子宫内膜的病人，腹腔镜兼有诊断和治疗的双重价值，术中可同时评估卵巢情况，但并非常规的诊断手段。

4. MRKH 综合征的治疗时机是什么？如何做好病人的心理护理？

目前，美国妇产科医师学会(The American College of Obstetricians and Gynecologists，ACOG)针对 MRKH 综合征的指南指出，疾病带来的心理学影响不能低估，应当对所有确诊病人提供心理咨询并鼓励其加入同伴支持小组，且建议家长或监护人也进行心理咨询，以更好地给予病人支持。我国专家共识中也建议必要时为病人提供两性关系、人际关系方面的心理学辅导。此外，除必需的心理干预外，纠正解剖学异常的时机选择也十分重要。在病人心理尚未成熟时过早治疗易致病人治疗决策参与感低、治疗的心理负担增加及治疗动力降低，从而引起病人依从性差，增加治疗失败的可能性。因此，ACOG 建议无论是手术或非手术治疗，均待病人情感成熟并表达出治疗意愿后再进行。国内建议在病人 18 岁后开始治疗。

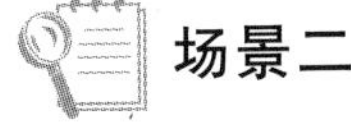
场景二

王女士在母亲的陪同下办理了入院手续。入院后，妇科医生详细询问了病史。病人青春期开始无月经来潮，偶感周期性下腹部不适。自发病以来，神志清楚，精神尚可，饮食正常，大小便正常，体力、体重呈正常生理性变化。幼时身高、智力与同龄人相似，乳房 13 岁开始发育，发育良好，阴毛、腋毛正常。

既往史：体健，否认糖尿病、心脏病、高血压等慢性病史；否认乙肝、结核等传染病史，否认手术及输血史，否认药物过敏史；否认疫区疫水接触史，无不良嗜好。

月经及婚育史：无。

家族史：父亲母亲健在，否认家族遗传病及传染病史。

体格检查：体温 36.3 ℃；脉搏 88 次/分；呼吸 20 次/分；血压 95/66 mmHg。神清，查体合作。双乳房发育良好。全身皮肤黏膜无黄染及出血点,浅表淋巴结未扪及肿大,头颅五官未见畸形,颈软,甲状腺无肿大。HR:88 次/分,律齐;各瓣膜区听诊未闻及病理性杂音。肺呼吸音清,未闻及干湿啰音。腹软,肝脾肋下未及,无压痛及反跳痛。四肢脊柱未见畸形,生理反射存在,病理反射未引出。

妇科检查:外阴发育正常,阴道口仅一凹陷,无阴道,行肛查双侧卵巢未见明显异常。

外院查染色体示:46,XX。

超声检查:盆腔超声检查提示:始基子宫可能性大。双侧泌尿系超声未见异常。

性激素六项检查:未见明显异常。

全脊柱平片:未见明显异常。

MRI:提示阴道缺如,双侧卵巢正常。

基于以上病史资料,确诊为 MRKH 综合征。医生与病人及其家属充分沟通后,决定择期为病人进行腹腔镜下乙状结肠代阴道成形术。

【思维启示】

基于以上病史资料,病人虽无月经来潮,但第二性征发育正常。学生需思考以下问题。

(1)该病人被诊断为 MRKH 综合征的依据是什么?

(2)应该如何与其他以原发性闭经为临床表现的疾病相鉴别?

(3)MRKH 综合征的治疗方式有哪些?

【问题解析】

1. 该病人被诊断为 MRKH 综合征的依据是什么?

(1)女性第二性征发育正常,但无月经来潮。

(2)性生活困难。

(3)妇科检查无阴道开口,有时呈一浅凹或深 2～3 cm 的凹陷。肛查可扪及一小子宫(始基子宫)。

(4)超声检查,可了解子宫及双侧卵巢的情况,并排除泌尿系统畸形。

(5)染色体检查,若核型为(46,XY),则考虑完全型雄激素不敏感综合征的诊断。

(6)少数病人需做放射造影或 CT 等检查,以便明确泌尿系或骨骼脊柱等方面的畸形。

(7)鉴别诊断方面,主要与其他原发性闭经为临床表现的疾病相鉴别,包括阴道闭锁、真假两性畸形等。

2. 应该如何与其他以原发性闭经为临床表现的疾病相鉴别?

(1)处女膜闭锁:系阴道末端的泌尿生殖窦组织未腔化所致。因处女膜闭锁,经血排出受阻,可导致子宫、输卵管积血,继发盆腔子宫内膜异位症或感染,故临床上常表现为周期性腹痛,专科检查肛诊时可扪及阴道内囊性包块,部分病人处女膜向外突出,呈紫蓝色。盆腔 B 超和 MRI 检查可协助诊断。

(2)阴道完全闭锁:阴道完全闭锁多合并子宫颈发育不良、子宫体发育不良或子宫畸形,经血容易逆流入盆腔,常合并发生子宫内膜异位症。盆腔 MRI 和 B 超检查可协助诊断。

(3)完全性雄激素不敏感综合征(complete androgen insensitivity syndrome,CAIS):病人的染色体核型为(46,XY),属于性发育异常。CAIS 病人的阴道为盲端,性腺为睾丸,位于腹腔、腹股沟或阴唇内。性激素水平检测血清睾酮水平可达正常男性水平,雌激素水平为正常女性卵泡早、中期水平。与 MRKH 综合征的鉴别可借助于染色体核型分析及女性激素水平检测。

3. MRKH 综合征的治疗方式有哪些?

MRKH 综合征的治疗方式包括非手术治疗和手术治疗。

1)非手术治疗　顶压扩张法,是指直接用模具在发育较好的外阴舟状窝处向内顶压成形的方法。模具可有不同尺寸,逐号压迫,直至阴道长度合适。模具可为不同材质,如木质、塑料或玻璃。顶压扩张法需在医生的指导和随诊下进行,方法不当可能会导致泌尿系统感染、阴道出血等并发症。当每周有 2 次以上的性生活时,可不用长期佩戴模具。目前,国内学者认为对于外阴发育较好、组织松软、有 2～3 cm 短浅阴道凹陷形成者,更易顶压成功,其成功率可达 90%～100%。本方法无手术相关并发症,无手术瘢痕,且费用较低,适用于依从性较好的病人。

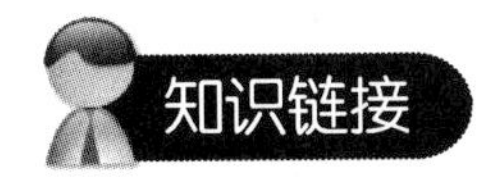

顶压法的评估标准

2018 年 ACOG 指南强调，重建阴道的目的是满足性生活需求。因此，应当以病人主观性生活满意为顶压成功的标准(功能性成功)，而不应过分关注阴道长度(解剖性成功)。

功能性成功的评价方式包括：①直接询问法定性判断性生活是否主观满意。②通过标准化的《女性性功能量表》(female sexual function index，FSFI)进行评估，是最为常用和广为认可的评估方式。FSFI 通过 19 个自评问题，量化女性性功能的 6 个方面：性欲(desire)、性唤醒(arousal)、阴道润滑(lubrication)、高潮(orgasm)、满意程度(satisfaction)和疼痛(pain)。这是目前公认的衡量女性性功能及性障碍的金标准，不同人群的临界值有所不同，中国人群 FSFI≥23.45 提示性功能正常。

对于无性生活的病人，以阴道长度来评估是否达到解剖性成功。而对于阴道长度，目前尚无统一的“成功”标准，不同研究中采用的界值不同，其中，6 cm、6.5 cm 或 7 cm 是研究中最常用的界值。

2)手术治疗　人工阴道成形术，适用于非手术治疗失败或主动选择手术治疗的 MRKH 综合征病人。手术的基本原理是，在尿道和膀胱与直肠之间分离造穴，形成 1 个人工穴道，应用不同的方法寻找合适的衬里或替代组织重建阴道。需强调手术应由对 MRKH 综合征疾病诊治经验丰富的医生来完成，以保证首次手术的成功。手术方法主要有以下几种。

(1)Vecchietti 法阴道成形术：将阴道前庭浅凹顶端用缝线牵引并固定于前腹壁，定期上提，从而达到扩张“阴道”的目的。该术式于 1969 年由 Vecchietti 首创，适合初次行阴道成形术且尿道口位置较高者。1992 年，Gauwerky 等将腹腔镜技术应用于该术式，不但增加了手术的安全性，且降低了并发症的发生率，对病人的创伤更小。

(2)羊膜法阴道成形术：既往曾是国内最经典的人工阴道成形术式。以新鲜分娩后用生理盐水洗净的羊膜，浸泡抗生素溶液 2 小时后，铺衬在造穴后的“人工阴道”创面。该方法的优点是来源广泛、取材容易、花费少。缺点是阴道黏膜化时间长，术后需要长期佩戴模具以扩张阴道，否则易发生人工阴道的挛缩。且因羊膜不是自体组织，存在交叉感染的风险。

(3)腹膜法阴道成形术：可经开腹、腹腔镜或经阴道途径完成手术，目前较为常用的是腹腔镜途径及阴道途径。手术的要点是将直肠子宫陷凹的腹膜及部分膀胱浆膜和直肠浆膜垫衬至造穴后的“人工阴道”创面。术后可定期佩戴模具或扩张阴道，直到能进行规律的性生活。手术费用相对较低，但手术较为复杂，技术要求较高，有损伤膀胱和直肠的可能性。本方法的阴道黏膜化时间较长，但较羊膜法的时间短。再造的阴道顶端薄弱，佩戴模具易致移位、出血或肉芽组织形成等，术后需定期扩张阴道，相应并发症的发生率较佩戴模具要低。

(4)生物补片法阴道成形术：造穴后选用无抗原性的生物材料填充在“人工阴道”表面，剪取阴道前庭黏膜的小块组织，并将组织剪碎，作为种子细胞撒在制备好的生物补片上，植入并固定于人工穴道。本方法的阴道黏膜化时间短，与正常阴道组织接近，术后需佩戴模具的时间也相应缩短。优点是手术简单易行，手术和麻醉时间短，阴道黏膜化时间短，生物补片已成品化，没有供区瘢痕，符合美观需要，能够保护病人隐私。缺点是费用略为昂贵。

(5)肠管法阴道成形术：可开腹或经腹腔镜完成，选用直肠、乙状结肠、回肠作为供体，以乙状结肠比较常用。优点是以肠管形成的阴道可自行分泌黏液而有润滑作用，肠壁全层抗损伤能力强，不易挛缩、粘连，且术后不需佩戴模具进行扩张。但缺点是手术复杂、创伤较大，有可能发生切口感染、吻合口瘘，国外少用。

(6)皮瓣法或皮片法阴道成形术：即 McIndoe 法。此方法切取带蒂的大小阴唇皮瓣、腹股沟皮瓣，或自体腹部、大腿的中厚皮片，作为人工阴道的衬里移植物。皮瓣法或皮片法手术较为复杂，多为整形外科医生采用。皮瓣法术后不需要佩戴模具。最大的缺点是供皮区瘢痕明显，不符合审美要求；另外，术后有毛发生长、皮瓣脱垂、成形的阴道较臃肿等情况，建议临床少用。

(7)Wlliams 阴道成形术：将两侧大阴唇与后联合做一 U 形切口，并将两阴唇内侧皮缘会于中线，可吸收线间断缝合，形成一深 7～8 cm、能容 2 个手指的“袋管”，从而向外延伸阴道。该术式所形成的阴道与正常阴道的角度、轴向相差较大，仅用于其他阴道成形手术失败者。

(8)其他：如口腔黏膜法等人工阴道成形术，目前国内研究较少。

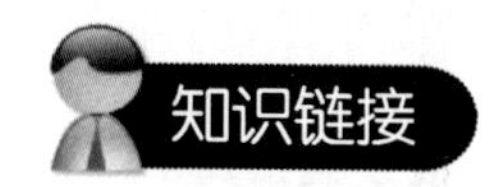

治疗方式的选择

单纯阴道顶压延长法的成功率高达 90%～96%。手术仅用于小部分顶压失败和经与手术医生、父母或监护人反复讨论后强烈要求手术的病人。人工阴道成形手术后仍需要继续顶压或阴道性交以维持人工阴道的长度和宽度。因此，没有任何一种方法可以不顶压。与单纯阴道顶压延长法不同，手术后不能坚持顶压会造成更严重的后果。

手术时机取决于个体情况和手术方式。手术一般在青春期晚期或成年早期进行，此时病人通常已足够成熟，且能够配合手术并坚持术后顶压。

手术方式有多种，并未强调或推荐某种术式，无论选择何种手术方式，都应推荐病人转诊至具备阴道成形手术专长的医疗中心。手术医生应具备人工阴道成形手术专长。初次手术的成功率远高于二次手术。

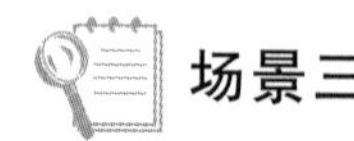

场景三

完善了术前相关检查后，王女士无明显手术禁忌证，医生拟于第二天为王女士在全麻下行腹腔镜下乙状结肠代阴道成形术。手术顺利，术后留置腹腔引流管一根，碘伏冲洗人工阴道后将凡士林碘仿纱布卷填塞于人工阴道内，其内留置引流管。病人于复苏室苏醒后安返病房。术后 7 天，拔除导尿管后行阴道模具填塞，见会阴伤口无渗血。

【思维启示】

为保障病人快速康复，围手术期间护理尤为重要。学生需思考以下问题。

针对该病人，如何进行围手术期护理与指导？

【问题解析】

针对该病人，如何进行围手术期护理与指导？

1)心理护理　因原发性闭经、周期性下腹部疼痛或性交困难，病人会感到紧张、恐惧。MRKH 综合征确诊后，病人常感到自卑，家庭成员难以接受病人不能生育的现实。护士应评估病人就诊时的心情、家庭支持状况等，多与病人及其家属沟通交流，讲解治疗的方式与效果，与病人及其家属一起商讨手术方式，让其了解疾病的发生、发展过程，积极面对现实，理解病人，并鼓励其参与手术方案的选择和制订过程。可采用改良自我形象评价量表(MBIS)进行心理评估。术后应鼓励病人尽快恢复原来的学习和工作，积极参与集体活动，充分认识自己其他方面的才能，使其对今后的生活充满信心。

改良自我形象评价量表

简体中文版改良自我形象评价量表(the modified body self-image scale，MBIS)在中国人群中具有较高的信度和效度，适合 MRKH 综合征病人在临床和研究中使用。量表共 8 个问题，每个问题有 4 个选项，即无(0 分)、轻度(1 分)、中度(2 分)、重度(3 分)，总分为 0～24 分。得分越高病人的自我形象评价越低。MBIS 具体条目如下。

(1)您对自己的身体外表感到不自在吗？

(2)您觉得生殖道畸形导致自己外表魅力减少了吗？

(3)精心打扮后您仍对自己的外表不满意?

(4)发现生殖道畸形后您觉得自己变得没有女人味了吗?

(5)您不愿意正视自己没穿衣服的样子吗?

(6)您觉得生殖道畸形导致性吸引力下降了吗?

(7)您因为自己外表的原因避免和别人来往吗?

(8)您是否对自己的身体外表不满意?

2)术前护理

(1)全身情况准备:详细了解全身重要脏器的功能,正确评估病人对手术的耐受力。若有贫血、高血压、心脏病、糖尿病等内科合并症,应给予纠正。观察病人的生命体征,若有异常及时通知医生。术前做药物过敏试验、配血备用等。

(2)皮肤准备:术前1天清洁沐浴,术区备皮,备皮范围为上自剑突下,下至外阴部、肛门周围、臀部及两大腿上1/3,两侧至腋中线,注意不损伤皮肤。

(3)肠道准备:良好的肠道准备对减少术后吻合口瘘至关重要。病人术前口服甲硝唑片每次0.2～0.4 g,3次/天,连服3天。术前3天进无渣半流质饮食,术前1天进流质饮食,给予静脉补液,术前1天22:00禁食禁水。术前给予口服导泻剂和(或)灌肠液灌肠,直至排出的灌肠液中无大便残渣为止。

(4)特殊用物准备:根据病人的年龄选择适当型号的阴道模型,并为其准备两个以上的阴道模型及丁字带,消毒后备用。

3)术后护理

(1)体位与活动:术后采取半卧位,有利于经血的流出。术后为防止下肢静脉血栓的形成,应鼓励病人尽早进行床上四肢肌肉收缩和放松的活动,有条件者可以为病人进行物理治疗预防血栓。可使用《妇科手术后深静脉血栓形成及肺栓塞预防专家共识》中提到的G-Caprini评分模型,通过对妇科手术DVT的6个独立危险因素:年龄≥50岁、高血压、静脉曲张、手术时间≥3小时、术后卧床时间≥48小时,以及开腹手术进行评估,每个因素赋值1分,根据评分之和,将病人分为4个风险等级:低危(0分);中危(1分);高危(2分);极高危(3分)。此评估模型更适合护士快速对病人风险等级进行识别。根据不同风险级别,给予针对性预防措施。

(2)会阴皮肤的管理:人工阴道成形术后,用碘伏冲洗人工阴道并将凡士林碘仿纱布卷填塞于人工阴道内压迫止血,其内留置引流管,纱布卷取出时注意核对数目。病人阴道创面的渗出及长期留置尿管,易导致伤口感染及泌尿系统感染,因此,需加强会阴部皮肤管理。术后1天至更换阴道模具前,每日2次使用络合碘或洗必泰等消毒溶液进行会阴冲洗,大便后即刻进行温开水会阴冲洗,冲洗后指导病人使用吹风机温风吹干局部皮肤。

(3)尿管的护理:需留置尿管至更换硬模具后拔除。术前1天向病人介绍留置尿管的意义及重要性,手术次日对病人及其家属进行留置尿管的宣教,内容主要包括:保持卧床及下床活动时的尿管固定及通畅;尿色观察的方法及保证每日3000 mL饮水量;正确倾倒尿袋中的尿液。着重强调下床活动或如厕时两个高风险时刻,应理顺固定好尿管,以防牵拉脱落或导致病人跌倒。除日常护理,告知病人注意事项:①留置尿管期间无需每日更换尿袋,因为留置尿管者,保持其系统密闭性是预防泌尿系统感染的重要措施之一;②手术中对盆腔神经、血管损伤少,所以拔除尿管前无需膀胱功能锻炼。为防止留置尿管压迫引起的会阴部压疮,在留置尿管期间应鼓励病人多下床活动,定期变换固定尿管的位置。

(4)术后排便的管理:人工阴道成形术后,为防止大便对伤口的污染及排便时对伤口的牵拉,应控制首次排便时间。应在病人排气后抑制肠蠕动,按医嘱给予药物。常用药物为鸦片酊5 mL,加水至100 mL口服,每日3次,每次10 mL。于术后第5天给予缓泻剂,使大便软化,避免排便困难。病人由于伤口疼痛和活动不便,容易出现便秘问题。另外阴道内填塞纱布及内置模具也会影响病人排便。为避免便秘时不自主的腹压增加导致的模具脱出,可采取以下护理措施:①鼓励多摄取粗纤维含量丰富的蔬菜和水果,保证饮水量;②给予缓泻剂口服软化大便;③发生便秘时,给予开塞露纳肛。

(5)疼痛管理:阴道成形术病人承受阴道创面带来的疼痛以及纱布或模具填塞压迫带来的不适。术前进行疼痛宣教,指导病人使用自我疼痛程度评分,向其传递"无需忍痛"的观念,强调超前镇痛、无需忍痛的必要性,纠正关于镇痛药、麻醉药的认识误区,提高病人对疼痛的认知水平。在术后使用视觉模拟评分法(visual analogue score,VAS)定时评估病人疼痛程度,评估时间为术后即刻、术后 4 小时、术日睡前、术后次日 9:00。当疼痛评分≥4 分时,遵医嘱给予口服药物或肌内注射止痛。在药物镇痛的基础上,为病人营造安静舒适环境,推荐其采取听音乐、聊天等非药物方式转移注意力以减轻疼痛。此外,在术后 24 小时内,病人麻醉恢复后可能会有大便感,告知病人此种感觉是阴道填塞纱布卷所致,而纱布卷对阴道起支撑和压迫止血作用,一般 24 小时后可逐渐适应,以取得病人理解配合。

(6)模具更换及护理:术后 7 天,拔除尿管后行阴道模具填塞,观察会阴伤口有无渗血。为病人提供阴道模具更换指导,包括用物准备、镇痛处理等。①用物准备:提前准备 2~3 个经高压灭菌的玻璃模具,规格一般为 3 cm×8 cm 或 3 cm×9 cm,或 2~3 个硅胶模具,以及 2~3 个卫生带用以协助固定模具。②更换模具时疼痛的管理:模具更换时会带来疼痛不适,更换前 30 分钟可给予口服止痛药。

场景四

术后给予抗感染、止血、营养、对症支持治疗。术后第 9 天,病人一般情况好,查生命体征稳定,心肺未闻及异常,行腹部伤口换药见伤口愈合好,行阴道模具填塞,见会阴伤口无渗血,无不适,拟于今日出院。

医生:"你现在恢复得不错,今天可以出院了。"

王女士:"啊,这么快!我还未准备好,能再住几天吗?"

医生:"你有哪些顾虑呢?"

王女士:"那个阴道模具你们帮我戴过一次,我在妈妈的帮助下自己戴过一次,感觉还不是很熟悉。"

医生:"你有这个顾虑是很正常的,不要着急,回家之后可以按照我们教给你的方法慢慢练习。另外,这是我们的随访电话,有任何问题都可以随时电话咨询我们。"

王女士:"那我多久来复查?"

医生:"三个月后门诊复查,其间有不舒服可以随时过来复查。"

【思维启示】

术后还需要坚持半年或更长时间的模具佩戴,佩戴过程中并发症的预防及处理同样重要。同时病人多存在自卑心理,因隐私保密的心理需求,可能不愿术后随访。学生需思考以下问题。

对于即将出院病人,如何提供专业指导及心理支持?

【问题解析】

对于即将出院病人,如何提供专业指导及心理支持?

1)随诊内容　告知病人术后需随诊,主要了解术后切口愈合情况和阴道口的松紧程度,以及评价成形阴道的功能状况。视阴道黏膜上皮形成情况确定再次随诊时间,可数年随诊 1 次。

2)阴道模具的使用指导

(1)阴道模具的置放及消毒:指导病人每日温开水会阴冲洗后,更换消毒过的模具;术后前期,需要在 15~20 分钟重新放入已消毒的阴道模具,不可间隔过长;模具放入时手法轻柔、方向正确,以免造成阴道直肠瘘。在宣教指导后,病人回示模具放置;玻璃模具沸水消毒 5 分钟以上,硅胶模具使用碘伏溶液浸泡消毒 5 分钟。若术后放入模具时困难,可使用凡士林润滑剂后放入。

(2)阴道模具佩戴频率:有规律性生活(至少每周 2 次)者可不戴模具。如果性生活不规律,还需间断佩戴模具或定期扩张阴道。如自觉人工阴道狭窄或长度不够,可间断佩戴或定期扩张以展伸阴道。

3)术后并发症的预防

(1)术后阴道粘连的预防:为防止术后阴道粘连、狭窄,在病人出院及随访时强调并监督。①在术后规律性生活前需放置阴道模具 6 个月。②若 6 个月后无规律性生活,需要适当延长阴道模具放置时间。③模具取出时应循序渐进,逐渐延长模具取出时间。

(2)术后远期并发症的处理：远期并发症主要包括成形阴道的顶端息肉等，发生率为7.5%～16.3%，多发生在需佩戴模具的阴道成形术后。需及时去医院复诊，处理方法包括局部息肉夹除、化学药物腐蚀烧灼(如含聚甲酚磺醛成分的栓剂)；处理无效者可用激光或氩气刀治疗。息肉反复复发者可暂停佩戴模具，改用模具定期扩张阴道。

4)性生活开始的时间　阴道黏膜上皮形成后可以规律性生活，一般为术后3～6个月，视阴道黏膜上皮化的时间不同而不同。

5)鼓励提供情感支持　负性心理与诊断时间长短呈正相关。病人承受较常人更大的身心压力，更需要家属的支持理解。在日常生活中可能承受了父母对其情感婚姻状态的担忧，在婚恋过程中表露出自卑心理。随访的医护人员应及时予以引导和疏解，必要时进行两性关系、人际关系方面必要的心理学辅导。

6)MRKH综合征治疗后的妇科保健　性活跃的MRKH综合征病人依然存在性传播疾病的风险，因此，在性生活时推荐使用避孕套，并且建议与正常女性一样，依据相关指南进行性传播疾病的筛查。为防止外阴和阴道的高级别上皮内瘤变和生殖道湿疣，建议注射HPV疫苗。

四、主要参考文献

[1] 朱兰，郎景和，宋磊，等.关于阴道斜隔综合征、MRKH综合征和阴道闭锁诊治的中国专家共识[J].中华妇产科杂志，2018，53(1)：35-42.

[2] 邓姗，朱兰.MRKH综合征的诊断、管理与治疗：美国妇产科医师协会第728号委员会意见解读[J].中华妇产科杂志，2019(10)：714-717.

[3] 陈娜，段佳丽，朱兰.MRKH综合征的顶压法人工阴道成形术治疗[J].中华医学杂志，2022，102(20)：1537-1540.

[4] 宋爽，朱兰.MRKH综合征的心理影响及干预研究进展[J].中国计划生育和妇产科，2020，12(11)：30-32.

[5] 刘霞，田小娟.55例生物补片法人工阴道成形术患者的术后护理[J].护理学报，2017，24(21)：45-47.

[6] 刘霞，李莉，田小娟.MRKH综合征病人术后居家健康教育需求的质性研究[J].护理研究，2018，32(1)：134-137.

(张红玲　丰小庆)

案例20　盆底功能障碍性疾病病人的护理实践

一、案例简介

张女士，36岁，已婚，全职妈妈，因漏尿越来越频繁，会阴部有异物膨出，门诊就诊。

该病人平素身体健康，生育一儿一女，半年前打喷嚏后开始漏尿，平时没在意，后来漏尿越来越频繁，加上操持家务和照顾子女，感到更加焦虑。医生开具了盆底肌力评定、尿动力学检查以及妇科盆腔B超检查。门诊以“压力性尿失禁”收入院。根据检查结果，医生对病人及其家属进行充分交谈，并签署了手术知情同意书。遂行阴道前壁修补+经闭孔尿道中段无张力悬吊术(TVT-O)。于术后第4天发生左侧小腿肌间静脉血栓，经过实施快速康复后出院。

二、案例说明书

【教学目标】

本案例展示了盆底功能障碍性疾病病人的入院护理评估、辅助检查、不同时期的重点护理措施及健康指导等内容。通过本案例的学习，学生应达到如下学习目标。

(1)掌握盆底功能障碍性疾病病人的入院护理评估。

(2)熟悉盆底功能障碍性疾病的定义、分类及病因。

(3)了解盆腔器官脱垂临床分度。

(4)掌握压力性尿失禁的护理措施。

(5)熟悉压力性尿失禁的行为指导。

(6)熟悉盆底功能障碍性疾病的非手术治疗方法。

(7)掌握术后静脉血栓栓塞症的护理措施。

(8)掌握盆底肌评定的操作步骤。

(9)掌握盆底肌锻炼训练方法。

【教学思路】

本案例是一例典型的压力性尿失禁，通过分析病人的护理评估及临床治疗，复习妇科泌尿学及女性盆底的解剖、生理及发病机制，引导学生思考女性盆底功能评估的基本方法和盆底康复的诊疗方案，引发对盆底功能障碍性疾病的临床护理思维及人文关怀的讨论。

【关键要点】

盆底功能障碍性疾病发病率为22.4%～56.4%，包括盆腔器官脱垂、尿失禁、女性性功能障碍、粪失禁和慢性盆腔痛等。这给病人身体、心理带来巨大的困扰，个人、社交和职业生活质量下降，导致自卑、情绪恶化、无助感、社会孤立、性活动改变，甚至抑郁或焦虑。

盆底功能障碍性疾病病人应做好入院评估及专科检查，并科学选择手术治疗与非手术治疗，做好成年女性压力性尿失禁的护理干预及行为指导。对于选择非手术治疗者，应综合运用有关康复治疗技术，恢复、改善或重建女性在妊娠和分娩过程中受到的不同程度损伤的盆底有关功能，预防和治疗盆底功能障碍相关疾病；对于需要手术者，应实施术后的快速康复，积极预防术后并发症的发生。

【建议学习资源】

[1] 谢幸，苟文丽.妇产科学[M].9版.北京：人民卫生出版社，2015.

[2] 安力彬，陆虹.妇产科护理学[M].7版.北京：人民卫生出版社，2022.

三、案例正文

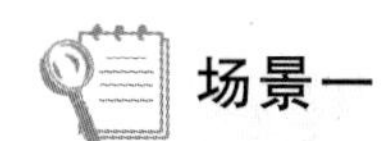

场景一

张女士，36岁，已婚，全职妈妈，半年前打喷嚏后开始漏尿，平时感到会阴部有异物膨出。刚开始没在意，后来漏尿越来越频繁，出门买菜都不敢喝水，最严重的时候每天更换3次内裤。每天忙于6岁大儿子的学习辅导，1岁小女儿的成长照顾，加上繁重的家务，张女士对自己健康的关注越来越少，人也越来越焦虑，1天前和老公为了孩子的事情吵架后，一个人来医院看病。询问她以前的身体情况，除生育两个孩子，几乎没上过医院，平时月经也都很正常。医生开具了盆底肌力评定，尿动力学检查，妇科盆腔B超后收入院。

【思维启示】

36岁的二孩妈妈，平时身体健康，全职照顾家庭。疏于对自己的健康的关注，漏尿半年，会阴部有异物膨出，倍感焦虑，前来就诊。此时要详细询问病史并进行辅助检查，注意与病人的沟通技巧，缓解其焦虑情绪。学生需思考以下问题。

(1)该病人入院后护理评估内容有哪些？

(2)该病人诊断是什么？相关定义是什么？

(3)盆底功能障碍性疾病怎样分类？

(4)盆底功能障碍性疾病的原因是什么？

(5)为明确该病人的诊断,必须做的检查是什么?

(6)如何掌握与盆底功能障碍性疾病的新入院病人进行沟通、共情的技巧?

【问题解析】

1. 该病人入院后护理评估内容有哪些?

1)病史

(1)患病及治疗经过:询问本病的起病形式和特点;主要症状及体征;询问有关检查、用药和其他治疗情况。

(2)一般状况:如手术史、孕产史、活动量、体力状况、饮食、睡眠等。

(3)社会心理状况。

2)身体评估

(1)全身评估状况:意识、营养状况、生命体征等。

(2)压力性尿失禁状态评估:有无妇科泌尿史,尿失禁初发时间,每天总排尿次数,夜尿次数,尿失禁特征及时间,溢尿量及状态。

(3)专科检查:子宫脱垂程度,盆腔器官脱垂定量分期法(POP-Q)评分,手检肌力分级,表面肌电测试,尿及阴道分泌物,盆底超声,基本的盆底功能电生理及力学检查,下尿路评估、下消化道评估、棉签试验、压力诱发试验、神经反射(球海绵体反射),盆底有关症状问卷、排尿日记、尿垫试验。

(4)实验室检查:血、尿常规,尿培养,阴道分泌物检查,内分泌、血生化、血糖。

(5)盆底组织影像学检查:盆底三维超声、MRI。

2. 该病人诊断是什么? 相关定义是什么?

病人诊断为盆底功能障碍性疾病。

盆底功能障碍性疾病(pelvic floor dysfunction,PFD)又称为盆底缺陷(pelvic floor defects)或盆底支持组织松弛(relaxation of pelvic supports),是各种原因导致的盆底支持薄弱,进而盆腔脏器移位,连锁引发其他盆腔器官的位置和功能异常。

盆腔器官脱垂(pelvic organ prolapse,POP)是指盆腔器官脱出于阴道内或阴道外。2001 年美国国立卫生研究院将盆腔器官脱垂定义为任何阴道节段的前缘达到或超过处女膜缘外 1 cm。

压力性尿失禁(urinary incontinence,UI)是指腹压突然增加导致的尿液不自主流出,但不是由逼尿肌收缩压或膀胱壁对尿液的张力压所引起的,压力性尿失禁也称为真性压力性尿失禁、张力性尿失禁、应力性尿失禁。

各国家、地区的发病率差异较大,盆底功能障碍性疾病发生率为 22.4%~56.4%。UI 在成年女性的发生率为18.9%,在 50~59 岁年龄段,患病率高达 28%。

3. 盆底功能障碍性疾病怎样分类?

盆底功能障碍性疾病包括盆腔器官脱垂(pelvic organ prolapse,POP)、尿失禁(urinary incontinence,UI)、女性性功能障碍(female sexual dysfunction,FSD)、粪失禁(fecal incontinence,FI)和慢性盆腔痛等。

盆腔器官脱垂又分为阴道前壁脱垂(常伴膀胱、尿道膨出)、阴道后壁脱垂(又称直肠膨出,常伴肠疝)、子宫脱垂、阴道穹窿脱垂等。

尿失禁又包括压力性尿失禁(stress urinary incontinence,SUI)、急迫性尿失禁(urge urinary incontinence,UUI)与混合性尿失禁(mixed urinary incontinence,MUI)。

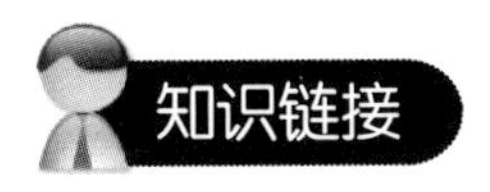

盆腔器官脱垂临床分度(POP-Q 分期法)

参照点	解剖描述	正常定位范围/cm
Aa	阴道前壁中线距处女膜缘 3 cm,对应"膀胱尿道皱褶"处	-3

续表

参照点	解剖描述	正常定位范围/cm
Ba	阴道前穹窿的反褶或阴道残端(子宫切除者)距离 Aa 点最远处	−3
Ap	阴道后壁中线距处女膜缘 3 cm	−3
Bp	阴道后穹窿的反褶或阴道残端(子宫切除者)距离 Ap 点最远处	−3
C	子宫完整者,代表宫颈外口最远处;子宫切除者则相当于阴道残端	−TVL～(TVL−2)
D	阴道后穹窿或直肠子宫凹陷的位置,解剖学上相当于宫骶韧带附着于宫颈水平处;对子宫切除术后无宫颈者,D 点无法测量	−TVL～(TVL−2)
gh	尿道外口到阴唇后联合中点的距离	
pb	阴唇后联合到肛门开口终点的距离	
TVL	当 C、D 在正常位置时阴道顶部至处女膜缘的总长度	

注:TVL,阴道总长度。

盆腔器官脱垂分期

分度	内容
0	无脱垂,Aa、Ap、Ba、Bp 均在−3 cm 处,C、D 两点在阴道总长度和阴道总长度−2 cm 之间,即 C 或 D 点量化值<(TVL−2) cm
Ⅰ	脱垂最远端在处女膜平面上超过 1 cm,即量化值<−1 cm
Ⅱ	脱垂最远端在处女膜平面上不足 1 cm,即−1 cm<量化值<+1 cm
Ⅲ	脱垂最远端超过处女膜平面超过 1 cm,但不足阴道总长度−2 cm,即+1 cm<量化值<(TVL−2) cm
Ⅳ	下生殖道呈全长外翻,脱垂最远端即宫颈或阴道残端脱垂超过阴道总长度−2 cm,即量化值>(TVL−2) cm

4. 盆底功能障碍性疾病的原因是什么?

(1)妊娠和分娩是危险因素。妊娠和分娩对盆底神经、肌肉和筋膜的损伤会导致盆底缺陷,也可以称盆底支持组织松弛,当盆底组织的变形及盆腔器官的移位超过一定限度时,即出现盆底功能障碍性疾病,丧失排尿自控能力。妊娠和阴道分娩产妇的肛提肌受损既有肌源性改变也有神经源性改变,既有急性期改变又有慢性改变;急性期的改变可能发生在阴道分娩过程中,而慢性期变化可能是妊娠期神经和盆底肌肉长时间受到牵拉和压迫造成的。阴道分娩导致不可逆的损伤并由于年龄增加和再次分娩而逐渐加重,最终盆底功能受损。阴道前壁固有层内的血管活性肠肽(vasoactive intestinal polypeptide,VIP)能神经纤维末梢分布减少,可能是产后尿失禁的发病机制之一。阴道前壁内的 VIP 和神经肽 Y(neuropeptide Y,NPY)能神经纤维末梢分布减少,可能是产后阴道壁脱垂的发生机制之一。

(2)围绝经期由于卵巢滤泡功能丧失,雌激素水平降低,易导致盆底韧带及肌肉松弛、胶原蛋白缺失、盆腔器官功能衰退等,会诱发盆底功能障碍性疾病。

(3)慢性咳嗽、腹水、腹型肥胖、持续负重、便秘等,造成腹压增加而引起盆底功能障碍性疾病。

(4)医源性原因,如没有充分纠正手术时所造成的盆腔支持结构缺损。

5. 为明确该病人的诊断,必须做的检查是什么?

(1)运用盆底肌肉评估治疗仪进行盆底肌力评定。

(2)Valsalva 运动。深深吸气,屏住呼吸,向下用力(做呼气动作但不呼气),保持 10 秒,检查内容如下。

①阴道膨出物:阴道前壁(膀胱后壁)、宫颈、穹窿(全子宫切除术后)、阴道后壁(直肠膨出)。

②是否有尿道下移。

③是否有尿液自尿道口喷出。

④是否有粪便或气体自肛门喷出。

⑤会阴体活动度：正常、活动度大。

(3)阴道松弛分度评定。

正常：阴道横径能并列容纳 2 指以下。

轻度松弛：阴道横径能并列容纳 2～3 指。

中度松弛：阴道横径能并列容纳 3～4 指。

重度松弛：阴道横径能并列容纳 4 指以上，或合并有会阴Ⅱ度旧裂或阴道前后壁中度以上膨出者。

(4)阴道松紧度分级评定。

Ⅰ级：阴道中下段弹性好，肛提肌收缩力强，阴道横径可容 2 指。

Ⅱ级：阴道中段松弛，肛提肌收缩力弱，但阴道口横径可容 2 指。

Ⅲ级：阴道中下段及阴道口横径均可容 2 指以上，阴道缩肌收缩力弱或消失。

(5)尿动力学检查(urodynamics)。

包括膀胱内压测定和尿流率测定，膀胱内压测定主要观察逼尿肌的反射以及病人控制或抑制这种反射的能力；尿流率测定可以了解膀胱排尿速度和排空能力。

6. 如何掌握与盆底功能障碍性疾病的新入院病人进行沟通、共情的技巧？

实行首问负责制，热情微笑接待病人入院，介绍病区环境、医护人员、便民措施、疾病发生原因及手术注意事项等。积极倾听，适当回应病人及其家属，提前评估识别病人需求。病人可能担心住院时间太长，母亲角色冲突，家中两个孩子无人照顾，从而产生焦虑。需对病人有同理心，关爱病人，并积极安慰病人，使其知道，只有积极参与诊疗，才能快速康复出院。

盆底功能相关知识

一、盆底结构腔室理论的三个腔室与三个水平

垂直方向分为前、中、后三个腔室，前腔室包括阴道前壁、膀胱、尿道；中腔室包括阴道顶部、子宫；后腔室包括阴道后壁、直肠。

水平方向分三个水平，水平 1 为上层支持结构(主韧带-宫骶韧带复合体)；水平 2 为旁侧支持结构(肛提肌群及膀胱、直肠阴道筋膜)；水平 3 为远端支持结构(会阴体及括约肌)。

二、盆底肌纤维的分类

盆底肌属于骨骼肌，受躯体神经支配，直接受人的意志控制，故又称为随意肌。根据肌纤维的形态和代谢特点，分为Ⅰ类和Ⅱ类肌纤维，Ⅱ类肌纤维又可以进一步分为Ⅱa、Ⅱb、Ⅱc。

Ⅰ类肌纤维又称为慢肌纤维，其收缩较慢、产生的张力较低，但持续时间长，不易疲劳，在耻骨阴道肌、耻骨直肠肌中占 70%，耻骨尾骨肌中占 90%，髂骨尾骨肌、坐骨尾骨肌中占 68%。主要作用是维持盆腔器官在正常解剖位置上，一旦受损，会出现盆腔器官脱垂，盆底肌中的深层肌大多为此类型肌纤维，对维持盆底的支撑功能起重要作用。

Ⅱ类肌纤维又称为快肌纤维，其收缩快，产生的张力高，但是易疲劳，是高强度运动时的主要动力。盆底肌的浅层肌中含此类型肌纤维较多，具有控尿、控便、维持阴道的紧缩度、增加性快感的功能，受损后会出现相应的症状，如尿失禁、粪失禁、性功能障碍。

三、盆底电生理及生物力学评估

分类型盆底肌力测试是国内外比较通用的方法之一，既可以了解盆底肌收缩的质量，也可以了解肌纤维的持续收缩能力和快速重复收缩能力。

盆底肌肌力分级

分级	收缩质量	保持时间(Ⅰ型肌,秒)	收缩次数(Ⅱ型肌,次)
0 级	无	0	0
1 级	颤动	1	1
2 级	不完全收缩	2	2
3 级	完全收缩,持续抵抗	3	3
4 级	完全收缩,具有轻微抵抗	4	4
5 级	完全收缩,没有抵抗	5	>5

四、盆腔器官脱垂引起的功能症状程度分级的问卷评估表

(1)盆底功能影响问卷简表(pelvic floor impact questionnaire-short from 7,PFIQ-7)。

(2)盆腔器官脱垂及尿失禁性生活问卷(pelvic organ prolapse-urinary incontinence sexual questionnaire,PISQ-12)。

五、压力性尿失禁的主观分度

Ⅰ级:尿失禁只发生在剧烈压力下,如咳嗽、打喷嚏或慢跑。

Ⅱ级:尿失禁发生在中度压力下,如快速运动、上下楼梯。

Ⅲ级:尿失禁发生在轻度压力下,站立时即发生,仰卧位时可控制尿液。

六、压力性尿失禁的客观分度

1 小时尿垫试验适用中重度病人。①试验开始 15 分钟内饮 500 mL 白开水。②之后的 30 分钟,行走,上下 1 层楼的台阶。③最后 15 分钟,坐立 10 次,用力咳嗽 10 次,原地跑步 1 分钟,拾起地面物体 5 次,再用自来水洗手 1 分钟。④试验结束时,称重尿垫,要求病人排尿并测量尿量。严重程度分级如下。

1 小时尿垫试验结果分级

严重程度	漏尿量
轻度	1 小时漏尿<1 g
中度	1 小时漏尿 1～<10 g
重度	1 小时漏尿 10～50 g
极重度	1 小时漏尿>50 g

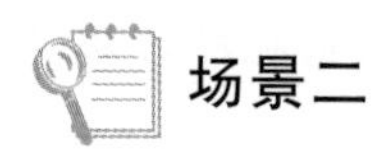

场景二

张女士盆底肌力评定及尿动力学检查结果如下。最大尿流率 30.8 mL/s。残余尿 0 mL。储尿期膀胱测压:中速充盈灌注,膀胱顺应性、稳定性正常,初感尿意 181 mL,正常排尿感 249 mL,强烈尿感 483 mL,咳嗽、Valsalva 动作可诱发出漏尿,膀胱内压力(ALPP)125～142 cmH_2O,膀胱感觉、容量正常。排尿期压力-流率测定:膀胱收缩正常,无下尿路梗阻。结果出来后,经过与病人沟通对女性"漏尿"的认识,病人要求手术。在获得病人及其家属知情同意后,医生给张女士制订了手术方案,行阴道前壁修补+经闭孔尿道中段无张力悬吊术(TVT-O)。术后 3 天内病人一直诉恶心、乏力、睡眠差。术后 76 小时第一次排便。

【思维启示】

在妇科盆底治疗室进行尿动力学检查后,病人诊断为尿失禁,随后接受了手术治疗。学生需思考以下问题。

(1)盆底功能障碍性疾病的治疗包括哪些?

(2)压力性尿失禁的护理措施有哪些?

(3)压力性尿失禁的行为指导有哪些?

【问题解析】

1.盆底功能障碍性疾病的治疗包括哪些?

1)手术方式　包括盆底重建术、阴道前后壁修补术等。盆底重建术主要针对中盆腔的建设,通过吊带、网片和缝线把阴道穹窿组织或宫骶韧带悬吊固定于骶骨前、骶棘韧带,也可行自身宫骶韧带缩短缝合术,子宫可以切除或保留。压力性尿失禁“金标准”术式为耻骨后膀胱尿道悬吊术和阴道无张力尿道中段吊带术(tension-free vaginal tape,TVT),此术式现已成为一线手术治疗方法。

2)非手术治疗方法　综合运用有关康复治疗技术,恢复、改善或重建女性在妊娠和分娩过程受到不同程度损伤的盆底有关功能,预防和治疗盆底功能障碍相关疾病,其目标是缓解症状,增加盆底肌的强度、耐力和支持力,预防脱垂发生,避免或延缓手术干预。

防治盆底功能障碍性疾病的手段包括宣教、手法辅助、盆底肌锻炼、盆底肌康复器辅助训练、生物反馈、电刺激、综合盆底电生理治疗技术。

(1)宣教内容:针对盆底功能障碍性疾病防治知识的健康教育,包括生理解剖常识,盆底功能障碍性疾病发病概况、危害、临床表现、防治常识,产后预防的重要价值,产后盆底康复主要内容等。产后盆底康复方案包括普遍性指导方案、重点预防方案、推荐性预防方案、针对性治疗方案。

(2)凯格尔(Kegel)训练:这是盆底康复基础性内容,对尿失禁、子宫等轻度脱垂,改善性生活质量,产后盆底的康复都有一定的疗效,可加强盆底肌运动能力,改善尿道、肛门括约肌的功能。该法是有意识地对以肛提肌为主的盆底肌肉进行自主性收缩训练。在专业人员指导下训练能获得更理想效果。专业人员可用手法指导病人学会正确训练方法。一般嘱病人做收缩肛门阴道的动作,每次收紧不少于3秒后放松,连续做15～30分钟,每日进行2～3次,或每日做150～200次,6～8周为1个疗程,一般4～6周有改善。

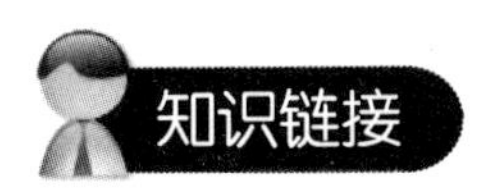

盆底康复治疗

一、盆底康复治疗适应证

为预防盆底功能障碍性疾病的发生,产后妇女可常规进行盆底康复,特别是:妊娠及分娩过程中盆底组织有明显损伤者;妊娠期及产后出现了盆底功能障碍的有关症状者;产后存在生殖道脱垂、膨出等临床体征者;产后出现如慢性疼痛等与盆底功能相关的异常者。盆底康复适用于POP-QⅠ～Ⅱ度有症状者,也适用于希望保留生育功能、不能耐受手术治疗或者不愿意手术治疗的重度(POP-Q Ⅲ～Ⅳ度)脱垂者。

二、盆底康复治疗禁忌证

产后恶露未净或月经期禁止使用阴道内器械进行相关康复治疗者;产妇有精神及心理障碍者;痴呆、癫痫等神经系统疾病者;合并有恶性肿瘤者;泌尿生殖道活动性感染者;安装心脏起搏器者;伤口感染或有手术瘢痕裂开风险的产妇。合并其他病史者在康复前应请相关专科会诊,并在审慎评估后再开始进行。

三、盆底肌康复器

盆底肌康复器又称阴道哑铃,可辅助指导盆底肌的康复,居家巩固维持盆底康复治疗的效果。盆底肌康复器由带有金属内芯的医用材料塑料球囊组成,球囊的形状和体积相同,重量20～68 g,或重量相同直径大小不等,尾部有一根细线,方便从阴道取出。盆底肌康复器常分5个重量级,编号为1～5,重量逐步增加。它具有简单、方便、安全、有效等特点,属初级的生物反馈。优点为费用低,方便,可进行家庭康复锻炼,可长期训练,简便易行,及时更新持久使用。须注意尾部胶绳应留于阴道外以便于取出康复器;收缩盆底肌时,避免收缩腹肌、臀大肌等肌肉,专注于盆底肌收缩训练;注意循序渐进,逐步增加难度及强度,一般训练3个月后评估康复效果。

四、盆底肌电刺激

(1)唤起肌肉本体感受器:先行盆底肌力的电诊断,如盆底肌力0级,首先应采用电刺激唤醒肌肉本体感受器,治疗分4个阶段循环进行,即低频脉冲电刺激盆底肌,伴或不伴盆底肌的自主收缩→休息→生物反馈盆底肌主动收缩(肌电图模拟模块指导)→休息(不断进行上述循环达10～20分钟)。

(2)膀胱逼尿肌的电刺激:充盈和排尿阶段具有如下 12 个反射。

①膀胱储存和充盈阶段:4 个反射 A1、A2、A3、A4。

②排尿启动阶段:2 个反射 B1、B2。

③膀胱排尿阶段:5 个反射 C1、C2、C3、C4、C5。

④排尿停止阶段:一个反射 D1,既是结束收缩阶段,又是返回充盈阶段。A3 反射指的是盆底肌收缩,抑制膀胱逼尿肌收缩(抑制副交感神经),可引起膀胱再次充盈,电刺激模拟这种反射原理,电刺激盆底肌,即能反射性使膀胱逼尿肌抑制,以逐步得到膀胱的再次充盈;在膀胱过度活动及急迫性尿失禁的康复疗法中,取长方形双相电流,调整一定的电流频率、脉宽、时间、肌纤维类型等参数,使用盆底肌治疗头进行电刺激,可获得良好的治疗效果。

(3)尿道括约肌电刺激:由于快速反应需要,尿道横纹括约肌大部分为 2 类肌纤维,常用去极化的长方形两相电流进行电刺激治疗,效果明显。

(4)功能低频电刺激治疗(functional electric stimulate,FES):这是一种被动的盆底康复功能方法,应用电流刺激盆底肌肉或神经,可直接诱导治疗性的反应或者调节盆底功能,该电刺激联合生物反馈治疗可明显提高疗效。

五、生物反馈治疗

生物反馈治疗是通过生物反馈仪等设备提供反馈信息,指导病人进行正确的盆底肌训练的有关方法,其中提供反馈信息的设备包括阴道压力计、盆底肌康复器(vaginal cone)、阴道张力计、生物反馈仪等。除盆底肌康复器外,其余都是通过置于阴道内生物反馈治疗探头与体外仪器连接,把肌肉活动的有关信息肌电图、压力曲线或其他形式信号转化为听觉和视觉信号反馈给接受治疗的产妇,并提示其训练过程是否正常或异常的盆底肌活动状态,引导其进行正确的盆底肌活动,科学地进行盆底肌训练并逐步形成条件反射,以获得最佳的训练效果;生物反馈能够有效地控制不良的盆底肌收缩,并对这种收缩活动进行改进或纠正,最常用的是肌肉生物反馈、膀胱生物反馈、A3 反射和场景生物反馈。

(1)肌肉生物反馈。1 类肌纤维生物反馈:从 3 秒开始训练,收缩 3 秒,休息 3 秒,逐渐加强,至可达到收缩 30 秒,休息 30 秒,治疗时间 10～15 分钟。2 类肌纤维生物反馈:快速收缩 1 次,休息 2～3 倍收缩时间,逐渐加强,至可达到快速收缩 10 次,休息时间仍为 2～3 倍收缩时间,治疗时间 10～15 分钟。

(2)膀胱生物反馈。产妇盆底肌收缩时,能够观察到膀胱收缩的轨迹,能够调节并控制膀胱的反射。

(3)A3 反射。模拟 A3 反射曲线,训练产妇在咳嗽时控尿。

(4)场景生物反馈。模拟各种场景反射曲线如提重物、上楼梯等动作,训练产妇在各种情况下的盆底肌收缩能力。其步骤是将盆底肌治疗头放置于阴道内,根据病人症状出现的场景选择设备中合适的反馈程序,按要求的盆底肌的肌力、疲劳度、治疗与休息时间、最大电压值、反馈模块的坡度难易程度,结合病人个体条件,进行必要的修正或创建一个适合该产妇的治疗程序及方案。

2. 压力性尿失禁的护理措施有哪些?

(1)轻度病人:指导使用尿垫,选择防护材料,高吸水性衬垫和卫生巾可以改善短期和长期病人的舒适度,改变不良生活方式;教会病人进行盆底肌训练,持续 3 个月以上。

(2)中度病人:建议到专科医院就诊;记录排尿日记;制订排尿计划,每 2 小时一次,尽可能排空膀胱;若 24 小时内未发生漏尿,应将排尿间隔时间延长 15 分钟,可 3～4 小时排尿一次且无尿失禁发生;在盆底肌训练期间和结束时,应评价效果。

(3)重度病人:建议专科医院手术治疗。

3. 压力性尿失禁的行为指导有哪些?

(1)睡前 4 小时减少液体摄入。

(2)体质指数(BMI)>30 的女性应该积极减重,建议体重管理的目标是第一年减掉初始重量的 7%,尽可能达到 10%;当 BMI<24 时,可以转为均衡饮食,保持运动习惯,并书写减重日记。

(3)饮食中增加膳食纤维,减少辛辣食物和含酒精、咖啡因或碳酸类饮料,养成定时排便习惯。

(4)减少或避免提重物、大笑、跑跳、快步行走等增加腹压的动作。

(5)从事体育运动的女性在晚年会出现尿失禁,但是规律的体育活动可以积极影响盆底肌,减少尿失禁发作,应排除额外负荷的阻力训练、高强度跳跃(如蹦床)以及高强度跑步等运动。

(6)积极戒烟。与吸烟相关的咳嗽可能会增加腹压,并加剧尿失禁的症状。

(7)积极进行膀胱训练,制订排尿计划,养成正确的排尿习惯,延长排尿时间间隔。

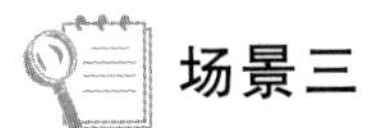

场景三

按照计划张女士于术后第4天出院,然而,出院当天病人诉伤口疼痛,影响睡眠;同时左下肢也肿胀、疼痛,不能下床活动,生活不能自理。B超提示左侧小腿可见肌间静脉血栓,给予抗血栓治疗。3天后,在医护人员、家属的照顾下,所有症状开始好转,复查B超血栓也缩小了,病人被告知可以出院。可是回去后怎么办,张女士很焦虑。

【思维启示】

病人术后发生了深静脉血栓,医护人员采取了相应的诊疗和护理后,可以出院了。学生需思考以下问题。

(1)如何对该病人实施预防静脉血栓护理?

(2)如何对该病人进行出院健康相关知识指导?

(3)病人出院后,护士应该做哪些延续护理?

【问题解析】

1. 如何对该病人实施静脉血栓护理?

使用Caprini血栓风险模型评估,评分1～2分者,低危,每周评估1次;评分3～4分者,中危,每周评估2次;评分≥5分者,高危,每日评估。我国妇科手术后无预防措施的病人深静脉血栓(deep vein thrombosis,DVT)的发生率较高,为9.2%～15.6%,静脉血栓中肺栓塞(pulmonary embolism,PE)的发生率高达46%。目前,静脉血栓栓塞症的预防方法包括基础预防、机械预防及药物预防。

1)基础预防

(1)帮助病人制订合理的活动计划,每天记录活动情况,指导病人从被动到主动、从床上到床下,循序渐进地活动。被动运动包括双下肢按摩、双踝关节被动旋转、双踝关节被动屈伸。主动运动包括双踝关节主动旋转、双踝关节主动屈伸、双足跟主动滑动、股四头肌等长收缩即双膝盖下压。

(2)术后早期活动:早期离床活动有助于减轻胰岛素抵抗、降低静脉血栓栓塞症风险、缩短住院时间。充分的术前宣教、理想的术后镇痛、早期拔除尿管和引流管等均有助于病人术后早期离床活动。术后第一天鼓励病人尽早下床活动,30分/次,5～6次/天;活动前妥善固定引流管,预防跌倒,注意观察病人生命体征,以病人能耐受为度,多做深呼吸和咳嗽动作,遵循循序渐进的原则,不可过度劳累,若出现呼吸急促、面色苍白等现象立即停止活动。

(3)被动运动:指导家属从肢体远端向近端的方向按摩病人的腓肠肌、比目鱼肌及股四头肌,10～15分/次,3次/天。

(4)主动运动:踝泵运动、股四头肌等长收缩(绷腿练习)、股四头肌直腿抬高(抬腿练习)等。

(5)多饮水,保证每天饮水量超过2000 mL。

(6)每天用40 ℃温水泡脚2次,促进血液循环。

(7)进食粗纤维、维生素含量高的食物,保持大便通畅。

(8)静脉保护:避免同一部位反复穿刺;避免在下肢进行穿刺;避免长时间扎止血带。

2)机械预防

(1)间歇充气加压(intermittent pneumatic compression,IPC)是静脉血栓栓塞症的主要机械预防方式之一。

①压力选择:大腿或小腿施加35～40 mmHg的压力,腿套内充气大约每次10秒,然后放松1分钟,再

重复该循环，足底静脉泵推荐使用130 mmHg左右的压力。

②加压时机：对于腹部手术静脉血栓栓塞症中风险以上的病人，推荐自入院开始使用，每日不少于18小时。

③操作前评估：静脉血栓栓塞症风险等级、使用意愿及配合程度、下肢皮肤完整性，以及有无间歇充气加压应用禁忌证等，必要时进行双下肢静脉多普勒超声检查筛查。

④治疗期：应关注病人安全，病人可床上轻微活动下肢；如需下床活动，应呼叫护士及时移除装置，防止跌倒；仪器出现漏气或其他故障报警时，应及时解决；及时查看病人肢体有无缺血表现，如有无皮肤苍白、皮温下降、肢体麻木、间歇性跛行等，一旦出现，应立即停止，并及时汇报医生；若出现有未被发现的血栓脱落，引起呼吸困难、胸痛、咳嗽、咯血、心悸等肺栓塞，应保持卧位休息，给予呼吸与循环支持，无出血风险时尽早进行抗凝及溶栓治疗。

(2)梯度压力袜(graduated compression stocking，GCS)是目前预防静脉血栓栓塞症最常见的机械预防方式。

①妇科术后由于活动受限，应选择压力Ⅰ级梯度压力袜。

②大腿型比膝下型更有效，但舒适度不高，应结合病人喜好、医生的专业判断、腿部周长和腿形进行综合判断。

③若选择膝下型，宜在病人直立位的腿上测量踝部最小周长处、小腿最大周长。

④有血栓风险者，应自入院开始穿梯度压力袜，在活动量减少期间，白天和夜间均应穿着。

⑤向病人及其家属演示说明穿着步骤，穿着期间应评估下肢皮温、皮肤的颜色，足背动脉搏动情况，肢体有无疼痛、麻木等，每天至少脱下一次进行皮肤清洁。

3)药物预防　术后12小时开始使用抗凝药物，常用药物为低分子肝素钙，每天1～2次皮下注射。用药期间做好病人健康指导，密切观察病人注射部位皮肤状况以及有无出血倾向和寒战、发热、荨麻疹等过敏反应；同时遵医嘱定期监测凝血、肝肾功能等。

2. 如何对该病人进行出院健康相关知识指导？

(1)加强盆底肌功能的锻炼：Kegel运动、盆底肌康复器辅助训练、生物反馈、电刺激、综合盆底电生理治疗技术。

(2)活动与休息：一般以卧床休息为主，可以适当户外活动；术后3个月内避免重体力劳动、跳跃动作，指导其避免腹压增高的行为方式和生活习惯，如长期站立、蹲位、负重等剧烈运动和性生活，预防感冒，注意个人卫生，保持会阴部清洁，安排要循序渐进，可行散步、游泳、打太极拳等活动，以不感到劳累为原则，慢慢过渡到跑步、爬山等活动。如出现排尿困难、残余尿增多或尿失禁复发，应及时就诊。

(3)保持良好、愉快的心情。

(4)定期复诊：手术病人出院1个月后到门诊复查，了解病人术后康复情况。出现不适及时就诊。

3. 病人出院后，护士应该做哪些延续护理？

(1)电话随访：出院后24～48小时应常规对病人进行电话随访，包括出院后指导、疼痛评估、伤口护理、出院后并发症的监测、日常活动指导、盆底康复指导、性生活指导。术后7～10天应至门诊回访，回访内容包括伤口拆线、查询病理检查结果、制订后续治疗计划。随访至少应持续至术后30天，主要关注出院后并发症及再次住院事件。

(2)建立病人俱乐部：病人俱乐部是由某个专科或单病种的医护人员组织的病人互助小组，由医护人员、病人、家属、社会志愿者共同参与，在相关医护人员的组织下，组织病人定期活动，对有关疾病的诊治、康复、自我护理组织小组讨论，或开展知识竞赛，同时进行经验交流，使病人可以相互支持，共同分享成功经验，体会社会的关心和支持，对疾病的恢复具有积极的作用。

(3)基于网络平台的健康教育：建立盆底障碍病人QQ群或微信群，将病人加为群友，护士每周轮流在网上以群聊天的形式解答共性问题。此方法可大大节省资源，方便又快捷。

(4)家庭访视：家庭访视最大的优势是通过面对面沟通，有效提高病人出院后对治疗的依从性，还能进行查体及心理照护，是所有延续护理中最能提高满意度的一种，但缺点是受时间限制，实施成本较高。

四、主要参考文献

[1] 丛雪，徐杨，王斗，等．女性压力性尿失禁管理相关循证指南的质量评价[J]．中国循证医学杂志，2019，19(11)：1341-1348.

[2] 马乐，刘娟，李环，等．产后盆底康复流程第一部分——产后盆底康复意义及基本原则[J]．中国实用妇科与产科杂志，2015，31(4)：314-321.

[3] 刘娟，葛环，李环，等．产后盆底康复流程第二部分：康复评估——病史收集、盆底组织损伤及盆底功能评估[J]．中国实用妇科与产科杂志，2015，31(5)：426-432.

[4] 李环，龙腾飞，李丹彦，等．产后盆底康复流程第三部分：产后盆底康复措施及实施方案[J]．中国实用妇科与产科杂志，2015，31(6)：522-529.

[5] 郎景和，王辰，瞿红，等．妇科手术后深静脉血栓形成及肺栓塞预防专家共识[J]．中华妇产科杂志，2017，52(10)：649-653.

[6] 宋晓红，白文佩，朱兰，等．肥胖女性压力性尿失禁体质量管理中国专家共识(2020 版)[J]．实用临床医药杂志，2020，24(2)：1-5.

[7] 陈琦，丁留成，李惠珍，等．女性压力性尿失禁手术安全共识[J]．现代泌尿外科杂志，2019，24(8)：605-613.

[8] 中华医学会妇产科学分会妇科盆底学组．女性压力性尿失禁诊断和治疗指南(2017)[J]．中华妇产科杂志，2017，52(5)：289-293.

[9] 上海市肺栓塞和深静脉血栓防治联盟，国际血管联盟中国分部护理专业委员会，上海市护理学会外科护理专业委员会．间歇充气加压用于静脉血栓栓塞症预防的中国专家共识[J]．中华普通外科杂志，2022，37(7)：549-553.

[10] 植艳茹，李海燕，陈燕青．梯度压力袜用于静脉血栓栓塞症防治专家共识[J]．介入放射学杂志，2019，28(9)：811-818.

（吴　芬）

案例 21　不孕症合并染色体平衡易位病人的护理实践

一、案例简介

刘女士，年龄 29 岁，已婚，清宫术后 2 年未避孕未孕入门诊治疗。

女方发现染色体平衡易位 2 年，现结婚 2 年，2020 年孕 7 周时胚胎停止发育，行清宫手术。2021 年外院体外受精-胚胎移植及植入前遗传学诊断与筛查技术助孕 3 周期失败。希望进行不孕症治疗，夫妻双方同时就诊。于 2021 年 10 月 4 日在我院进行拮抗剂方案促排卵治疗，获卵 18 枚，受精 14 枚，获囊胚 6 枚，进行遗传学检测、筛查后获得可移植胚胎 3 枚。2021 年 12 月 20 日复苏移植一枚未见异常胚胎后着床。2022 年 9 月 5 日顺产一男活胎，现体健。

二、案例说明书

【教学目标】

本案例展示了不孕症合并染色体平衡易位病人的健康评估、辅助检查、护理诊断及健康指导等内容。通过本案例的学习，达到以下学习目标。

(1)掌握不孕症与染色体平衡易位之间的关系及有哪些临床表现。

(2)掌握不孕症合并染色体平衡易位的评估要点及重点护理措施。

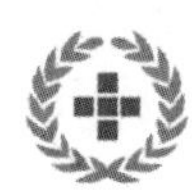

(3)掌握不孕症合并染色体平衡易位病人进行胚胎植入前遗传学检测、筛查助孕的健康教育。

(4)熟悉遗传咨询病人的管理。

(5)根据病人病情,能正确提出护理诊断,给予全面的门诊疾病护理措施。

【教学思路】

本案例是一例不孕症与染色体平衡易位病人。教师分析病人的既往资料,引导学生思考正常怀孕及不孕症的鉴别要点。教师介绍门诊临床诊疗经过,引导学生讨论胚胎植入前遗传学检测技术在不孕症与染色体平衡易位治疗中的评估要点及护理要点。教师再现遗传咨询,引导学生思考怎样对病人进行正确的教育指导。该案例可引发学生对不孕症及染色体平衡易位病人的重视,并对生殖护理学及遗传学相关知识有一个系统性的认知。此外,该案例还能引导学生学习和运用社会支持理论做好不孕症病人的心理护理。

【关键要点】

随着分子生物学技术的不断发展,胚胎植入前遗传学检测、筛查助孕的准确性和可靠性进一步提高,已成为辅助生殖技术的重要组成部分。

通过各地区不孕不育及不良孕产人群的遗传病因学因素分析,出现异常染色体核型的概率为1.7%~9.8%。染色体异常为导致不良孕产史、不孕不育、出生缺陷的重要遗传因素,外表正常但携带异常染色体是引起其子代流产和死胎,导致新生儿死亡、先天性畸形的重要因素。染色体检查可对不良孕产史及不孕不育病人进行优生优育指导。

不孕症合并染色体平衡易位在人群中并不鲜见,家族遗传和新发突变都可以导致染色体易位的发生,在正常人群中染色体易位的发生率只有2‰左右,但在反复不良孕史夫妇中染色体易位的发生率接近1/10。如果夫妇中一人为平衡易位的携带者,那么所育子女发生染色体片段不平衡的比例会大大提高,流产、不孕或出生子女患有先天性缺陷疾病的风险也会增加。因此,需进行染色体平衡易位及遗传学检测、筛查助孕相关知识宣教,让病人了解染色体平衡易位的生育风险、生育方式,帮助其决策,制订检查和复诊计划,并在其怀孕期间做好孕期及产前检查的相关宣教及随访工作。

【建议学习资源】

[1] 张学红,何方方.辅助生殖技术[M].北京:人民卫生出版社,2015.

[2] [美]帕特里夏·麦卡锡·维奇,[美]邦妮·S.勒罗伊,[美]南希·P.卡拉南.遗传咨询技巧[M].2版.朱丽萍,徐飚,沈亦平,译.北京:世界图书出版公司,2021.

[3] 邢兰凤,朱依敏.辅助生殖技术护理专科实践[M].北京:人民卫生出版社,2018.

三、案例正文

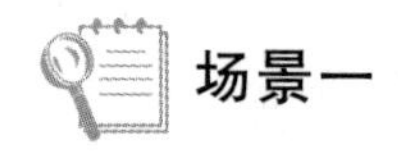

场景一

2021年9月5日08:00,刘女士与其丈夫薛先生来到生殖中心进行遗传咨询。

护士:"请问您今天主要想咨询什么问题?"

刘女士:"我是染色体平衡易位携带者,我父亲也是。我和丈夫在外院做过试管,但都没成功。时间也浪费了,钱也花了不少,为了做试管我现在都没上班,急死了。我想了解下你们医院三代试管的一些流程。"

护士:"我们需要先详细了解您的相关情况以及家族成员的相关情况,然后再请我们医生给您进行详细分析和解释。请问您本人是什么时候发现染色体平衡易位的?"

刘女士:"我27岁(2020年)因自然流产后在外院做染色体检查,发现了我是染色体平衡易位者。这是不是我们不怀孕的原因呢?到底能不能治好,做一次试管这么久,成功率大不大?我老公上班忙,时间也不够。"

护士:"请问您有D3窦卵泡数、性激素和生殖激素的检查结果吗?"

刘女士:"有,2021年1月在外院查过,这是我的检查结果。"护士接过检查报告仔细查看。D3窦卵泡数:LF为8个,RF为5个。D3性激素:FSH为5.58 MIU/mL,LH为6.42 MIU/mL,E2为48 MIU/mL;

P 为 0.3 nmol/L；T 为 1.0 nmol/L；PRL 为 0.15 nmol/L。D3 生殖激素：AMH 为 3.32 ng/mL。

护士："请问你们夫妻双方染色体结果是什么样的？"

刘女士："我老公染色体 46，XY，我的染色体 46，XX，t(2;8)(q21.1;q21.3)。"

护士："我还想了解一下您家族里其他成员的相关情况行么？请问您有兄弟姐妹吗？您母亲有几个兄弟姐妹？父亲呢？父母亲兄弟姐妹的身体情况、疾病史、生育史等能否述说一下。"

刘女士："我有 1 个弟弟，1 个妹妹，弟弟已经生了一个健康的女儿，妹妹未婚。妈妈没有流产史。爸爸 2021 年也做过一个染色体检查，结果是 46，XY，t(2;8)(p10;q10)，也是染色体平衡易位携带者。家族里只有爷爷是因为肺癌过世了。"

护士："现在我想了解一下薛先生您家族里的相关情况？"（询问家族史、有无遗传病史、肿瘤病史、近亲婚配史等）。

薛先生："我的染色体是正常的，2021 年 9 月在外院做过精液常规检查，精子活动率 70%，精子正常形态率 3%。我的家人也没有流产史，只是我的爷爷是肠癌过世的。"

护士："我想了解一下您双方的婚育史，请问您是何时结婚、是否初婚、有无孕史。"

刘女士："我们 2020 年初婚，2020 年有 1 次怀孕，怀孕 7 周时 B 超发现没有胎心，胚胎停止发育，就做了清宫手术，后面没有再怀过孕。所以 2021 年做胚胎植入前遗传学检测、筛查助孕 3 个周期，这是我的资料。"

第 1 周期，拮抗剂方案，获卵 12 枚，受精 7 枚，获囊胚 2 枚，遗传学检测均异常。

第 2 周期，拮抗剂方案，获卵 17 枚，受精 12 枚，获囊胚 2 枚（D5-4 BB、D6-4 BC），遗传学检测均异常。

第 3 周期，拮抗剂方案，获卵 11 枚，受精大约 8 枚，获囊胚 0 枚，取消周期。

刘女士："这次又要做试管，不晓得这次囊胚还有没有，能不能成功。"

护士根据家庭成员情况，绘制了家系图：

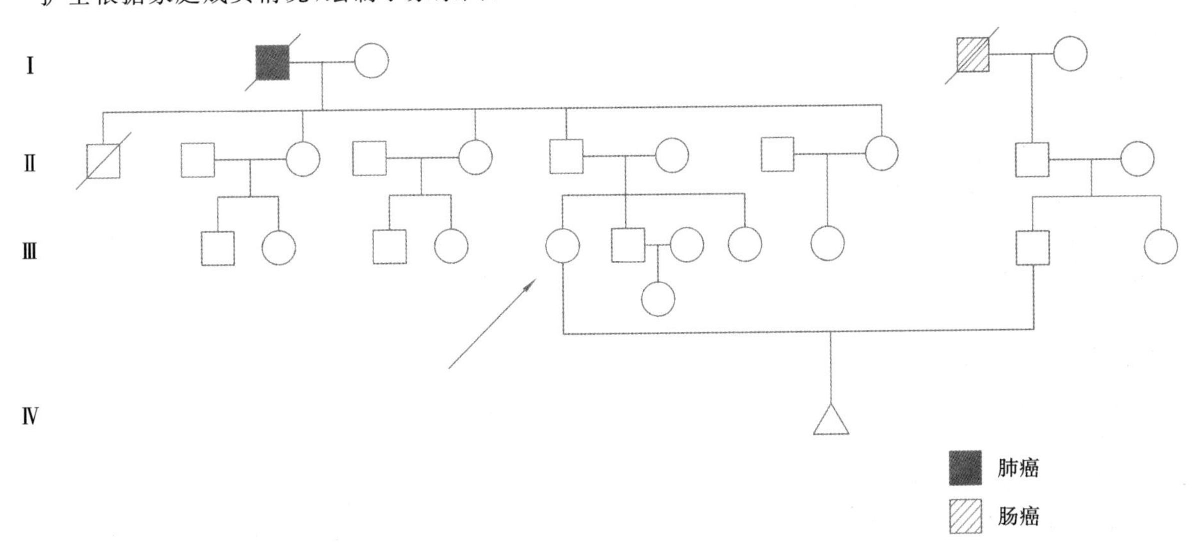

诊断明确：1. 继发性不孕。2. 女方染色体平衡易位携带者。3. 外院反复进行胚胎植入前遗传学检测、筛查助孕失败。处理建议：胚胎植入前遗传学检测、筛查助孕术前准备＋断点分析，双方进行染色体拷贝数变异检测。

【思维启示】

病人首次就诊，已有不孕症诊断，既往人类辅助生殖技术治疗失败，希望再次治疗。需完成全面的首次遗传相关咨询，完善必要的检查。同时，病人及其家属可能对疾病有不确定感，且双方外院多次胚胎植入前遗传学检测、筛查助孕失败，焦虑情绪较为严重。因此，倾听病人心声，缓解病人焦虑很重要。学生需思考以下问题。

(1) 什么是不孕症？不孕症常见的原因是什么？

(2) 该类病人如果继续选择胚胎植入前遗传学检测、筛查助孕，应完善哪些护理评估？

(3) 该病人目前存在的最主要护理问题是什么？应采取哪些护理措施？

(4)何为“三代试管”？辅助生殖技术有哪些种类？

【问题解析】

1. 什么是不孕症？不孕症常见的原因是什么？

不孕(育)症是一种由多种病因导致的生育障碍状态，是生育期夫妇的生殖健康不良事件。女性无避孕性生活至少12个月而未孕称为不孕症(infertility)，对男性则称为不育症。不孕症分为原发性和继发性两类，既往从未有过妊娠史，未避孕而从未妊娠者为原发不孕；既往有过妊娠史，而后未避孕连续12个月未孕者为继发不孕。不孕症和不育症的病因分类如下。

1)女方因素

(1)盆腔因素：这是我国女性不孕症，特别是继发性不孕症最主要的原因，约占全部不孕因素的35%。①输卵管病变、盆腔粘连、盆腔炎症及其后遗症，包括盆腔炎症(淋病奈瑟菌、结核分枝杆菌和沙眼衣原体等感染)及盆腔手术后粘连导致的输卵管梗阻、周围粘连、积水和功能受损等；②子宫体病变，主要是指子宫黏膜下肌瘤、体积较大影响宫腔形态的肌壁间肌瘤、子宫腺肌症、宫腔粘连和子宫内膜息肉等；③子宫颈因素，包括宫颈松弛和宫颈病变等；④子宫内膜异位症，典型症状为盆腔痛和不孕，与不孕的确切关系和机制目前尚不完全清楚，可能通过盆腔和子宫腔免疫机制紊乱所导致的排卵、输卵管功能、受精、黄体生成和子宫内膜接受性多个环节的改变对妊娠产生影响；⑤先天发育畸形，包括米勒管畸形，如纵隔子宫、双角子宫和双子宫、先天性输卵管发育异常等。

(2)排卵障碍：占女性不孕的25%～35%。①下丘脑病变，如低促性腺激素性无排卵；②垂体病变，如高催乳素血症；③卵巢病变，如多囊卵巢综合征、早发性卵巢功能不全和先天性性腺发育不全等；④其他内分泌疾病，如先天性肾上腺皮质增生症和甲状腺功能异常等。

2)男方因素

(1)精液异常：先天或后天原因导致精液异常，表现为少弱精子症、无精子症、精子发育停滞、畸形精子症和单纯性精浆异常等。

(2)男性性功能障碍：指器质性或心理性原因引起的勃起功能障碍、不射精或逆行射精，或性唤起障碍所致的性交频率不足等。

(3)其他，如免疫因素，但目前临床尚无明确的诊断标准。

3)不明原因性不孕　这是一种生育力低下的状态，男女双方因素均不能排除，占不孕症人群的10%～20%，可能病因包括免疫因素、隐性输卵管因素、潜在的卵母细胞异常、受精障碍、胚胎发育阻滞、胚胎着床失败和遗传缺陷等，但目前临床缺乏针对性的检测手段，难以确定明确病因。

2. 该类病人来院初诊时，应完善哪些护理评估？

该类病人入院后，需收集其详细的健康史、评估其身体状况及心理社会状况，并完善必要的辅助检查，了解卵巢储备，评估试管成功率。

(1)健康史：包括孕产史，特别是不良孕产史；家族史，特别是家族成员的疾病史和生育史。

(2)心理社会状况：病人是否存在焦虑、抑郁等不良情绪；家庭支持情况；病人及其家属对相关知识的掌握程度等。

(3)辅助检查：包括染色体核型分析，D3生殖激素，D3窦卵泡数，D3性激素(FSH、LH、E2、P、T、PRL)等。

3. 该病人目前存在的最主要护理问题是什么？应采取哪些护理措施？

1)主要的护理问题

(1)知识缺乏：缺乏染色体平衡易位相关知识及断点分析、试管助孕流程等相关知识。

(2)社会支持缺乏　与来自家庭、社会舆论、压力有关，爱人及家属产生埋怨、厌烦情绪，缺乏理解及情感支持有关。

(3)焦虑　与担心囊胚数量少质量差、无法筛选出正常胚胎有关。

2)护理措施　根据医生的诊断与建议，建立诊疗及遗传学检测的实施计划，根据病人的健康问题制订护理计划。

(1)针对性、详细、通俗地讲解胚胎植入前遗传学检测、筛查助孕知识，让病人了解体外受精-胚胎移植技术能帮助大多数不孕夫妇成功获得妊娠，而由于病人染色体异常，在胚胎植入前进行遗传学检测能有效控制染色体病患儿的出生，降低染色体病率。

（2）遗传护士帮助病人制订检查和复诊计划。

（3）进行染色体平衡易位及胚胎植入前遗传学检测、筛查助孕相关知识宣教。

（4）了解社会支持对成功妊娠的积极影响，加强家庭沟通，获得家庭及社会支持。

4. 辅助生殖技术有哪些种类？何为“三代试管”？

辅助生殖技术（assisted reproductive techniques，ART）是指在体外对配子和胚胎采用显微操作等技术，帮助不孕夫妇受孕的一组方法，包括人工授精、体外受精-胚胎移植及其衍生技术等。

（1）人工授精（artificial insemination，AI）：这是将精子通过非性交方式注入女性生殖道内，使其受孕的一种技术。包括丈夫精液人工授精（artificial insemination with husband sperm，AIH）和供精者精液人工授精（artificial insemination by donor，AID）。

（2）体外受精-胚胎移植（in vitro fertilization and embryo transfer，IVF-ET）技术：从女性卵巢内取出卵子，在体外与精子发生受精并培养 3～5 天，再将发育到卵裂球期或囊胚期阶段的胚胎移植到宫腔内，使其着床发育成胎儿的全过程，俗称“试管婴儿”。

（3）卵细胞浆内单精子注射（intracytoplasmic sperm injection，ICSI）：将精子直接注射到卵细胞浆内，获得正常卵子受精和卵裂过程。

（4）胚胎植入前遗传学诊断和筛查：在胚胎移植前，通过人工技术对形成的胚胎进行移植前的遗传学诊断或筛查。可进行染色体分析或者基因分析来判断胚胎是否正常，从而选择正常的胚胎进行移植。父母双方携带明显致病基因，担心致病基因遗传到子代时，可用这种辅助生殖技术。如果胚胎遗传学诊断正常的话，将胚胎在体外培育到合适阶段，就可以移植入母体内，正常受孕即可。

知识链接

（1）染色体易位：两条染色单体发生断裂后，相互交换并且重新链接形成两条新的染色体的现象。染色体异位病人的染色体数目和遗传物质通常不发生变化，故对携带者本人在表型上没有太大影响，但是在其向下一代传递过程中会发生错配，容易出现不孕不育、反复流产、反复种植失败和出生缺陷等情况。

（2）胚胎植入前遗传学检测、筛查助孕：在体外受精-胚胎移植（IVF-ET）的基础上，使用全染色体筛查法，如二代测序等全基因组测序法，对体外受精中形成的胚胎的非整倍性进行植入前检测，可实现筛选出平衡的整倍体胚胎，进而避免染色体不平衡胚胎植入宫腔。

（3）胚胎植入前遗传学检测、筛查助孕流程如下。

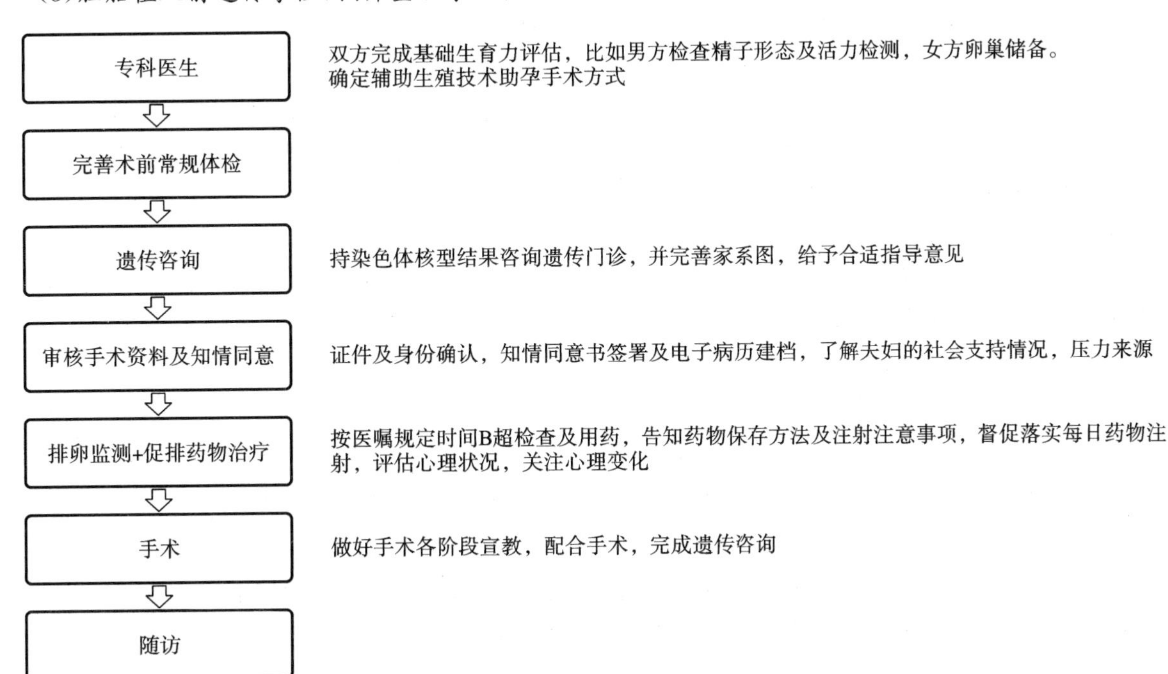

(4)胚胎植入前遗传学检测、筛查助孕适应证:①染色体结构或数目异常;②单基因遗传疾病,包括常染色体显性遗传病、常染色体隐性遗传病、X连锁显性遗传病、X连锁隐性遗传病、Y连锁遗传病。

(5)遗传咨询内容:遗传检测与诊断、个人用药史、家庭用药史、家族遗传史、植入前遗传学检测,非整倍体筛查(PGT-A),单基因病检测(PGT-M),染色体结构重排检测(PGT-SR),产前诊断,胎儿影像学检测,绒毛活检,羊水穿刺,采集脐血等,新生儿筛查,常见遗传疾病,如苯丙酮尿症。

(6)出生缺陷的三级预防。

一级预防:婚前检查、遗传咨询,孕前保健等措施防治出生缺陷的发生。具体措施包括:免费婚前医学检查,农村育龄妇女免费增补叶酸等,以及体外受精-胚胎移植术+植入前胚胎遗传学诊断。

二级预防:孕期通过早发现、早诊断和早采取措施减少缺陷儿的出生。具体措施包括孕产期保健服务、产前筛查、产前诊断。

三级预防:出生缺陷患儿出生后采取及时、有效的诊断治疗和康复方法,以提高患儿的生活质量,防止病残,促进健康。具体措施包括先天性甲低、苯丙酮尿症等遗传代谢病和听力障碍筛查工作。

场景二

2021年10月1日08:00,刘女士与其丈夫薛先生来到生殖中心进行建档。

刘女士:"请问我资料都齐了吗?"

护士:"是的,您夫妇的生育力评估资料和遗传相关资料都很齐全,感谢您的配合。按医生给您的建议,您下一步是做体外受精-胚胎移植,也就是我们通常所说的胚胎植入前遗传学检测、筛查助孕。虽然您在外院做过,但是我们还是要向你讲解一下我们中心的助孕流程,以便您安排好生活及工作,能积极配合医生的工作。"

护士详细介绍了胚胎植入前遗传学检测、筛查助孕流程:"除了您夫妇的生育力评估检查报告外,我们还需要核对你们的优生优育体检报告。如果没有其他疾病风险,就可以核对你们的身份证件,实名认证后,签署人类辅助生殖技术知情同意书及建立促排卵治疗档案。按医生建议,您的促排卵用药方案是拮抗剂方案,如果下个月月经见红第2天的B超结果符合标准就可以启动促排卵,大概10~12天的促排卵过程,当卵泡发育到一定阶段时就可以扳机促卵泡成熟,扳机后36~40小时经阴道B超引导下采卵,同时男方完成取精过程,精卵在体外受精培养到第5~6天形成囊胚后会进行活检取样送检,取样后胚胎会冷冻保存。胚胎检测报告大约1个月时间返回医生手中,您需要就诊遗传医生确认移植胚胎才能进入复苏移植阶段,一般是月经第2天开始准备内膜,18天左右内膜与胚胎同步后,方可进行胚胎植入手术。这个流程时间较长,需要反复往返医院,请您提前安排好就诊时间,并积极与医生和丈夫沟通,保持平和心态应对焦虑情绪。良好心态也能帮助提高妊娠率。在此过程中有任何问题都可以向我们反馈,医护团队都会积极为您提供帮助!"

2021年10月4日08:00,病人来月经第2天开始进行拮抗剂方案促排卵治疗,经过10天促排卵药物治疗,10月16日09:00在全麻下进行取卵手术,获卵18枚,10月17日受精14枚,10月22日获囊胚6枚。11月25日经遗传学检测、筛查获可移植胚胎3枚。

2021年12月20日人工周期后复苏移植一枚46,未见异常胚胎。

2022年1月1日查血β-hCG>1000 ng/mL,确认妊娠。

2022年1月15日彩超示:宫内可见一孕囊,大小为20 mm×19 mm,胚芽细小,胎心可见。两周再次复查彩超示:孕囊大小为40 mm×30 mm,顶臀径18.0 mm,胎心可见。医嘱:常规产检,如有不适随诊。

【思维启示】

不孕症与染色体平衡易位的病人在门诊进入周期后需要如何管理并及时沟通了解,以缓解病人在促排期间及整个试管就诊期间的焦虑情绪。学生需思考以下问题。

(1)什么是拮抗剂方案?

(2)门诊应如何做到统一管理使病人有归属感?

(3)促排期间及早孕期间的观察及护理要点是什么?

【问题解析】

1. 什么是拮抗剂方案?

目前国内临床中以促性腺激素释放激素激动剂(gonadotropinreleasing hormone agonist,GnRH-a)、促性腺激素释放激素拮抗剂(gonadotropin-releasing hormoneantagonist,GnRH-A)等常规方案为主,同时还有微刺激方案、高孕激素状态下促排卵(progestinprimed ovarian stimulation,PPOS)等其他方案。拮抗剂方案从2014年在我国开始应用,因其疗程简化、减少治疗用药量、缩短治疗周期、安全有效的特点愈发受到国内各生殖中心的关注与青睐。GnRH-A与垂体前叶上的促性腺激素释放激素(GnRH)受体结合后直接阻断GnRH对垂体的作用,应用1~2小时后即可发挥抑制黄体生成素(LH)的分泌。促排卵中使用的GnRH-A方案,根据其开始使用的时间分为固定方案(fixed)和灵活(flexible)方案。凡是有体外受精(invitrofertilization,IVF)或卵母细胞胞质内单精子注射法(ICSI)指征需要进行促排卵的病人,都可以使用GnRH-A抑制早发LH峰出现。在两种方案的使用上,固定方案多适用于正常卵巢反应病人,灵活方案更多地用在异常卵巢反应(卵巢反应慢或低反应)的病人中,以减少早使用GnRH-A产生的不良反应。

2. 门诊应如何做到统一管理使病人有归属感?

(1)在病人进行术前检查之后,及时告知病人检查出结果时间,做好回访追踪记录,提醒病人及时就诊,以免错过最佳促排时间。

(2)在进入促排周期后,由每位B超室医生及医助专人负责病人整个促排周期的过程,以及做好一对一讲解和引导。

(3)促排结束后,术前由B超室医助专人交接给手术护士对采卵当日病人进行统一管理。

(4)移植妊娠后再转交到二楼B超室医生及医助做好后期检查及随访工作。

3. 促排期间及早孕期间的护理要点是什么?

1)促排期间护理要点

(1)体型与体征:促排期间由于超促排药物的使用及病人自身内分泌的影响,会出现卵巢增大,体重增加,腹围增加等情况,及时做好讲解,向病人解释病情,消除恐惧心理。密切观察病情。

(2)饮食与活动:为预防卵巢被过度刺激,促排期间饮食应多样化,保证充分营养,加强蛋白质摄入,避免烟酒及辛辣刺激性食物。避开各种辐射和化学污染环境。保证充足睡眠,避免过度劳累。避免性生活,避免快速转身、翻身、起床等剧烈运动。

(3)皮肤与黏膜:促排期间病人需每日注射药物,皮肤完整性受损,做好心理护理。指导病人正确保管药物,建议定时注射。经常更换注射部位,保持皮肤清洁,以免引发注射部位感染。

(4)分泌物及排泄物:促排药物治疗期间,由于激素水平的影响,阴道分泌物会有所增加,应及时告知病人,注意保持个人卫生,以免诱发阴道炎。

(5)心理护理:由于知识缺乏,需针对性、详细、通俗地讲解整个促排过程及其注意事项,帮助病人制订完整的检查和复诊计划。帮助病人树立信心,同时倾听其意见及建议,达到共情,使病人逐渐减轻或消除焦虑和恐惧心理。

2)取卵手术护理要点

(1)取卵术前:证件准备及hCG注射日宣教,心理评估及配偶指导。

(2)取卵术中:做好手术室环境准备及物品准备,严格审核病人身份,监测生命体征,完成术中手术配合。

(3)取卵术后:术后做好病情观察,适当卧床休息,禁止剧烈运动,指导病人进食高热量、高蛋白质、高维生素、易消化饮食,保持大便通畅。及时告知取卵、受精、分裂情况;告知胚胎移植术时间及相关注意事项,如无特殊情况,胚胎移植术一般在取卵后3~5天进行;遗传学检测、筛查助孕病人需等待胚胎染色体检测结果出来后由遗传学专家解读并给出移植建议后方能进入冻融胚胎移植阶段。移植术后遵医嘱准确

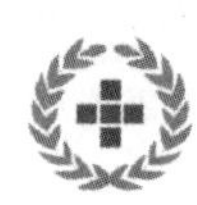

使用黄体支持药物，严禁盆浴和性生活。

3)胚胎移植术的护理要点

(1)移植术前：进行健康教育，讲解手术过程及相关知识，指导病人充盈膀胱。如果是冻融胚胎移植，则按子宫内膜准备方案，配合做好内膜准备，确定移植时间。

(2)了解病人胚胎情况。在胚胎植入前由专人告知病人胚胎发育情况、植入胚胎情况及冷冻胚胎情况。

(3)移植术中护理：协助病人取膀胱截石位配合医生进行胚胎移植，植入胚胎前应与实验室、医生再次核对病人姓名、胚胎数目，确认无误后进行胚胎植入。在胚胎移植中可能出现移植管插入困难，应对其心理疏导和安慰，使其平静地配合医生完成移植手术。

(4)移植术后护理：无需限制活动即可离院，鼓励正常生活起居，避免剧烈运动。指导病人进行自我调节，减轻心理压力，保持身心愉悦。饮食避免腹泻和便秘，做好生活指导，避免性生活，保持会阴清洁，预防感染。如有腹痛、腹胀、阴道出血等情况及时就诊。

4)早孕期间的护理要点

(1)用药指导及护理：早期妊娠是胎儿发育最关键时期，严格遵照医嘱，及时补充叶酸，做好跟踪记录。

(2)饮食与生活护理：妊娠早期由于激素变化，饮食习惯的改变，及时提醒病人饮食宜清淡且保证营养均衡。保证充足睡眠，避免久站久坐，适量户外活动，避免腹压增加，避免过度劳累及剧烈运动。避免便秘与腹泻。

(3)心理护理：要做好跟踪随访，了解病人心理状况变化，进行心理疏导。

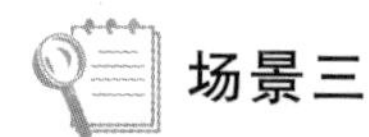

场景三

离院后病人定期产检，定期随访。

妊娠至23周时行羊水穿刺产前诊断，结果报告为染色体拷贝数未见异常，染色体核型分析未见异常。2022年9月5日外院顺产一男活胎，体重3 kg，母子体健均无并发症。

【思维启示】

病人离院后回当地进行产检应加强随访工作，做好及时沟通与指导。学生需思考以下问题。

移植术后离院，如何顺利地开展线上随访工作?

【问题解析】

移植术后离院，如何顺利地开展线上随访工作?

(1)解释随访目的，保护病人安全：医生需持续指导下一步就诊方案，需了解胎儿及胎盘发育情况。婴儿出生后，需了解母亲及婴儿的健康情况，包括孕中晚期及分娩是否有并发症及生长发育异常的情况。

(2)保护病人隐私：大部分病人对线上随访可能存在顾虑，因担心隐私泄露而产生抵抗和焦虑情绪。《人类辅助生殖技术管理办法》第十六条规定："实施人类辅助生殖技术的医疗机构应当为当事人保密，不得泄露有关信息。"应向病人解释，随访人员会严格遵守这项规定。

(3)随访指导：移植术后14天左右测血β-hCG。不提倡病人提前验孕，以免出现假阴性引起情绪波动。对于治疗后早孕病人积极做好安胎工作，定期孕期检查。胚胎植入术后35天左右进行B超检查，了解胚胎发育情况。如果胎心搏动正常则继续使用黄体支持药物至妊娠10～12周；发现两胎及以上妊娠者，则建议病人及时行多胎妊娠减灭术；异位妊娠病人应立即住院治疗；只见孕囊未见心搏者，建议继续使用黄体支持药物1周左右再次复查，仍未见胎心搏动则提示胚胎停止发育，在安抚病人的同时，应指导病人药物或人工流产治疗。妊娠75天左右及妊娠中期各随访一次。遗传学检测、筛查助孕病人应及时进行羊水穿刺检查并登记羊水穿刺结果。指导围产期保健。及时随访出生结局，记录新生儿性别、体重、生产方式及母婴健康状况，并妥善保存资料。

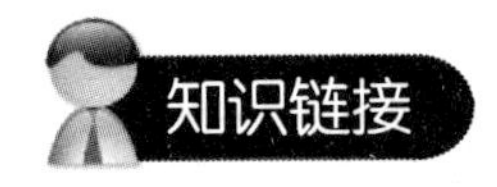

社会支持理论在不孕症中的应用

一、社会支持理论的构成

(1)价值观上的支持:价值观上的支持涉及帮助个人去评估其与环境的关系,或环境对其的影响。

(2)信息上的支持:信息上的支持涉及向个人提供面对和解决难题所需要的信息,包括提议个人从哪里(或如何)得到更多的建议。

(3)物质上的支持:物质上的支持涉及向个人提供有形的资源,以移除或大幅度地减轻个人正经历的紧张环境。

(4)情感上的支持:情感上的支持被定义为提供情感上的协助。

社会支持应用于临床的五个层面。

(1)个人层面:改变个人对寻找支持或对别人提供支持的看法。

(2)两人层面:加强重要网络成员的支持或引入局外人员支持。

(3)小组层面:扩大现存的非正式网络,提供辅助支持人员的技巧,转诊或建立支持小组。

(4)社区层面:促进社会支持和社会网络中相邻之间、机构之间和社群之间的互动。

(5)社会系统层面:促进政策和结构上的转变,增强对社会支持,以达到帮助人们改善健康状况的最终目标。

不孕症病人根据社会支持理论的框架,尝试解释互助关系可能发生和已经发生的事情。通过和不同资源、病人及其家属的沟通,护士能随时在使用、介入、促进或强化社会资源上扮演重要角色,从而改善健康和个人状况。了解病人心理压力,确定病人所需要的社会支持,将之与可用的社会支持相比,可以评估病人社会支持环境。及时给予社会支持,帮助病人获得生育健康的自理能力。

四、主要参考文献

[1] 刘晓飞,王亚男,王晓磊.豫西地区1261对不良孕产史夫妇的细胞遗传学分析[J].国际遗传学杂志,2020,43(4):209-212.

[2] 介情情.不良孕产史及不孕不育夫妇115例外周血异常染色体核型分析[J].中国计划生育学杂,2022,30(6):1384-1387.

[3] Du Y,Ren Y,Yan Y,et al. Absentfetal nasal bone in the second trimester and risk of abnormal karyotypein a prescreened population of Chinese women[J]. Acta ObstetGynecol Scand,2018,97(2):180-186.

[4] 赵秀华,赵晓岚.陕西地区563对不良孕产史夫妇细胞遗传学分析[J].中国优生与遗传杂志,2019,27(12):1458-1459,1464.

[5] 中国女医师协会生殖医学专业委员会专家共识编写组.辅助生殖领域拮抗剂方案标准化应用专家共识[J].中华生殖与避孕杂志,2022,42(2):109-116.

[6] 中华医学会生殖医学分会.促性腺激素释放激素拮抗剂方案在辅助生殖领域中使用的专家共识[J].中华妇产科杂志,2015,50(11):805-809.

(杨 柳)